PETER STAPEL

SEELISCHE VER-AR-BEI-TUNG

Naturgeleitete Wege zur psychischen Gesundheit

Was wirklich hilft gegen Stress, Ängste, Depressionen & Co.

Impressum

Deutsche Erstauflage

Autor: Peter Stapel, Lange Str. 5, 49326 Melle
Umschlaggestaltung: Anisha Umělec
Portrait des Autors: Sünderhuse Photographie, Melle
Lektorat: Dr. Peter Schäfer, Gütersloh
Buchsatz/Layout: Dr. Peter Schäfer, Gütersloh

ISBN Taschenbuch: 978-3-9824819-5-1
ISBN Festeinband: 978-3-9824819-8-2
ISBN E-Book: 978-3-9824819-1-3

Die Homepage des Autors finden Sie unter www.naturgeleitete-psychotherapie.de

Bibliografische Information der Deutschen Nationalbibliothek:
Die Deutsche Nationalbibliothek verzeichnet diese Publikation in der Deutschen Nationalbibliografie; detaillierte bibliografische Daten sind im Internet über www.dnb.de abrufbar.

Die sichtbaren Dinge bilden die Grundlage
der Erkenntnis des Unsichtbaren.
Anaxagoras (499–428 v. Chr.)

INHALT

ZUNÄCHST: RAUS AUS DER PSYCHOTHERAPEUTISCHEN SACKGASSE!

»Die eigene Erfahrung
hat den Vorteil völliger Gewissheit.«
Arthur Schopenhauer (1788–1860) zugesprochen

Ich tippe gerade etwas in den Computer ein, als das Telefon klingelt. Es ist die Sozialarbeiterin der Reha-Klinik, in der ich als Psychotherapeut arbeite. »Hallo Peter, ich bin's. Du, sag mal, hättest du heute noch Zeit für ein Einzelgespräch? Bei mir war gerade die Frau Anton[1], sie ist seit gestern bei uns und kam heute zu mir wegen einer Sozialberatung. Wir konnten aber gar nicht über ihr Anliegen sprechen, weil sie die ganze Zeit geweint hat. Der geht es richtig schlecht. Du solltest sie dringend heute noch sehen. Wenn's geht, mach das irgendwie möglich!«

Zwei Stunden später begrüße ich Frau Anton an meiner Zimmertür. Sie grüßt leise zurück und folgt mir mit hängendem Kopf quer durchs Zimmer. Mit ihren kaum vierzig Jahren bewegt sie sich kraftlos wie eine alte Frau, denke ich, als wir am Tisch Platz nehmen. Während ihre Hände auf einem zerknüllten Papiertaschentuch herumkneten, schaut sie aus verweinten Augen zu mir hoch. »Frau Anton«, sagte ich, »Ihnen scheint es gar nicht gut zu gehen. Was belastet Sie?«

Ihre Augen füllen sich mit Tränen. »Ich bin völlig am Ende, weiß nicht mehr weiter.« Schon seit etlichen Jahren sei sie depressiv, erklärt sie mir weinend. Zwei ambulante Psychotherapien habe sie schon gemacht. Die hätten ihr aber nicht geholfen. Bevor sie in die örtliche orthopädische Reha gekommen sei, sei sie sogar sechs Wochen in der Psychiatrie gewesen.

Ein herzzerreißendes Schluchzen unterbricht ihre Schilderung.

Nachdem sie sich wieder etwas gefangen hat, erzählt sie unter Tränen weiter. In der Psychiatrie habe man ihr schließlich gesagt, die Depression gehe nicht mehr weg. Sie solle ihre Tabletten weiter nehmen und lernen, mit der Depression zu leben.

»So kann ich aber doch nicht leben! Ich will auch keine Tabletten nehmen, wie stellen die sich das eigentlich vor?«

Wieder eine Pause.

Ich stelle ihr einige Fragen über ihre Lebenssituation. Kinder habe sie keine, sagt sie, und würde ihr Mann nicht so gut zu ihr halten, hätte sie sich schon längst was angetan.

Ich höre ihr zu und sehe ihre Verzweiflung. Ihren Zustand kann ich in dem Augenblick sehr gut nachvollziehen – aus eigener Erfahrung. Im Stillen denke ich: Vor mir sitzt schon wieder einer dieser angeblich »hoffnungslosen« Fälle. Wieder so ein kreuzunglücklicher Mensch, den mein Fachgebiet, die Psychotherapie, als »untherapierbar« abgestempelt und aufgegeben hat.

Unser Erstgespräch dauerte etwas mehr als eine Stunde. Fürs Erste erfuhr ich genug über sie und ihr bisheriges Leben. Zumindest langte es, um ihr meine Einschätzung zu geben. »Ihr Fall ist eigentlich ganz einfach, Frau Anton«, beendete ich unser Gespräch. »Ich kann Ihnen heute schon versprechen, dass es Ihnen bald wieder besser gehen wird. Warten Sie nur ab, Sie werden es sehen!«

Bevor wir wieder auseinandergingen, vereinbarten wir, uns in den nächsten Tagen täglich zu sehen. Ihr hoher Leidensdruck machte das nötig. Noch am selben Tag verlängerte ich gemeinsam mit der Stationsärztin ihren Aufenthalt um eine Woche. So hatten wir insgesamt vier Wochen Zeit für Gespräche – besser zu viel als zu wenig.

In den folgenden Treffen erklärte ich ihr alles Nötige über ihre Depression und was sie tun musste, um wieder unbeschwert zu werden. Bei der Umsetzung des neuen Wissens ergaben sich für sie viele Fragen, die ich ihr ausführlich beantwortete. Nach vier Wochen endete die Reha in unserer Klinik, und Frau Anton fuhr wieder heim.

Jetzt werden Sie sich sicherlich fragen, wie es ihr ergangen ist. Das ist schnell beantwortet: Ungefähr zwei Wochen nach unserem Kennenlernen war bei Frau Anton von einer Depression nichts mehr zu merken. Sie haben richtig gelesen: nichts! Über ihre Veränderung war sie natürlich überglücklich. Auch ihr Mann könne es nicht fassen, wie sie mir immer wieder strahlend mitteilte. Frau Anton war wieder eine ganz normale Frau geworden. Locker, offen, unternehmungslustig – und unendlich erleichtert. Klingt unglaublich, nicht wahr?

Aber wie war das nur möglich? Zwei ambulante Psychotherapien mit zig Terminen über Jahre hinweg hatten Frau Anton nicht weitergebebracht. Ein mehrwöchiger Aufenthalt in der Psychiatrie hatte ihr ebenfalls nicht helfen können. Ganz im Gegenteil. Sie hatte nur den vernichtenden Befund bekommen, unheilbar depressiv zu sein. Und dann das: Neun Gespräche innerhalb von gut zwei Wochen – und es vollzieht sich in ihr die alles entscheidende Veränderung. Ihre Depression löst sich auf.

Es war nicht kompliziert gewesen, Frau Anton wieder in ihr psychisches Gleichgewicht zurückzuführen.[2] Ich erklärte ihr in allen Einzelheiten, wie unsere Seele funktioniert. Denn darüber hatte ihr bislang noch niemand etwas erzählt.

Sie hörte zum ersten Mal davon, wie unsere Seele arbeitet und wie sie Lebenserfahrungen verarbeitet und unter welchen Voraussetzungen seelische Wunden heilen. Ich erzählte ihr noch von den Bedürfnissen der Seele, und was aus uns Menschen wird, wenn diese Bedürfnisse dauerhaft zu kurz kommen. Ergänzend erhielt sie gezielte Empfehlungen, die auf ihre seelische Situation zugeschnitten waren. Sie änderte schrittweise den Umgang mit ihren Gefühlen – und siehe da: Die langjährige und »unheilbare« Depression heilte aus. Das war alles.

Es war weder eine Spontanheilung noch eine Wunderheilung. Es war auch kein seltener Einzelfall. Derart schnelle Entwicklungen erlebe ich mittlerweile regelmäßig und häufig. Das war nicht immer so. Aber darauf komme ich gleich noch zurück.

Liebe Leserin, lieber Leser, unsere Seele vermag tatsächlich ungeahnt schnell wieder in Ordnung zu kommen. Sobald wir wissen, wie es geht und was zu tun ist, klappt das auch ohne eine psychotherapeutische Begleitung. Fehlen uns hingegen die nötigen Kenntnisse, helfen auch keine Psychotherapien. Egal, wie gut gemeint und tröstlich sie auch sein mögen.

Was ich Frau Anton vermittelt habe, das gebe ich Ihnen mithilfe dieses Buchs mit auf den Weg. Das unverzichtbare Basiswissen rund um die Funktionsweise unserer Seele finden Sie in diesem Buch zusammengefasst. Was ich mit Ihnen teilen werde, funktioniert für alle Menschen und hat sich bewährt. Der richtige Umgang mit der eigenen Psyche wird Sie zuverlässig wieder ins innere Gleichgewicht bringen, selbst dann, wenn die seelische Schieflage extrem ist.

Es wird in diesem Buch aber nicht darum gehen, wie Sie Ihre Probleme »in den Griff« bekommen. Auch nicht darum, wie Sie mit Ihrem unliebsamen seelischen Zustand »besser« leben oder ihn »besser« akzeptieren können. Denn mal ehrlich, was hätten Sie davon? Das würde an dem Gewicht Ihrer Seelenlast doch nichts verändern. Sie wüssten dann nur, wie

Sie ihre Belastungen besser (er)tragen können, mehr jedoch nicht.

Nein, es ist sehr viel mehr möglich als das. Mein Ziel für Sie ist nicht etwa ein optimiertes Management Ihrer kleinen und großen Beschwerden, sondern deren Auflösung. Sie sollen wieder frei werden! Frei von Depressionen, Angststörungen, Schlafproblemen, frei von Stressfolgen. Frei von inneren Spannungen und von diffusen, schwer zu beschreibenden Gefühlszuständen. Und frei von Ihren Altlasten. Dabei spielt es keine Rolle, wie lange Sie sich schon mit Ihren Problemen herumplagen, wie viele Psychotherapien schon hinter Ihnen liegen und wie viele Psycho-Ratgeber in Ihrem Bücherregal verstauben. Klingt unglaublich, nicht wahr?

Die wichtigsten Informationen zur Erreichung Ihrer Ziele werden Sie schon im nächsten Kapitel erhalten. Dort finden Sie den Schlüssel zum Verständnis unseres *seelischen Immunsystems*. Über so etwas verfügt unsere Seele tatsächlich! Ich werde Ihnen erklären, wie unsere Seele verstörende Erlebnisse verarbeitet und natürlich auch, wie Sie diese Vorgänge positiv beeinflussen können. Gerade Letzteres ist ausgesprochen wichtig. Das genaue Wissen um die Mechanismen der seelischen Verarbeitungsprozesse ist unverzichtbar und von herausragender Bedeutung für das innere Gleichgewicht.

Mit den neuen Erkenntnissen im Gepäck werden wir gemeinsam durch die weiteren Kapitel ziehen. Auf unserem Weg werden wir uns mit allen gängigen seelischen Ausnahmezuständen beschäftigen. Ich werde Ihnen nahebringen, was genau die vielen leidvollen Gefühlslagen ihrem tiefsten Wesen nach sind und welche Ursachen ihnen zugrunde liegen. Sie werden lesen, unter welchen Bedingungen ein gesundes Selbstvertrauen wächst und stark wird – und unter welchen Umständen es verkümmert. Wir werden uns auch mit Stress und seinen belastenden Begleiterscheinungen beschäftigen. Sie werden erfahren, was bei Schlafstörungen, bei innerer Unruhe oder dem lästigen Grübeln tatsächlich hilft und welche häufigen Ratschläge zwar hilfreich klingen, aber in Wirklichkeit nichts nützen oder sogar Schaden anrichten. Ganz sicher werden Sie sich dabei von vielen verbreiteten Mythen verabschieden dürfen.

Am Ende des Buchs angekommen werden Sie ein neues Verständnis für Ihren seelischen Bereich gewonnen haben. Sie werden wissen, wie die Seele funktioniert und was diese im Innersten zusammenhält. Sie werden die Grundbedürfnisse der Seele kennen und wissen, wodurch die unterschiedlichen Störungen auftreten und unter welchen Voraussetzungen sie sich wieder auflösen.

Auch werden Sie verstanden haben, dass die sogenannten psychischen Störungen eigentlich keine »Krankheiten« sind, sondern natürliche Selbstheilungsprozesse. Sie werden in der Lage sein, die Selbstheilungskräfte zu unterstützen, statt sie aus Unwissenheit zu blockieren.

Und da ist noch etwas, das Sie jetzt vielleicht überraschen wird: Mit diesem Know-how ausgestattet werden Sie über ein fundierteres Verständnis unserer Seele verfügen als die meisten psychotherapeutischen Profis!

Nach dieser zugegebenermaßen provokanten Aussage möchte ich gerne zu meiner persönlichen Geschichte kommen. Ich möchte zeigen, warum ich heute mit dieser Entschiedenheit Auswege aus den angeblichen Sackgassen unserer Seele aufzeige. Ich möchte Ihnen darlegen, was mich dazu bewogen hat, als Psychotherapeut einen neuen Weg einzuschlagen. Warum es mir wichtig ist, anders an die Seele heranzugehen, als ich es im Psychologie-Studium und in psychotherapeutischen Fortbildungen gelernt habe. Sie werden sehen, wie ich dazu komme, mich derart weit aus dem Fenster zu lehnen.

WIE ICH UNSEREN NATÜRLICHEN SEELENKOMPASS FAND

Mein heutiges Verständnis von dem, was in unserer Seele passiert, sowie meine jetzige therapeutische Arbeitsweise sind das Ergebnis einer tiefen beruflichen Enttäuschung. Vor diesem herben Bruch in meinem Leben machte ich über die ersten zehn Berufsjahre hinweg psychotherapeutisch das, was alle anderen auch machten und was sie immer noch tun.

Wäre Frau Anton damals zu mir gekommen, ich hätte ihr nicht helfen können. Ich hätte gar nicht gewusst, wo ich ansetzen soll. Wahrscheinlich hätte auch ich ihr Leiden für »unheilbar« und sie für »austherapiert« erklärt.

Damals lebte ich als Psychotherapeut noch in einer anderen Welt. Ausbildungsbedingt hing ich dem Glauben an, hinreichend genau zu wissen, was unserer seelischen Befindlichkeit bei nahezu jeder Störung guttue und was dazu nicht geeignet sei. Ausbildungsbedingt war auch ich der Überzeugung, dass einige psychische Störungen ab einem gewissen Schweregrad oder aufgrund ihrer Langwierigkeit nun mal unheilbar seien.

Trotz dieses erlernten beruflichen Selbstverständnisses beschlichen mich mit den Jahren dennoch immer häufiger Zweifel, sobald ich über diese und noch weitere *Grundwahrheiten* etwas genauer nachdachte. Auch erschienen mir die erlernten psychotherapeutischen Theorien und Behandlungsmethoden irgendwie als wenig vertrauenswürdig. Oft fühlte ich mich in meiner Therapeutenrolle unwohl. Vielleicht deswegen? Irgendetwas fehlte mir. Meinem Gefühl nach schien da etwas nicht zu passen. Nur was?

Alles das nahm ich zwar wahr, ging aber im Berufsalltag darüber hinweg. Schließlich war meine unterschwellige Skepsis nur ein schwer fassbares Bauchgefühl. Auch war es mir damals nicht möglich, die diffuse Abneigung gegen so manches Theoriegebäude weder vor mir selbst noch vor meinen Kollegen stichhaltig zu begründen.

Meine aufkeimenden Zweifel wurden zudem dadurch zerstreut, dass die vielen verschiedenen psychotherapeutischen Schulen, die es so gibt, seit jeher eine unerschütterliche Selbstsicherheit und Selbstgefälligkeit ausstrahlen. So etwas vermag durchaus zu beeindrucken! Und einzuschüchtern!

Daran konnten auch die vielen wechselseitigen Widersprüche innerhalb der Therapieansätze nichts ändern. Im Angesicht dieser altehrwürdigen Theorien und der eng geschlossenen Reihen ihrer getreuen Gefolgschaft, da musste mein Misstrauen verunsichert klein beigeben. Erst recht, da es ja »nur so ein Gefühl« war.

Erschwerend kam noch etwas hinzu. Mit meiner noch dürftigen Berufs- und Lebenserfahrung trennten mich gefühlte Lichtjahre von den alteingesessenen Gurus und Silberrücken der Psycho-Szene. Damals schon wie auch jetzt noch scheint innerhalb der psychotherapeutischen Schulen über den Mitgliedern eine felsenfeste Grundüberzeugung zu schweben: Wir sind uns einig, also muss es so sein, wie wir denken, dass es so ist.

Lange Zeit vermochten mich die monumentalen Lehren einzuschüchtern, und so blieb ich, wenn auch unbefriedigt, aus Mangel an Gegenargumenten auf der eingeschlagenen therapeutischen Marschroute. Ich zog, ungeachtet meines anwachsenden Unbehagens, der großen Karawane hinterher. Ich machte weiter, wie ich es gelernt hatte.

Dann geschah etwas für mich Unvorstellbares. Innerhalb kurzer Zeit entwickelte sich bei mir eine Depression. Immer tiefer versank ich in quälender Traurigkeit und in Ängsten. Mit jedem einzelnen Tag wurde es immer dunkler und schwerer in mir. Mein Gefühlszustand war lähmend, verstörend und besorgniserregend – und er war völlig neu für mich. An Arbeit war im Traum nicht zu denken. Auch für die übrigen gewohnten Aktivitäten war keine Energie mehr zu mobilisieren. Entweder saß ich auf dem Balkon und starrte vor mich hin, oder ich fuhr ziellos mit dem Auto durch die Gegend. Und immer wieder schossen mir Tränen in die Augen. Wieso, konnte ich mir nicht erklären.

Diese »psychische Störung«, die ich bis dahin einzig aus Klientengesprächen und Fortbildungen kannte – also letztlich nur vom Hörensagen – durchlebte ich nun selbst. Unfreiwillig bekam ich damit die Möglichkeit, mein »Experten«-Wissen aus der Position eines akut Betroffenen auf den Prüfstein zu stellen. Die Empfehlungen, die ich bisher meinen Klienten gegeben hatte, konnte ich nun mir selbst zugutekommen lassen. Na, dann mal los, Herr Experte, hilf dir jetzt mal selbst!

Ich begann in meiner wachsenden inneren Not mit dem Naheliegendsten: Gedanklich ging ich die üblichen psychotherapeutischen Methoden durch. Ich rief ab, was gemeinhin von uns Therapeuten depressiven Menschen empfohlen wird, und versuchte, es auf mich selbst anzuwenden. Ich führte innere Dialoge, um die Ursachen zu ergründen. Ich versuchte mich zu motivieren und meine Gefühle positiv zu beeinflussen – dabei stets die Angst im Nacken, noch tiefer zu sinken, am Ende gar in eine Klinik zu müssen. Diese Vorstellung ließ mich erschaudern.

Um es kurz zu machen: Das Resultat meiner Selbsterforschungs- und Selbstheilungsbemühungen war im höchsten Maße ernüchternd. Mehr noch: Es erschütterte mich. Mein erworbenes theoretisches und methodisches Wissen erwies sich bei der Ergründung und Überwindung meines Seelenzustandes als nutzlos.

Als mir klar wurde, welch angelernten, aber leider oberflächlichen und unbrauchbaren Erklärungen, Empfehlungen und Lösungsangebote ich bisher notleidenden Menschen gegeben hatte, musste ich fassungslos den Kopf schütteln.

Da ich vom Fach war, gelangte ich innerhalb kurzer Zeit zu der Einsicht, dass mir offenbar nichts helfen konnte. Frau Anton hatte Jahre benötigt, um an diesen Punkt zu kommen. Ich glaube mittlerweile: Das Gefühl, am Ende der Fahnenstange angekommen zu sein, ist bei allen Menschen sehr ähnlich. Vielleicht konnte ich ihren Zustand deshalb so deutlich nachempfinden.

Gab es denn wirklich nichts, was mir helfen konnte? Doch, da gab es etwas. Als hilfreich erwiesen sich die Gespräche mit vertrauten Menschen aus meinem privaten und beruflichen Umfeld. Es waren ihre Aufmerksamkeit, ihre Zuwendung und das Sprechen über meine Befindlichkeit. Das schlichte Sprechen über das, was mich gerade beschäftigte, empfand ich als eine wohltuende Erleichterung. Interessanterweise stiegen während der schweren Zeit auffällig viele Bilder aus meiner Kindheit in mir auf. Ich dachte an die ersten Lebensjahre in meiner frühen Heimat Polen, an unser kleines Dorf, den kleinen Lebensmittelladen, die klirrend kalten Winter. Dann kam, ich war fast neun Jahren alt, die Ausreise unserer Familie nach Deutschland. Ich musste an die Umstellungsprobleme denken. Die fremde Sprache. Die fremde Umgebung. Während der inneren Rückschau kamen mir immer wieder Tränen. Die einsetzende Flut der Erinnerungen, der Sinn und Zweck dahinter, sollte für mich noch lange Zeit ein Rätsel bleiben.

Nach einigen Wochen begann sich mein seelischer Zustand langsam wieder zu bessern. Als sich meine Gefühlslage wieder größtenteils normalisiert hatte, war ich sehr erleichtert. Noch mal Glück gehabt, ein Klinikaufenthalt blieb dir erspart, dachte ich. Was mir aber nach wie vor schwer im Magen lag, war der Umstand, dass ich keine brauchbare Erklärung dafür hatte, was das Ganze sollte. Was zu der Verbesserung geführt hatte, war mir ebenfalls unklar.

Der beängstigende Seelensturm kam, er verzog sich nach vielen Wochen wieder, aber die Gesetzmäßigkeiten des inneren Wettergeschehens blieben für mich weiterhin im Dunkeln. Da alles Anstudierte und Angelernte seine bisherige, wenn auch matte Überzeugungskraft nun gänzlich verloren hatte, wusste ich nach meiner Krise weniger als zuvor.

Verständlicherweise war mein Kopf voll mit Fragen. Schleierhaft blieb mir weiterhin, nach welchen Gesetzmäßigkeiten und Funktionsprinzipien unser seelischer Bereich eigentlich arbeitet. Auch hatte ich immer noch keine Vorstellung davon, was Depressionen und Ängste ihrem *Wesen* nach sind. Von den übrigen Befindlichkeitsstörungen ganz zu schweigen.

Hautnah hatte ich erlebt, wie wohltuend und heilsam vertraute Gespräche waren; aber warum hilft Sprechen eigentlich? Wir Therapeuten sagen, das Sprechen entlaste den Menschen. Ja, das ist schon klar. Aber *warum* und *wodurch* tut es das? Ich war ratlos.

Vor meiner seelischen Talfahrt hätte ich die obigen Fragen mit meinem angelernten psychotherapeutischen Wissen irgendwie erklären und mit einigen geistigen Verrenkungen aus den verfügbaren Theorien ableiten können. Nun aber, aus der *neuen*, der *selbst erfahrenen* Blickrichtung, wirkten auf mich zu viele dieser Theorien einerseits erschreckend flach oder andererseits auffallend kompliziert. Und vor allem lebensfremd. Manche von ihnen empfand ich sogar als hochgradig unsinnig. Zu vieles hatte sich plötzlich als reines Schreibtischwissen entpuppt – gut gemeint, teilweise auch von einer bestechenden Logik, aber leider fern jeder Lebens- und Erlebensrealität.

Dabei mögen die Theorien und ihre Ansätze bei Oberflächenturbulenzen der Seele dem leidenden Menschen durchaus eine gewisse Orientierung und Hilfe bieten. Das hatte ich in meinem Job erfahren. Auch vermögen sie innerhalb der psychotherapeutischen Sitzungen eine gemeinsame Arbeits- und Gesprächsgrundlage zu schaffen; ihr Bedeutungsradius aber greift entschieden zu kurz.

Ich habe während meiner Krise erkannt, dass die theoretischen Ansätze leider nicht in jene tiefen Bereiche der Seele hinabreichen, in denen die wirklich schmerzvollen und beängstigenden Prozesse ihren Ursprung haben. Ihr Erklärungswert ist aus meiner heutigen Sicht für einen leidenden Menschen einfach unzureichend, teilweise sogar absolut wertlos – und bei genauerer Nachfrage auch für viele Professionelle unbefriedigend.

Zu vieles verbleibt im Dunkeln, auf zu viele Fragen gibt es auffällig umständliche Antworten. Zu oft kommt als Antwort ein Schulterzucken, vielleicht in Kombination mit einem nichtssagenden Verweis auf das ominöse »Unterbewusste« oder auf die verborgenen hirnorganischen Prozesse, oder aber auf die noch ausstehenden wissenschaftlichen Forschungsergebnisse.

Zwangsläufig können die aus diesem Halb- und Unwissen abgeleiteten psychotherapeutischen Behandlungsansätze ebenfalls nur bis zu jener Seelentiefe vordringen und hilfreich wirken, die durch die theoretischen Grundannahmen zuvor abgesteckt worden ist – sehr weitreichend ist das nicht. Der überaus gewichtigere, unerreicht in der Tiefe wühlende Leidenskern bleibt von den therapeutischen

Bemühungen völlig unberührt. Er wird von uns, der Psychotherapeuten-Zunft, aus Ratlosigkeit als »untherapierbar« hingenommen und entsprechend an die Betroffenen kommuniziert. Dann kommt das dabei heraus, was ich eingangs dargestellt habe: ein verzweifelter Mensch mit suizidalen Tendenzen.

Es ist traurig, aber wahr: Statt die eigenen therapeutischen Methoden mit ihren mageren Erfolgen kritisch zu hinterfragen, werden die unbefriedigenden Behandlungsergebnisse reflexartig den Eigentümlichkeiten der psychischen Störung angekreidet – ihrer Bösartigkeit, ihrer Komplexität, den dafür verantwortlichen Genen oder aber der Chronifizierung. Als letzten Ausweg aus der psychotherapeutischen Sackgasse empfiehlt man den »Austherapierten« und den »Unheilbaren« für das weitere Leben eine oft jahrzehntelange Einnahme von Tabletten. Mit dem Rat, es nicht so schwer zu nehmen und mehr an die schönen Dinge des Lebens zu denken, werden die Patienten dann ihrem Schicksal überlassen.

Ich möchte noch einmal auf die drängenden Fragen zurückkommen, die in mir hochkamen, als ich in die berufliche wie auch private Krise geriet: Wie funktioniert unser Inneres wirklich? Was ist eigentlich Depression? Warum hilft uns die Aussprache? Rückblickend waren diese Fragen in jeder Hinsicht angemessen und verständlich. Jeder Leidende bekommt Angst um sich und möchte wissen, was mit ihm los ist. Dabei stellt er sich schon mal solche und noch viele weitere Fragen. Schade nur, dass ich früher die Antworten nicht hatte.

Ich habe mir eingestehen müssen, dass wir Psycho-Profis in dieser Hinsicht tatsächlich nichts wirklich Hilfreiches im Angebot haben. Bei tiefergehenden Fragen der Betroffenen zeigt sich daher innerhalb der Fachwelt oft die Tendenz, aus Mangel an Antworten im Rahmen ihres jeweiligen psychotherapeutischen Unterbaus herumzueiern und die eigene Unwissenheit zu kaschieren. Klienten, die ihre eigene Seelenlage und das therapeutische Vorgehen aus reinem Interesse und verständlicher Neugier hinterfragen und viele Warum-Fragen stellen, können schon mal schnell als unbequem, schwierig und als zu kritisch angesehen werden. Dabei wollen sie doch nur verstehen, was in ihnen vor sich geht.

Von meinem unfreiwilligen Ausflug in die Tiefenschichten der Seele endlich wieder aufgestiegen, stand ich beruflich endgültig mit leeren Händen da. Ich fühlte mich fachlich bei null angekommen und dachte ernsthaft daran, meinen Job als Psychologe an den Nagel zu hängen. Denn was hatte ich als Therapeut noch zu bieten?

Auch beschlich mich immer wieder ein schlechtes Gewissen, sobald ich auf meine vergangene therapeutische Arbeit zurückblickte. Was bin ich meinen Klienten bisher schuldig geblieben an *echter* Hilfe und auch an *echtem* Verständnis ihrer Lage? Ich hatte bislang keinen Schimmer davon gehabt, von welch tiefen Qualen die Menschenseele heimgesucht werden kann und wie beängstigend und verstörend Gefühle sein können. Schon oft hörte ich Menschen sagen, ihnen gehe es seelisch immer schlechter, dass sie Angst davor hätten, verrückt zu werden. Erst jetzt war ich in der Lage zu verstehen, was sie meinten, und in welcher Notlage sie gewesen waren. Einen schwachen Trost hatte ich aber dennoch. Mein langjähriges Misstrauen gegenüber den verbreiteten psychotherapeutischen Theorien und Methoden wurde bestätigt. Das Bauchgefühl hatte mich also doch nicht getäuscht. Na, wenigstens etwas.

Auf die Krise folgten viele Monate beruflicher Selbstzweifel und Ausstiegsfantasien. Um ein Haar hätte ich meinen Klinikjob gekündigt. Dann aber fasste ich doch den Entschluss, weiterhin im Beruf zu verbleiben. Irgendetwas bewog mich dazu, mich auf die Suche nach den fehlenden Antworten zu begeben. Aufgeben könnte ich später immer noch.

Es war die Zeit, in der ich das Wandern für mich entdeckte. Ich begann, stundenlange Spaziergänge durch die Landschaft zu machen und dachte dabei über alles in Ruhe nach. Die Naturbeobachtungen, die ich auf meinen Streifzügen machte, inspirierten mich. Sie verhalfen zu Erkenntnissen, die auf unseren seelischen Bereich übertragbar waren. Mit den Jahren enthüllte sich mir eine verblüffende Logik unserer Seele, ihrer Funktionsweise und der ihr innewohnenden Gesetzmäßigkeiten. Die seelischen Störungsmuster lernte ich mit neuen Augen zu betrachten und ganzheitlicher zu begreifen. Damit konnte ich endlich etwas anfangen und mit gutem Gefühl in meiner Arbeit an die Klienten weitergeben.

Immer häufiger bekam ich von meinen Klienten die Rückmeldung, meine Ausführungen seien einleuchtend und ausgesprochen hilfreich. Immer öfter wurde ich Zeuge geradezu erstaunlicher Heilungsverläufe. Einen davon habe ich Ihnen oben bereits vorgestellt. Nicht nur meine Klienten, sondern auch ich profitierte von den neuen Einsichten. Nun konnte ich wenigstens im Nachgang das Erlebte verstehen, in einen Sinnzusammenhang einordnen und, wenn auch verspätet, Nutzen daraus ziehen.

WAS ZEICHNET DIE NATURGELEITETE PSYCHOTHERAPIE AUS?

Eigentlich ist alles recht einfach. Ausgangspunkt und Ziel der Betrachtung seelischer Ausnahmezustände ist die Einsicht, dass alles, was sich in der Natur vollzieht, seinen tieferen Sinn hat. Letztlich geht es immer nur um Harmonie und Ordnung. Denn das übergeordnete Ziel eines jeden natürlichen Systems – ob Tier, Pflanze oder Mensch, ob Körper oder Seele – ist immer die Aufrechterhaltung der inneren Ordnung oder ihre Wiederherstellung. Der Sinn und Zweck einer jedweden Aktion innerhalb eines lebendigen Systems hat immer nur dieses eine Ziel.

Betrachten wir zur Veranschaulichung dieses Grundsatzes die Funktionsweise unseres Körpers. Unser gesamter Stoffwechsel, dieses unfassbar komplexe Zusammenspiel von zigbillionen Zellen, kennt nur diese eine gemeinsame Richtung: Entfaltung und Wachstum, Harmonisierung der inneren Kräfte und die Heilung von Störungen. Die Existenz der lebenssichernden Arbeit unserer körperlichen Selbstheilungssysteme ist uns bewusst, und wir vertrauen blind darauf. Haben wir uns in den Finger geschnitten, dann müssen wir uns um die Heilung keine Sorgen machen. Pflaster drauf, das ist unser kleiner Beitrag. Alles Weitere übernehmen die Naturkräfte des Körpers. Sie stoppen die Blutung, sie schließen die Wunde, wir selbst haben damit nichts zu schaffen. Ist die Wunde größer, so steigen natürlich auch die Anforderungen an unsere Wundversorgung. Wie es auch ist, wir haben lediglich für die günstigsten Heilungsvoraussetzungen zu sorgen. Mehr nicht. Den Rest macht die Natur. Und immer macht sie es perfekt.

Eine weitere wichtige Erkenntnis für mich war, dass kein natürliches System sich selbst Schaden zufügt. Die Natur hat keine Selbstzerstörung im Programm. Sie kennt nur Heilung.

Was körperliche Heilungsvorgänge betrifft, verfügen wir über ein ausreichendes Allgemeinwissen. Leider fehlt den meisten Menschen, Laien wie Profis, das entsprechende Wissen in Bezug auf die seelischen Vorgänge – und das nahezu komplett. Wer aber die *seelische Natur* verstanden hat, der kennt auch hier seinen unverzichtbaren Beitrag zum Heilungsgeschehen. Setzt er dieses Wissen um, wird Heilung erst möglich. Erstaunlich, wie schnell die Seele daraufhin ihr Gleichgewicht wiederherstellt. Bei meiner therapeutischen Arbeit steht daher die Informationsvermittlung im Zentrum der gemeinsamen Gespräche. Der Mensch erfährt, was er zwingend machen muss, damit die Seele sich selbst wieder ins Lot bringen kann. Viel mehr ist nicht nötig.

Wie man den naturgeleiteten Heilungsweg geht, erfahren Sie, liebe Leserin, lieber Leser, in den folgenden Kapiteln. Ich wünsche Ihnen viele hilfreiche Erkenntnisse!

Herzlichst, Ihr Peter Stapel

1. DIE GRUNDLAGEN DER SEELISCHEN VERARBEITUNG

WIE WIR UNSERE INNEREN HEILPROZESSE VERSTEHEN UND FÖRDERN

»Nur derjenige, der an den Leiden leidet,
wird von den Leiden befreit.«
Laotse (6. Jahrhundert v. Chr.)

Es gibt keine dummen Fragen, es gibt nur dumme Antworten – oder keine. Als mich einst eine Klientin kurz und knapp danach fragte, was sie eigentlich tun müsse, um ein weit zurückliegendes Lebensereignis endlich zu verarbeiten, hatte ich zu meiner eigenen Überraschung keine konkrete Antwort parat.

In welcher Weise ein seelischer Verarbeitungsprozess vor sich geht, von welchen Voraussetzungen er abhängt und mit welchen Maßnahmen der einzelne Mensch dieses heilsame Geschehen unterstützen kann – zu alledem hatte ich ihr nichts anzubieten.

Durch eine simple Frage wurde mir schlagartig bewusst, dass uns Psychologen zu dieser Thematik nichts Brauchbares vermittelt worden ist – weder im Studium noch in den psychotherapeutischen Fortbildungen. Auch kann ich mich nicht daran erinnern, dass von uns Ausbildungskandidaten jemals nach der Funktionsweise dieser speziellen Seelenmechanik gefragt worden war. Warum nur beachteten wir diese Lücke in den vielen unterschiedlichen psychotherapeutischen Erklärungsansätzen nicht? Auch im beruflichen Alltag bei Besprechungen und Supervisionen wurde dieses bedeutende Detail unseres Seelenlebens schlichtweg übergangen.

KLEINE FRAGE, GROSSE WIRKUNG

Die Frage danach, wie die seelische Verarbeitung im Einzelnen vor sich geht, existiert offensichtlich nicht in den Expertenkreisen. Durch das verständliche Interesse der Klientin aufgerüttelt, hörte ich mich gezielt um und recherchierte im Internet. Mein Eindruck wurde bestätigt: Es war keine befriedigende Antwort zu finden.

Das ist sehr verwunderlich, wenn man bedenkt, dass der Begriff »Verarbeitung« in der psychotherapeutischen Praxis mehr oder weniger durchgehend präsent ist. Berichtet ein Mensch in der Psychotherapie von zurückliegenden belastenden Erfahrungen, so wird jeder Therapeut ganz selbstverständlich danach fragen, ob es denn mittlerweile verarbeitet worden sei oder ob die Erlebnisse das jetzige Leben immer noch in irgendeiner negativen Weise beeinflussen.

Wie die Seele aber verarbeitet und *was* der Mensch dafür tun kann (und was er tunlichst vermeiden sollte, um den Prozess nicht zu stören), dafür besteht auf Seiten der Psychotherapie kein überzeugendes Angebot. Allem Anschein nach scheint das Bedürfnis um ein Verständnis der seelischen Verarbeitungsaktivitäten einfach keine Bedeutung zu haben innerhalb der Fachwelt – umso mehr aber bei einem betroffenen Menschen. Und das ist mehr als verständlich.

Es ist wirklich verblüffend, wie gut unser körperlicher Stoffwechsel, also der Vorgang, bei dem von außen kommende Nahrung im Körper ab- und umgebaut wird, erforscht ist. Doch ausgerechnet die Psychologie hat die Art, wie wir Lebenserfahrungen in unserem Inneren weiterverarbeiten, im Ungefähren angesiedelt. Wir brauchen daher dringend die Beschäftigung mit unserem *seelischen Stoffwechsel*.

Unablässige Gedanken an frühe Erlebnisse und belastende Erinnerungen, die einfach nicht verblassen wollen und selbst noch nach Jahrzehnten sich immer wieder schmerzhaft ins Bewusstsein drängen, werfen zwangsläufig die Frage auf, mit welchen Mitteln man seine Seelenlasten verarbeiten und loswerden kann. Jeder Mensch, den seine Vergangenheit belastet, sucht händeringend nach einem Weg, das Erlebte endlich abschließen zu können.

Die Verarbeitungsmechanismen der Seele sind der entscheidende Faktor für die seelische Ausgeglichenheit und ihre Unkenntnis die häufigste Ursache für seelische Störungen. Damit ein Mensch – ob allein, oder mit professioneller Unterstützung – sein seelisches Gleichgewicht wieder zurückerlangen kann, ist das Wissen um dieses »kleine Einmaleins« der Seelenkunde unverzichtbar.

Haben wir verstanden, wie die Seele im innersten arbeitet und *ver*-arbeitet, eröffnen sich dem leidenden Menschen völlig neue Wege, um zu einer echten Heilung zu gelangen.

WAS MUSS EIN MENSCH TUN, UM ETWAS VERGANGENES ZU VERARBEITEN?

Um diese Frage zu beantworten, machen wir einen gedanklichen Umweg über unseren Körper und schauen uns zunächst dessen Verarbeitungstätigkeit an. Denn auch der Körper muss verarbeiten und verdauen. Dieser kleine Schlenker wird nicht nur unser Verständnis von den seelischen Vorgängen vertiefen, sondern nebenbei auch unser grundsätzliches Vertrauen in natürliche Abläufe stärken. Der mögliche Einwand, ein Vergleich von Körper und Seele sei unzulässig, da man, wie es allgemein heißt, Äpfel nicht mit Birnen vergleichen könne, gilt hier nicht. Allgemeine

Prinzipien – und um die geht es hier – können wir getrost von einem Bereich (Körper) auf einen anderen Bereich (Seele) übertragen. Sogar auf der tieferen und nicht nur der allgemeinen Ebene finden wir nicht nur bei Äpfeln und Birnen weit mehr Gemeinsamkeiten als Unterschiede.

GUT, DASS WIR AUF UNSEREN KÖRPER ACHTEN

Der Vergleich der körperlichen Verdauung mit der seelischen Verarbeitung drängt sich aus unterschiedlichen Gründen geradezu auf. Zum einen bekommt der Körper mit der Nahrungsaufnahme einen Input von außen, der ihm in aller Regel gut bekommt, in seltenen Ausnahmefällen aber auch stark belasten kann. Zum anderen ziehen wir in unserer Alltagssprache sehr häufig Vergleiche zwischen der körperlichen Verdauung und den seelischen Verarbeitungsvorgängen. So liegt uns manchmal ein Problem wie ein »Stein im Magen«, wir haben etwas (seelisch) »noch nicht verdaut«, wir »kauen« (seelisch) »auf etwas herum« – und das Sich-Aussprechen wird auch gerne mal als ein »Sich-Auskotzen« bezeichnet. Die große Ähnlichkeit zwischen Körper und Seele scheinen wir also durchaus zu erahnen.

Richten wir unseren Blick also auf die Verdauung. Fragen wir uns doch einmal, was wir nach dem gestrigen Mittagessen bewusst machen mussten, um es zu verarbeiten, also zu verdauen? Die schlichte Antwort lautet: nichts. Weder mussten wir *bewusst* Magensäure produzieren noch die Magen- und Darmbewegungen *bewusst* koordinieren. Auch taten wir nichts, um die wertvollen Bestandteile aus der Nahrung herauszulösen und sie in die entsprechenden Körperregionen, in die Organe und in die unzähligen Körperzellen zu befördern. Die wertlosen Nahrungsreste wanderten in unseren Mastdarm und wurden auf ihrem Weg entwässert und verdichtet – und auch das geschah ohne unser bewusstes Zutun. Nichts von alledem mussten wir nach der Einnahme der Mahlzeit willentlich steuern, alles geschah von selbst, gesteuert durch die in uns wirkenden Naturkräfte.

Aber so ganz ohne unsere Mitarbeit wird das vollautomatische Naturprogramm mit der Verdauung auch nicht fertig. Unser unverzichtbarer Beitrag bei dem gesamten Durchgang bestand gestern darin, den Bedürfnissen des Körpers *während* seiner Verdauungsarbeit bereitwillig nachzugeben und das zu tun, was er von uns einfordert. Drängte Luft aus Magen oder Darm nach draußen, hatten wir es zu gestatten. Meldete sich das Bedürfnis nach einem Toilettengang, so hatten wir auch dafür keine Alternative. Würden wir uns gegen diese körperlichen Begleitbedürfnisse auflehnen, bekämen wir Probleme und würden recht schnell die Erfahrung machen: Widerstand zwecklos.

Wir haben uns zu verdeutlichen, dass es sich bei dem Thema »körperliche Verdauung« um ein grundsätzliches Funktionsprinzip eines naturgelenkten Vorgangs handelt. Aus diesem Grunde gilt es für alle Menschen; unabhängig davon, wie unterschiedlich sie auch sein mögen, unabhängig davon, ob sie im Urwald oder in der Großstadt leben, ob sie jung sind oder alt.

Auch bleiben die körperlichen Verdauungsprinzipien unberührt davon, ob der Organismus es mit leicht verdaulichen Speisen zu tun hat oder ob es sich um schwere Kost handelt. Das Prinzip ist immer das Gleiche: oben rein, unten raus, und dazwischen ein naturgesteuerter komplexer Vorgang, der selbstständig abläuft, jedoch auf unsere Mitarbeit unverzichtbar angewiesen ist.

Störungen innerhalb des Verdauungsablaufs haben ebenfalls ihre regelhaften Abläufe. Stellen wir uns vor, unser Körper beschließt kurz nach der Mahlzeit, die aufgenommene Nahrung nicht weiter zu verarbeiten, sondern sie zu erbrechen. Haben wir eine Wahl? Die genaue Ursache der Übelkeit spielt in solchen Momenten keine Rolle, und es ist auch unwichtig zu wissen, welcher Bestandteil unseres Essens der Auslöser der Störung sein könnte. Völlig selbstverständlich fügen wir uns und tun das, was der Körper einfordert – wir übergeben uns. Völlig unsinnig wäre es, diesen körperlichen Drang zu unterdrücken. Wer es versucht, wird den Kampf verlieren.

Während des ablaufenden Selbstreinigungsprozesses wäre es wiederum unsinnig, das Geschehen mitten in seinem Lauf stoppen zu wollen, nur weil es uns zu anstrengend und zu unangenehm wird. Auf die Natur vertrauend und darauf, dass der Körper schon wissen wird, was er macht und was er braucht, greifen wir in der Regel nicht ein. Auch haben wir das feste Vertrauen im Hinterkopf, dass es uns nach dieser Tortur, ganz sicher wieder besser gehen wird. Und falls uns die Übelkeit nach zwei Stunden erneut auf die Toilette treibt, dann vermuten wir vielleicht einen Magen-Darm-Infekt oder gar eine Lebensmittelvergiftung. Wie es auch sein mag, wir machen weiterhin geduldig alles das, was der Körper von uns erwartet und offenbar für seine Zwecke braucht.

Aber stellen wir uns jetzt einmal Folgendes vor: Wenn es eine Technik gäbe, irgendein Mittel, irgendwelche Möglichkeiten, die den Menschen in die Lage versetzen würden, den Brechreiz wirkungsvoll zu verhindern; glauben Sie, es wäre gut für den Körper?

Für uns wäre es sicherlich eine Entlastung, da wir uns diese unangenehme Prozedur ersparen könnten. Aber glauben Sie, der regelmäßige Einsatz solcher Verhinderungsmaßnahmen würde uns langfristig Nutzen bringen? Oder bestünde da nicht vielmehr ein großes Risiko, dass wir uns damit schaden könnten? Wäre es grundsätzlich klug, körperlichen Bedürfnissen mit einem durchgängigen Widerstand zu begegnen, nur weil sie uns vorübergehend quälen? Unsere bisherige Lebenserfahrung und unser Gefühl geben uns da einen ganz deutlichen Rat. Jeder Mensch weiß, dass es vermessen und dumm wäre, die körperlichen Abläufe verhindern zu wollen. Es ist gut, dass wir so manches Bedürfnis vorübergehend kontrollieren und aufschieben können, aber dauerhaft unterdrücken? Würden wir es dennoch versuchen, wir würden damit grandios scheitern.

Bevor wir uns der Seele zuwenden, halten wir folgendes fest: Auf körperlicher Ebene tun wir bereitwillig, was uns abgefordert wird, selbst und gerade dann, wenn in uns etwas aus der Reihe tanzt. Ohne zunächst groß nach den Ursachen zu forschen, treten wir mit unserem Kontrollbedürfnis zurück und lassen vertrauensvoll geschehen, was geschehen will. Und wir fahren gut damit.

Wir sollten uns immer wieder darauf besinnen, dass innerhalb der gesamten Natur alles seinen Sinn hat, selbst wenn es auf den ersten, oberflächlichen Blick nicht unbedingt danach aussehen mag. Allen naturgeleiteten Erscheinungen liegt immer ein tieferer Sinn und Zweck zugrunde – ob sie auf uns simpel oder komplex wirken, ob sie sich in der äußeren Natur, in unserem Körper oder in unserer Seele abspielen.

Mit diesem Wissen ausgestattet lässt sich bei körperlichen Irritationen der eine von seinem Naturvertrauen leiten, der andere von seiner Erfahrung. Alle handeln sie richtig, nämlich im Sinne der Natur – sie geben nach und fügen sich.

Was uns bei körperlichen Bedürfnissen so anstandslos gelingt und uns in gesunder Weise reagieren lässt, ist unser bewusstes oder instinktives Naturvertrauen. Dieses im positiven Sinne kindliche Vertrauen in die Übermacht und

Fürsorge der Natur versagt erstaunlicherweise nahezu vollständig, sobald wir starken seelischen Bewegungen ausgesetzt sind. So richtig wir auf körperliche Bedürfnisse reagieren, so verkehrt tun wir es, wenn die Seele sich meldet.

Darin offenbart sich ein massiv gestörtes Verhältnis zu unserer Seelennatur – oder vielleicht einfach nur die blanke Unkenntnis von dieser Region unseres Wesens.

SCHLECHT, DASS WIR NICHT AUF UNSERE SEELE ACHTEN

Wir haben gesehen, dass der Zielzustand eines jeden natürlichen Systems die Ordnung und das Gleichgewicht seiner inneren Kräfte ist. Das gilt vor allem für die seelischen Verarbeitungsprozesse. Jede Aktivität zielt ab einzig auf die Erhaltung oder Wiederherstellung der erforderlichen inneren Harmonie. *Das* ist der dahinter stehende Sinn. Schließlich wäre ein dauerhaft ungeordnetes System bald kein System mehr, sondern würde in einen chaotischen und unorganisierten Haufen miteinander unverbundener Elemente zerfallen.

Das Prinzip »Ordnung und Gleichgewicht« ist universell und gilt für alle natürlichen Systeme, ob sie nun sichtbar sind wie unser Körper oder aber lediglich spürbar wie unsere Seele.

Bei unserem Körper vertrauen wir auf die ordnenden Kräfte; wir lassen uns führen, anstatt uns dagegen aufzulehnen. Folglich unterlaufen uns seltener »Bedienungsfehler«, und dementsprechend haben wir weniger an negativen Konsequenzen zu tragen.

Unser Naturvertrauen bezüglich der ordnenden seelischen Vorgänge ist – ob beim Laien oder Profi – ausgesprochen kümmerlich. Bei intensiven *seelischen* Verdauungsaktivitäten bricht das vorhandene Wenige nahezu vollständig ein. Kopflos beginnt der Mensch damit, die in Aktion tretenden Seelenkräfte mit allen Mitteln unter seine Kontrolle zu bekommen. Solcherlei Reaktionen auf die einsetzenden seelischen Verdauungs- und Selbstreinigungsprozesse sind eher Regel als Ausnahme – und, was den meisten nicht bewusst ist: Sie sind folgenschwer.

Dass wir so wenig über die seelischen Verarbeitungsvorgänge wissen, mag daran liegen, dass die kleinen Schrammen, die uns das Leben im Vorübergehen verpasst, von uns nahezu unbemerkt abheilen, ohne dabei große Wellen zu schlagen. Geraten wir in einen etwas größeren seelischen Unfrieden, so lässt sich zur Abhilfe das vorhandene Erfahrungswissen unserer Mitmenschen nutzbar machen. Da beinahe jeder ältere und lebenserfahrenere Mensch die etwas steileren Passagen des Lebens bereits kennengelernt hat, ist ein guter Ratschlag und die passende Unterstützung meist nicht weit, sodass auch schwierigere Zeiten sich gut überstehen lassen.

Da aber die inneren seelischen Prozesse selbstständig und unterhalb der Bewusstseinsoberfläche ablaufen, ist es schwierig, ein präzises Wissen über ihre Zusammenhänge und ihre Wirkungsweise aufzubauen. Wir bekommen davon einfach zu wenig mit. Für die durchschnittlichen Seelenlagen ist es auch nicht notwendig, und unsere Wissenslücken fallen hier nicht weiter ins Gewicht.

Kritisch wird es jedoch bei den außergewöhnlichen Seelenzuständen. Sie treten selten auf, und dementsprechend ist der Erfahrungsschatz im sozialen Umfeld klein oder gar nicht vorhanden. Auch werden die tiefen seelischen Probleme nicht so freimütig kommuniziert wie die eher vertrauten Alltagsprobleme.

Kommen sie doch zur Sprache, lösen sie mit großer Wahrscheinlichkeit bei den Zuhörern Rat- und Hilflosigkeit aus. Vorschnell werden unverständliche Seelendramen daher als gefährlich eingestuft. Sie erzeugen zuweilen bei Betroffenen und Angehörigen große Ängste, und es beginnt ein erbitterter Kampf gegen die als ungewöhnlich geltende Seelendynamik.

Zu allen Zeiten neigte der Mensch dazu, sobald ihm die Erklärungen ausgingen, hinter der Seelennot seiner Mitmenschen zerstörerische oder gar dämonische Kräfte zu vermuten oder aber die gerechte Strafe einer zürnenden Gottheit. Was sich von alledem trotz aller Aufklärung noch in unsere Zeit fortsetzen konnte, das ist die unreflektierte Überzeugung, in den seelischen Symptomen eine sinnlose und bedrohliche Last zu vermuten.

Übertragen wir die vorangestellten Betrachtungen über die körperliche Verdauung auf den seelischen Bereich, so muss unsere Antwort auf die Frage, was wir tun müssten, um seelisch zu verarbeiten, konsequenterweise auch hier lauten: nichts! Denn es geschieht von selbst. Wir dürfen getrost davon ausgehen, dass die Natur sich ebenfalls für den seelischen Bereich etwas Sinnvolles hat einfallen lassen im Laufe der zurückliegenden Hunderttausenden von Jahren. Wie der Körper, so hat natürlich auch die Seele ihre eigenen Mechanismen entwickelt, um sowohl mit der gewöhnlichen »Alltagskost« wie auch mit den »schweren Brocken« fertigzuwerden. Auch im seelischen Bereich können wir blind darauf vertrauen, dass alles Notwendige und Sinnhafte ganz von selbst geschieht. Doch müssen wir wissen, nach welchen Prinzipien die Seele verarbeitet und wie unser Beitrag auszusehen hat, damit Verarbeitung überhaupt geschehen kann.

Es tritt im gewöhnlichen Lebensverlauf eines jeden Menschen etwas zutiefst Natürliches auf, an dem sich beobachten und studieren lässt, wie die Seele mit Belastungen umgeht, mit welchen Mitteln sie entstandenes Ungleichgewicht wieder ordnet und welche Voraussetzungen gegeben sein müssen, damit selbst tiefste Wunden heilen können. Durch die Analyse des Lebensereignisses können wir ebenso lernen, welchen Beitrag wir zu leisten haben, um die seelische Arbeit optimal zu unterstützen.

Ich will auf etwas hinaus, das viele Menschen bereits selbst erlebt haben – und falls nicht, haben sie es wenigstens an anderen beobachten können. Jeder Mensch durchlebt mehr als einmal diesen besonderen Prozess: Es ist der Trauerprozess.

TRAUER IST VERARBEITUNG

Der gewöhnliche Trauerprozess ist *der* Prototyp der seelischen Verarbeitung. Die Trauer ist so alt wie die Menschheit selbst, wahrscheinlich sogar noch älter. An einem Trauerprozess erkennen wir unmittelbar, nach welchen Regeln die seelische Verarbeitung vor sich geht und mit welchen Maßnahmen wir diesen Prozess zu unterstützen haben.

Aus vielerlei Gründen ist die Trauer perfekt dafür geeignet, die Gesetzmäßigkeiten der seelischen Heilung zu entschlüsseln. So wird Trauer aufgrund der allgemeinen Erfahrungen der Menschheit als eine natürliche und zeitlich befristete Reaktion auf einen schweren Verlust angesehen. Die Betonung liegt hier auf »natürlich«, denn gerade diese Auffassung hat weitreichende Folgen auf das Verhalten sowohl des Trauernden als auch auf das Verhalten seiner sozialen Umgebung.

Die Einstufung als »natürlich« sorgt für den richtigen Umgang mit dem seelischen Ausnahmezustand des Betroffenen. Das verschafft ihm die heilungsfördernden Bedingungen, die unverzichtbar sind. Denn die erste wichtige

Bedingung für eine seelische Wundheilung ist der Schutz vor äußeren und inneren Störungen.

So wird kein Arzt oder Psychotherapeut bei einem trauernden Menschen in Aktion treten und mit Behandlungsempfehlungen Einfluss nehmen wollen. Ebenso werden sich Freunde und Bekannte mit gut gemeinten Ratschlägen und oberflächlichen Aufmunterungsversuchen respektvoll zurückhalten. Gewöhnlicherweise zeigen sie Verständnis, wenn der Trauernde Verabredungen kurzfristig absagt, gemeinsame Treffen vorzeitig verlässt oder seine gewohnten Aktivitäten ruhen lässt. Ja, sie würden sich eher wundern, wenn er entgegengesetzt handeln würde. Alle wahren dem Trauernden gegenüber eine rücksichtsvolle Unaufdringlichkeit, und ihr Verhalten wird von einer akzeptierenden und abwartenden Haltung geleitet.

Eine weitere wichtige Bedingung für den Heilungsvorgang ist die Haltung und das Verhalten des Trauernden selbst. Da auch er seinen Zustand nicht als unnatürlich oder krankhaft ansieht, gelingt es ihm sehr viel leichter, seinen inneren Impulsen zu folgen. Frei von unbegründeten Ängsten, unbelastet von einem etwaigen schlechten Gewissen gegenüber seinen Mitmenschen, lässt er zu, was zu geschehen hat. So empfindet er in seinem Zustand die Freiheit, sich seinem Umfeld gegenüber so zu geben, wie ihm gerade zumute ist – ohne große Sorgen, jemanden zu enttäuschen oder zu kränken. Er kann sich der Nachsicht seiner Mitmenschen gewiss sein.

Auch nimmt er seine Gedanken, Gefühle und Tränen, sein zeitweiliges Gefühlschaos ohne Widerstand hin und durchlebt es. Die Angst, in ein tiefes Loch zu fallen, aus dem er nie wieder herauskommen könnte, damit rechnen weder er noch die anderen. Weil die Trauer nicht als eine Gefahr oder eine Krankheit angesehen wird, darf die Natur ungestört schalten und walten und in Ruhe ihren Weg nehmen. Nahezu frei von inneren und äußeren Störungen schreitet das Verarbeitungsgeschehen selbsttätig voran, bis die blutende Wunde schließlich verheilt ist und die inneren Kräfte ihre neue Ordnung wiedererlangt haben.

Fragen wir einen ehemals trauernden Menschen einige Jahre später, mit welchen Strategien, Techniken und Methoden er seine damalige tiefe Trauer schließlich besiegt, überwunden, bewältigt und derart erfolgreich bekämpft habe, so wird er uns sehr wahrscheinlich mit großen Augen anschauen und sich fragen, was wir meinen. Denn er tat nichts anderes, als sich dem inneren Geschehen auszuliefern. Er hat seinem Leid und seinem Verlust Raum gegeben, bis die Wunde abgeheilt ist.

Untersuchen wir die Trauer, so geben sich uns die Mechanismen eines seelischen Verarbeitungsgeschehens überdeutlich zu erkennen. Weiten wir unseren Blick, so entdecken wir diese Regelhaftigkeit sowohl auf der individuellen als auch auf der gesellschaftlichen Ebene. Sinnigerweise hat alles das, was die Seele des Einzelnen benötigt, um in ihr Gleichgewicht zurückzukehren, auch in den geschaffenen religiösen Ritualen und dem gesellschaftlichen Umgang mit der Trauer seine Niederschläge gefunden.

DIE TRAUER – EIN PARADOXER PROZESS

Als mich das Thema Verarbeitung zu beschäftigen begann, musste ich zwangsläufig an den Tod einer Tante denken. Das Ereignis lag nur wenige Monate vor der entwaffnenden Frage der Klientin zurück. Erneut kam mir in den Sinn, was mir bereits damals aufgefallen war und was mich auf meiner Suche nach den fehlenden Antworten schließlich zu der Trauerthematik geführt hatte.

Als meine Tante verstarb, fand an ihrem Totenbett, noch bevor der Bestatter sie abholte, im engsten Familienkreis eine sogenannte Aussegnungszeremonie, eine von einem Pastor durchgeführte Andacht, statt. Es war für uns alle sehr bewegend, und die Tränen flossen in Strömen. Wenige Tage später erfolgte die eigentliche Trauerfeier im größeren Rahmen in der Friedhofskapelle – es war erneut eine sehr traurige und emotional aufwühlende Veranstaltung. Eine Woche darauf traf man sich wieder zur Urnenbestattung, und erneut wurden die Beteiligten durch das Geschehen emotional tief berührt.

Man könnte sich nun naiverweise fragen, warum wir Menschen uns immer wieder diese Konfrontationen mit belastenden Gefühlen antun. Warum wird so viel Zeit und Aufmerksamkeit der schmerzvollen Abschiedserfahrung gewidmet – und das obendrein noch in so kurzer Abfolge und unmittelbar nach dem eingetretenen Verlust, wenn die emotionale Belastung doch ohnehin am höchsten ist? Immer wieder wird der Kontakt zum Schmerz hergestellt, und die quälenden Gefühle werden durch Worte, Musik und Rituale zielsicher angesprochen und maximal intensiviert. Wozu soll das nur gut sein?

Doch damit nicht genug. Was tat mein Onkel nach der Bestattung seiner Frau? Er ging täglich zum Grab. Dort verweilte er und ging wieder zurück in sein neues, einsames Leben. Und auch hier könnten wir uns unbedarft fragen, warum Menschen sich so etwas nur antun. Logisch scheint es nicht zu sein. Denn durch den Besuch der Grabstätte, durch die Nähe zum geliebten verstorbenen Menschen, durch die anschließende Rückkehr in die leere Wohnung wiederholt sich ein ums andere Mal der Abschiedsschmerz, wieder und wieder.

Auch die beständig sich wiederholenden Gedanken an das traurige Ereignis, die anfangs ununterbrochene

Beschäftigung mit der eigenen neuen Lebenssituation, bei Tag und bei Nacht; wofür das alles, wofür nur diese Selbstquälerei? Die schlichte Antwort lautet: weil es das Einzige ist, was hilft!

Unübersehbar zeigt sich hierin das unverzichtbare Herzstück eines Trauer- und damit eines Verarbeitungsprozesses. Ob in ritualisierter Form oder bei der natürlichen Umgangsweise des Trauernden mit dem Verlust – bei jeder Gelegenheit wird größtmöglicher Kontakt zum Verarbeitungsthema hergestellt. Dies geschieht durch äußere Aktivitäten wie die Friedhofsbesuche und durch innere Aktivitäten in Form von Gedanken und Erinnerungen. Eine intensive Kontaktaufnahme zum Schmerzthema offenbart sich als die unverzichtbare Voraussetzung für eine seelische Verarbeitung.

Intuitiv wissen es der Trauernde und seine Mitmenschen. Sie lassen es einfach zu, ohne Furcht vor den Gefühlen und ohne die inneren Impulse zu hinterfragen oder zu unterdrücken. Jeder vertraut dem natürlichen Ablauf. Daher kommt niemand auf die Idee, einem Trauernden zu empfehlen, an den erlittenen Verlust einfach nicht zu denken und stattdessen nach vorne zu schauen, nach dem Motto »Passiert ist passiert, das Leben geht weiter«.

Es fragt ihn auch niemand verständnislos, warum er seit Wochen ständig zum Grab gehe und sich eine solch unsinnige Belastung antue, wo es ihm doch offensichtlich bei der Rückkehr vom Friedhof, jedenfalls seiner Miene nach zu urteilen, psychisch nicht besser, sondern deutlich schlechter gehe.

Auch kein Psychotherapeut hebt mahnend den Finger und warnt vor den Folgen einer »Retraumatisierung«, davor, dass neuronale Netzwerke, die durch das Verlusttrauma entstanden sind, bei der ständig herbeigeführten Reaktivierung sich zunehmend verfestigen werden und der

Mensch auf diese Weise nie aus diesem Gefühlsstrudel herauskommen wird. Sie alle tun so etwas nicht.

Das wiederholte Durchdenken und Durchleben des Abschieds durch den Trauernden beinhaltet untrennbar die Annäherung an das belastende und noch zu verarbeitende Thema. Nur in diesem Kontakt geschieht die Heilung. Eigentlich ist es widersinnig, aber ganz offensichtlich funktioniert es nur so: *Erst der ständig sich wiederholende innigste Kontakt mit dem Schmerz vergrößert den emotionalen Abstand zu ihm und heilt die Wunde.*

Im Zuge der Verarbeitung, also des wiederholten Kontakts zum Thema, verliert das Leid langsam seine beißende Schärfe. Die Spitzen schleifen sich ab und werden mit der Zeit stumpfer.

Mit fortschreitender Verarbeitung lockert sich innerhalb des seelischen Systems der Kontakt zum Leidenskern. Der betroffene Mensch bemerkt, dass Gefühle und Gedanken sich zu beruhigen beginnen. Die vormals vom seelischen Immunsystem gebundene Energie wird allmählich wieder freigesetzt und den übrigen seelischen Funktionen zur Verfügung gestellt. Der Mensch bemerkt, dass es ihm zunehmend leichter fällt, seine Aufmerksamkeit von dem inneren Zustand auf die Außenwelt, auf die Belange der Gegenwart und auf seine Zukunft zu lenken.

DIE ZEIT HEILT *NICHT* ALLE WUNDEN

Die Zeit heilt nicht alle Wunden, wie es gerne behauptet wird. Die Wunden heilen zwar *mit* der Zeit, aber nicht allein *durch* sie. Das Ausschlaggebende für die Heilung ist, *was* innerhalb der Zeitspanne geschieht.

Eine Verarbeitung folgt immer demselben Muster: Die Seele stellt einen Kontakt zum Leidenskern her – nach ihren Regeln und zu ihren Zeiten. Auf der Verhaltensebene mittels zielgerichteter Handlungsimpulse, wie zum Beispiel durch das Aufsuchen der Grabstätte, auf geistiger Ebene durch das Auslösen von Gedanken, Bildern und Erinnerungen, auf emotionaler Ebene durch auftretende Gefühlszustände, die mit dem Erlebten im engsten Zusammenhang stehen.

Schreitet der Trauerprozess voran, werden sich zur gegebenen Zeit neue innere Regungen einstellen, die sich auf alle Ebenen auswirken. So wird irgendwann unvermittelt in einem ruhigen Moment ein Gedanke im trauernden Menschen aufsteigen, den Kleiderschrank oder bestimmte Einrichtungsgegenstände auszusortieren oder die Wohnung zu verändern. Oder es steigt aus der Tiefe des Herzens ein Gefühl auf, das dem Menschen den Gedanken eingibt, das Leben müsse doch jetzt wieder weiter gehen – ein Gefühl, welches ihn dazu bringt, seinen Blick wieder nach vorne zu richten. Solche inneren Veränderungen, die den Menschen auf eine neue innere Verarbeitungsstufe heben, geschehen unvorhersehbar, aber sie geschehen immer zur richtigen Zeit – und immer erst dann, wenn der Mensch dafür den jeweiligen Verarbeitungsgrad erreicht hat.

Versucht ein Mensch *willentlich* auch nur einige Tage früher als zu der naturgegebenen Zeit, sich diese Gedanken einzureden und entsprechend zu handeln, so ist es Selbstbetrug. Es führt zu nichts, weil die Zeit, oder treffender gesagt, weil *er* noch nicht reif dafür ist.

Unabhängig davon, ob die Seele den Verlust eines geliebten Menschen zu verarbeiten hat oder aber den Verlust eines Tieres, eines Hauses, der Heimat, der Gesundheit, des sicher geglaubten Lebensentwurfes oder den Verlust der finanziellen Unabhängigkeit – stets ist der innere Heilungsprozess auf den wiederholten engen Kontakt zum Thema angewiesen. Dasselbe gilt für eine erlittene Kränkung, eine Verletzung, eine Zurückweisung, eine Enttäuschung und gleichermaßen für extreme psychische Traumata. Dieses

Verarbeitungsprinzip gilt ausnahmslos für jedwede Belastung der Vergangenheit, für die Probleme der Gegenwart oder die Befürchtungen bezüglich der Zukunft.

Verarbeitungsprozesse laufen immer nach demselben Muster ab, ob es sich nun um kleine oder um extrem große Störungen des inneren Gleichgewichts handelt. Dazu ein kurzes Beispiel aus dem Alltag. Stellen Sie sich vor, am Morgen werden Sie von einem Mitmenschen grob beleidigt oder gekränkt. Den weiteren Tag über kommen Sie aus Zeitmangel nicht dazu, sich mit dem Vorfall zu beschäftigen. Ergibt sich doch zufällig eine kleine Pause, bemerken Sie, dass das Erlebnis wieder im Bewusstsein aufblitzt. Um sich aber die kurze Entspannungszeit nicht trüben zu lassen, schieben sie die unschöne Erinnerung beiseite. Es ist Feierabend, es folgt die umfangreiche Abendroutine, die Ihnen ebenfalls nicht die Zeit lässt für die Verarbeitung des morgendlichen Zwischenfalls. Dann irgendwann liegen Sie im Bett und das Licht geht aus. Woran werden Sie jetzt mit großer Sicherheit denken? An die verletzende Beleidigung. Und warum? Da jetzt erst die Voraussetzungen für eine Verarbeitung gegeben sind. Es ist still und nichts lenkt sie ab.

AUCH GLÜCK MUSS VERARBEITET WERDEN

Nach den beschriebenen Regeln erfolgt nicht nur die Verarbeitung von Schicksalsschlägen, sondern in gleicher Weise auch die Verarbeitung außergewöhnlich positiver Ereignisse. Denn auch sie bringen unser inneres Gleichgewicht empfindlich durcheinander, und wir – erstaunlicherweise, doch eigentlich ist es nur logisch – begegnen den gleichen Verarbeitungsmechanismen wie bei der Trauer.

Stellen Sie sich einen Menschen vor, der letztes Wochenende im Lotto einige Millionen gewonnen hat. Durch den plötzlichen Reichtum aus dem seelischen Gleichgewicht gebracht, würde sein seelisches System sofort mit der Verarbeitung des Ereignisses beginnen, um wieder eine innere Ordnung herzustellen. Was würden wir an ihm beobachten? Er könnte sich auf das Buch, welches ihn vor seinem Gewinn noch gefesselt hat, nicht mehr konzentrieren. Er würde kaum schlafen, weil er ständig an seinen Gewinn denken müsste – und er hätte ein sehr großes Mitteilungsbedürfnis. Noch lange würde er gedanklich auf dem Thema herumkauen, mit jeder Woche aber immer weniger. Nach erfolgter Verarbeitung würde er uns erzählen, er habe sich an die neue Situation gewöhnt, alles sei wieder in Ordnung. Wir könnten auch sagen: Er hat es verarbeitet und ist wieder im Gleichgewicht.

Es ist gleichgültig, was einen Menschen aus dem seelischen Gleichgewicht bringt, ob es ein Millionengewinn ist oder aber ein Millionenverlust, stets sind die Verarbeitungsvorgänge identisch, sie haben nur unterschiedliche Vorzeichen.

UNSER GRUNDPROBLEM: ANGST VOR DER EIGENEN SEELE

Obwohl die Seele den Weg der Heilung kennt und über das nötige Werkzeug verfügt, um mit allen Wechselfällen des Lebens selbstständig fertigzuwerden, lässt man sie nur selten machen. Laien wie Profis tun sich gleichermaßen schwer, die notwendigen Voraussetzungen zu schaffen, damit das Seelenwerkzeug zum Einsatz kommen kann. Bei der Trauer lassen wir mit großer Selbstverständlichkeit die inneren Kräfte arbeiten. Liegen hingegen andere Gründe für das psychische Ungleichgewicht vor, so tun wir mit der gleichen Selbstverständlichkeit das exakte Gegenteil dessen, was doch so dringend notwendig wäre.

Warum es so schwerfällt, sich vertrauensvoll der inneren Führung zu überlassen, liegt wahrscheinlich, wie bereits erwähnt, an fehlendem Erfahrungswissen. Eine weitere und ergänzende Erklärung für unsere abwehrende Haltung ist unsere generelle Tendenz, auf eine unbekannte Situation in einer typisch menschlichen Weise zu reagieren. Darüber soll es im Folgenden gehen.

Stehen wir einer neuen Herausforderung des Lebens erfahrungslos gegenüber und wissen nicht, was wir tun könnten, dann besinnen wir uns auf Bewältigungsstrategien, die sich in ähnlichen Situationen bereits als hilfreich erwiesen haben. Das macht auf den ersten Blick durchaus Sinn. Auf diese Weise bleiben wir handlungsfähig, und mit etwas Glück funktioniert die Strategie vielleicht sogar. Mit dieser Logik im Hinterkopf reagieren wir nicht nur auf Unbekanntes in der Außenwelt, sondern auch auf die unbekannten Regungen in unserer inneren, der seelischen Welt.

Haben wir für unser Innenleben aus Mangel an Erfahrung noch keine bewährte *Innen-Strategie* entwickeln können, so setzen wir erprobte und altbewährte *Außen-Strategien* ein: Abstand halten, fliehen oder kämpfen.

Eine seit Urzeiten in uns fest einprogrammierte und sinnvolle Außen-Strategie besteht darin, dass wir um Unsicherheiten, Bedrohungen und Gefahren einen möglichst weiten Bogen machen. Wer so handelt, so sagt uns diese Urzeit-Regel, der lebt mit großer Wahrscheinlichkeit länger als derjenige, der gegenteilig handelt. Falls ein Sicherheitsabstand nicht aufrechtzuerhalten ist, so flüstert diese Regel uns weiter ein, sollten wir flüchten, und falls auch das nicht geht, dann müssen wir leider kämpfen. Wenn nötig, sogar bis zum bitteren Ende.

Wir Menschen wähnten schon immer instinktiv in der Dunkelheit und in unbekannter Umgebung zunächst erst mal Gefahren. Das spiegelt sich in den Sagen und Mythen alter Zeiten wider. Stets wohnt im finsteren Wald, in den Meerestiefen oder in der dunklen Höhle entweder ein Feuer speiender Drache oder ein teuflisches Wesen, wenigstens ein hinterhältiger Geist. Jedes nur erdenkliche Unheil wähnen wir dort, wo unser Blick nicht hinreicht, aber mit großer Sicherheit vermuten wir dort nichts Gutes.

Nach derartigen Überlebensregeln richteten sich schon unsere zotteligen Vorfahren erfolgreich, und dieser Schutzreflex steckt auch heute noch tief in uns. Mit solcherlei Urzeitreflexen ausgestattet, reagieren wir verständlicherweise auch, wenn sich in den unbekannten Tiefen unserer Seele völlig neuartige und schwere Kräfte zu regen beginnen. Vorsichtshalber machen wir einen Bogen um diese Empfindungen oder versuchen, ihnen zu entfliehen – oder wir schalten in den Kampfmodus.

Solange wir unseren seelischen Bereich nicht kennengelernt haben, schätzen wir ihn als unberechenbar und gefährlich ein. Unsere eigene Seele ist uns die schwarze Höhle, der tiefe See, die uns unbekannte, verborgene und bedrohliche Welt, in der etwas Unberechenbares darauf lauert, uns hinunterzuziehen und uns zu zerstören.

Unsere abwehrende Reaktion auf seelische Verarbeitungsprozesse ist überaus verständlich, zumal sie grundsätzlich sehr belastend sind. Die innere Heilung von schweren seelischen Verletzungen kann extrem qualvoll sein, kann sich geradezu zerstörerisch anfühlen und auf alle Beteiligten im höchsten Maße beängstigend wirken.

Vorschnell werden die natürlichen Begleiterscheinungen der inneren Heilung als eine sinnlose Marter und sogar als eine unkalkulierbare Gefahr für die seelische Gesundheit eingestuft; vom Betroffenen und seinen Angehörigen allemal und oft auch von seinem therapeutischen Beistand.

Von Therapeutenseite wird daher den Betroffenen, ob persönlich oder in Buchform, in klaren Worten oder auch zwischen den Zeilen, der Kampf, die Flucht oder die Umgehung der psychischen Prozesse empfohlen. In der Psychotherapie und Psychiatrie arbeiten viele Therapeuten leider auf dieses Ziel hin. Das ist keine Hilfe zur Heilung, sondern es ist *Beihilfe zur Verdrängung*.

»Steige nicht in die Tiefe, gehe nicht in den dunklen Wald, mache um jede Bedrohung einen großen Bogen, und wirst du verfolgt, dann renne so schnell du kannst oder bekämpfe den Verfolger mit aller Kraft und allen verfügbaren Mitteln. Finde heraus, wie du Sieger werden kannst, erlerne Methoden, wie du dich von deinen inneren Empfindungen ablenken kannst, lerne gedankliche Sperrfeuer zu errichten, denke anders, denke positiver, ändere dein Leben derart, dass weniger Zeit bleibt für diese ach so sinnlosen Gedanken und Gefühle. Bekomme diese Störung in den Griff – und bei alldem habe keine Sorge, denn wir zeigen dir, wie das geht.« So könnte man das Credo vieler formulieren, die glauben, den Schlüssel zum Umgang mit seelischen Erschütterungen gefunden zu haben.

So oder ähnlich tönt es aus vielen Richtungen. Hilft alles nichts, werden die Maßnahmen ausgeweitet und entsprechend begründet. Man müsse die verordneten Tabletten einnehmen, für den Rest des Lebens. So sei das halt. Pech gehabt.

Sehr verbreitet ist leider der von diesen Vermeidungsregeln durchzogene Grundsatz, nicht lange nach Sinn und Funktion der Störung zu fragen. Schließlich hat die Seele zu funktionieren. Tut sie es nicht, muss sie behandelt werden wie ein Störenfried oder ein Feind oder wie ein von Schädlingen befallener Acker.

STRATEGIE FÜR VERARBEITUNGSVERMEIDER: DIE ABLENKUNG

In Klientengesprächen höre ich immer wieder Menschen klagen: »Obwohl ich gar nicht an die Vergangenheit denken will, habe ich immer dieses ›Kopfkino‹. Ich finde keine Ruhe.« Insbesondere nachts sei es ganz schlimm, dann sei an Schlaf kaum zu denken. Und immer diese Ratschläge: Man solle mit den vergangenen Erlebnissen Frieden schließen, sie akzeptieren, sie endlich loslassen und nach vorne schauen, statt immer wieder zurück. Doch das funktioniere nicht.

Warum funktioniert das nicht? Es klingt doch so einfach. Wir müssen uns bewusst machen, dass jeder derartig geplagte Mensch sich selbst *nicht* mit der Vergangenheit beschäftigt, auch wenn es danach aussieht und sich für ihn so anfühlt. Vielmehr ist es so, dass es die Vergangenheit ist, die sich mit *ihm* beschäftigt.

Es ist daher nicht er, der das Vergangene loslassen kann, aus dem einfachen Grund, weil er es ja nicht in seiner Hand hat. Das Vergangene hat ihn im Griff, und das aus den bereits genannten Gründen: Es will zuerst auch wirklich verarbeitet und abgeschlossen werden.

Die Aufgabe des Leidenden sollte also nicht sein, die Last der Vergangenheit schnellstens irgendwo abzuladen, da es ohnehin nicht funktioniert. Vielmehr muss er dafür sorgen, dass die bedrückende Vergangenheit Zeit und Raum erhält, um vor seinem inneren Auge abzulaufen, nötigenfalls immer wieder – ganz ohne zeitliche Vorgabe. Es dauert eben, solange es dauert.

Der oft gegebene Rat, das Geschehene endlich zu akzeptieren, ist nichts weiter als eine hohle und hilflose Phrase, da »etwas zu akzeptieren« genauso wenig dem menschlichen Willen unterstellt ist wie »etwas zu lieben« oder

»etwas zu verzeihen« oder »etwas zu hassen«. Es geschieht oder es geschieht nicht; aber man kann es nicht willentlich beeinflussen und schon gar nicht »machen«.

Menschen, die von ihren Erlebnissen und innerer Unruhe verfolgt werden und nicht in der Lage sind, das Vergangene abzuschütteln, flüchten aus reiner Hilflosigkeit in die Ablenkung. Bei der Entwicklung der Ablenkungsstrategien sind wir Menschen einerseits sehr erfinderisch, aber andererseits auch von Natur aus sehr bequem. Aus der Bequemlichkeit heraus greifen wir meistens auf das Naheliegende zurück, sozusagen auf die Ablenkungsklassiker.

Auf Platz eins steht in unserer modernen Welt zweifellos die Dauerberieselung mit Bildern und Geräuschen, vornehmlich mittels Fernsehen, Radio, Internet und der Musik für unterwegs. Denn eine Mauer aus Sinnesreizen hilft zuverlässig, unliebsame Themen außerhalb des Bewusstseins zu halten.

Es ist typisch für *Verarbeitungsvermeider*, dass die Stille zunehmend als unbehaglich oder sogar als unerträglich erlebt wird. Setzen sie sich in ihr Auto, wird meist als Erstes das Radio eingeschaltet und erst dann der Motor. Auch im Haus muss ständig irgendein Gerät laufen. Wenn nicht das Radio dudelt, dann tut es der Fernseher, und sei es nur im Nebenraum. Wenn es allein zum Joggen geht oder auf einen Spaziergang in den Park, immer stecken die Kopfhörer in den Ohren. Wo immer sich der Mensch auch aufhält, ob in der Küche oder im Bett, stets muss ein Gerät Geräusche oder Bilder absondern, um die Stille zu übertönen. Oder es ist das Smartphone, das die Aufmerksamkeit bindet und nicht mehr aus der Hand gelegt wird.

Währenddessen geht das Leben aber weiter und sorgt dafür, dass der unverarbeitete Ballast eher zu- als abnimmt und der innere Verarbeitungsbedarf sich stetig erhöht. Das lässt den inneren Druck weiter ansteigen.

Der vermeidende Mensch intensiviert daraufhin gewöhnlicherweise seine Ablenkungsstrategien. Das kann dazu führen, dass er ohne den flackernden Fernseher nicht mehr einschlafen kann. Manche müssen Radio oder das Fernsehen sogar die ganze Nacht leise durchlaufen lassen, da sie sonst nicht zur Ruhe kommen. Mit solchen und ähnlichen Maßnahmen sichert sich der beladene – oder gar überladene – Mensch dagegen ab, während einer nächtlichen Wachphase, in einem kurzen Moment der Stille, von einem Verarbeitungsprozess heimgesucht zu werden. Eisern hält sich der Mensch verschlossen. Er macht sich dicht, wenn es sein muss, rund um die Uhr, an sieben Tagen der Woche.

Unsere moderne Welt bietet uns unzählige Möglichkeiten für ablenkende Beschäftigungen. Jeder findet das für ihn Passende. Es kann die Beschäftigung mit Computer- oder Glücksspielen oder Sportwetten sein oder aber auch übermäßige sportliche Aktivitäten. Es kann exzessives Lesen, Rätseln, Sammeln, Arbeiten oder Helfen sein. Möglichkeiten der Ablenkung bietet auch der aufopfernde Einsatz für das Gute oder der verbissene Kampf gegen das Böse. Bewährt haben sich ebenfalls die Beschäftigung mit dem Leben anderer Menschen – mit dem Wohl der eigenen Familienmitglieder, der Freunde, der Nachbarn oder dem Leben von Prominenten samt ihres Nachwuchses. Das Angebot ist unerschöpflich, sodass jeder Mensch das für sich geeignete Mittel findet, um die Aufmerksamkeit von der inneren Seelennot abzulenken. Not macht ja bekanntlich erfinderisch.

Dosis und Umfang der Ablenkungen geben Aufschluss darüber, ob ein Mensch lediglich seinem Interesse nachgeht oder nur der Konfrontation mit seinem Inneren aus dem Weg geht. Was bei den Fluchtstrategien einzig zählt, ist, sich selbst nicht zu spüren, sich mit sich selbst nicht beschäftigen zu müssen.

Sind die gewohnten Ablenkungsaktivitäten nicht mehr möglich – etwa aufgrund von Krankheit oder einer geänderten Lebenssituation –, so droht der Mensch von den unverarbeiteten Themen eingeholt zu werden. Erzielen Ablenkungsstrategien nicht mehr die benötige Wirkung, was bei schweren inneren Verwerfungen mit großer Sicherheit recht schnell eintritt, so ist das Ende der Fahnenstange aber noch nicht ganz erreicht – dem Menschen bleibt immer noch der Weg in die Sucht.

Doch selbst hier lassen die seelischen Kräfte nicht nach, auf sich aufmerksam zu machen. Hat sich die innere Stimme ihren Weg in das Bewusstsein des Menschen erneut gebahnt, wird er konsequenterweise die Dosis des Suchtmittels erhöhen oder auf einen härteren Stoff umsteigen. Die allgemeine Erfahrung zeigt uns, dass die verzweifelte Flucht gar nicht selten bis in den körperlichen oder finanziellen Ruin betrieben wird. Auch hier markiert der persönliche Zusammenbruch das Ende des eingeschlagenen Fluchtweges.

Die Vermeidungsstrategien, die der Mensch beim kräftezehrenden Wegschauen und Wegrennen entwickelt und immer weiter steigert, geben seinem Leben eine Richtung, die ihn immer weiter von seinem ursprünglichen Lebenskurs abbringt. Das Leben gedeiht nicht in Freiheit, sondern verkommt zu einer verzweifelten und sinnlosen Flucht. Der Mensch lebt nicht, er rennt vor sich selbst weg. Unter solchen Bedingungen kann sich das innere Gleichgewicht niemals einstellen, die inneren Wunden niemals heilen. *Ablenkung ist keine Verarbeitung.*

Zwecklos ist es, darauf zu setzen, dass sich das Gewicht der Seelenlast allein mit dem Verstreichen der Zeit von selbst abbaut. Das kann deshalb nicht geschehen, da für die Seele die Dimension Zeit ohne jede Bedeutung ist. Selbst wenn sich etwas vor fünfzig Jahren ereignete, so bleibt es doch immer gegenwärtig, solange es nicht verarbeitet wurde.

Immer wieder höre ich Menschen sagen, sie würden ihre Belastungen innerlich einfach wegpacken, und damit wäre die Sache für sie erledigt. Für jedes Thema gäbe es eine Schublade. In der mittlerweile recht stattlichen Anzahl der Schubladen sei alles drin, was ihnen jemals Kummer bereitet habe. Das klingt auf den ersten Blick überaus pfiffig, nur übersehen die Menschen dabei, dass diese Strategie die Seele nicht entlastet, denn wer trägt die vollen Schubladen?

Ein Belastungsthema mag weit in der Vergangenheit wurzeln, sein Schatten ragt jedoch immer bis in die Gegenwart hinein. Es beeinflusst das Leben und fordert mit einer ungeheuren Ausdauer und Zähigkeit seine Aufarbeitung. Erlaubt der Mensch seiner Seele nicht, das Unverdaute zu verarbeiten, trägt er sich an seinem Ballast müde und kaputt. Das Gleiche gilt uneingeschränkt für die Konflikte der Gegenwart und die Zukunftssorgen, von denen der Mensch seinen Blick abwendet, statt auf das zu schauen, was sich in sein Bewusstsein drängt.

Natürlich stellt uns all das vor die Frage: Wie sieht eine gelungene Verarbeitung aus?

WORAN WIR EINE ERFOLGREICHE VERARBEITUNG ERKENNEN KÖNNEN

Das bisher Gesagte wirft zwangsläufig die wichtige Frage auf, woran wir feststellen können, ob wir ein Thema bereits verarbeitet haben. Es gibt zwei deutliche Anzeichen für eine nicht vollzogene oder eine noch nicht abgeschlossene Verarbeitung: *Das erste Anzeichen* bemerken wir, wenn sich ein

Thema von selbst in uns regt und ins Bewusstsein tritt und – jetzt kommt der springende Punkt – wenn wir an uns beobachten, dass wir unter Aufbringung von Energie uns darum bemühen, es wieder aus dem Bewusstsein zu drängen. Versuchen wir uns aktiv abzulenken, dann sind wir noch im Vermeidungs- beziehungsweise Fluchtmodus.

Ergänzend ist noch zu erwähnen, dass ein unverarbeitetes Belastungsthema natürlich sehr zuverlässig auf Trigger reagiert. Jede noch so kleine Gelegenheit wird von der Seele genutzt, um den fälligen Verarbeitungsprozess zu starten. Je größer das innere Thema, umso größer der innere Verarbeitungsdruck und umso größer die Zahl der möglichen Trigger.

Ein Verarbeitungsprozess kann angeworfen werden durch themenverwandte Zeitungsartikel, die schlagartig belastende Erinnerungen wecken. Es können Bilder oder Szenen im Fernseher sein, oder ein Gesprächsthema, welches plötzlich innerhalb einer lockeren Runde aufkommt und die innere Verfassung des Betroffenen innerhalb einer Sekunde zum Kippen bringt. Zeitgleich setzen die Bemühungen ein, das Thema abzuschütteln. Der Mensch wechselt das Fernsehprogramm, blättert die Zeitung schnell weiter, wechselt das Gesprächsthema oder wartet unter steigender Anspannung, dass es ein anderer tut – oder er tritt mit anderen Methoden die Flucht an.

Das zweite Anzeichen für etwas Unverarbeitetes können wir bewusst hervorlocken: Wir können ganz einfach selbst aktiv überprüfen, ob wir ein Thema verarbeitet haben. Das machen wir, indem wir bewusst und intensiv an das Erlebte zurückdenken und dabei versuchen, uns in die alten Gefühle »hineinzusteigern«. Wer jetzt allein schon bei dieser Vorstellung ein mulmiges Gefühl bekommt, der hat ganz sicher noch sein Thema zu verarbeiten. Wer mutig sich auf dieses Experiment einlässt, dabei ein Anwachsen der Gefühle registriert, der sollte einfach weiter machen und sich dabei beobachten. Wenn er ab einer gewissen Gefühlsintensität das Experiment angstgetrieben abbricht, um sich vor der drohenden emotionalen Überflutung zu retten, für den gilt dasselbe – auch dieser Mensch trägt noch unverarbeiteten Ballast mit sich durchs Leben.

Oft wird die Verarbeitung mit Vergessen verwechselt. Etwas verarbeitet zu haben hat aber nichts mit Vergessen zu tun, sondern damit, in welcher Weise wir mit der Erinnerung umgehen. Das Erlebte ist verarbeitet, wenn wir die Erinnerung daran samt der dazugehörigen Empfindungen zulassen können. Wenn wir in diesem Gefühlszustand ohne innere Widerstände nachsinnend und nachfühlend verbleiben können, bis er sich wieder legt. Die Erinnerungen sind nicht verarbeitet, wenn wir sie reflexartig abschütteln wollen, uns aktiv abwenden und die Zerstreuung suchen.

DER VERARBEITUNGSSTAU UND SEINE FOLGEN

Seelische Verarbeitung dient der Wiederherstellung der inneren Ordnung. Dieser Vorgang ist eine naturgesetzliche Notwendigkeit und ist auf Dauer nicht zu verhindern. Wir müssen uns Folgendes klarmachen: Wer gegen Verarbeitungsprozesse ankämpft, der legt sich mit der Natur an! Dieser Kampf bindet Energie, die dem Menschen in anderen seelischen Bereichen fehlt. Seine Flucht führt ihn früher oder später in die Erschöpfung. Die Folgen davon sind mindestens ein chronisch angespanntes und beschwerliches Leben. Im schlimmsten Fall droht der körperliche oder seelische Zusammenbruch. Der Mensch wird körperlich krank oder entwickelt massive seelische Symptome.

Jetzt, während der Krankheit, sind Zeit und äußere Ruhe für den lang vermiedenen, aber dringend notwendigen

Blick nach innen endlich gegeben – und die Seelenkräfte haben freie Bahn, um die unverarbeiteten Themen in das Bewusstsein zu schieben – es sei denn, man lenkt sich weiterhin und intensiver mit den üblichen Mitteln von seinem Innenleben ab.

Meist sind es eine starke innere Unruhe oder eine depressive Symptomatik, die sich zu den körperlichen Leiden dazugesellen. Der körperlich erkrankte Mensch erträgt nur schwer den ungewohnten Leerlauf und die plötzliche Masse an Zeit, die ihn dazu zwingt, seiner inneren Natur ausgesetzt zu sein.

WISSEN: Widerstand gegen die Verarbeitung ist zwecklos!

Wer sich den Verarbeitungsbemühungen der Seele entgegenstellt, macht sich die Natur zum Gegner. Letztlich kann er nur verlieren.

Die Folge sind eine wachsende Ungeduld und ein überhöhter Drang, schnellstmöglich wieder gesund zu werden, erst recht bei einem langwierigen und von Rückschlägen begleiteten Krankheitsverlauf. Nichts auf der Welt wünscht ein Verarbeitungsvermeider sich mehr als die Rückkehr in sein temporeiches, überfülltes Leben.

Ist dies grundsätzlich nicht mehr möglich, da der Weg zurück in die gewohnten Ablenkungsaktivitäten durch eine chronische Erkrankung oder gar eine Behinderung für immer verbaut ist, so wird der Flüchtende sich eine neue Ablenkungsstrategie suchen und sie ganz sicher auch finden.

Vielleicht wird sogar die bestehende Erkrankung als eine attraktive Möglichkeit entdeckt, um sich vor der eigenen Innenwelt abzulenken. In einem solchen Fall wird der Mensch fortan alle seine Zeit und Energie der Beschäftigung mit seinen Einschränkungen widmen und darin sich seinen neuen Lebensinhalt schaffen. Künftig dreht sich alles nur noch um den Umgang mit den Krankheitsfolgen und den körperlichen Gebrechen. Vielleicht wird der Mensch sogar zum Experten seiner Erkrankung und engagiert sich übermäßig für andere Leidensgenossen in Betroffenenverbänden oder Selbsthilfegruppen.

SPRECHEN IST HEILSAM

Die gewöhnlichen Belastungen des Alltags zu verarbeiten ist nicht schwierig und wird ganz nebenbei erledigt. Man denkt an die Erlebnisse des Tages, spricht ganz selbstverständlich über die kleinen Ärgernisse und die freudigen Überraschungen, und ist sich meist gar nicht bewusst, welche wichtige Funktion der zwischenmenschliche Austausch auf das innere Gleichgewicht hat.

»Geteiltes Leid ist halbes Leid«, sagt der Volksmund sehr zutreffend. Warum es so ist, können wir uns nun vorstellen. Sprechen wir über unsere Sorgen, dann sind wir im Kontakt mit ihnen. In diesem Kontakt kann die Seele ihr Gleichgewicht wiederherstellen.

Bei schwerwiegenden Belastungen fällt das Reden vielen Menschen deutlich schwerer. Gerade wenn das Selbstwertgefühl betroffen ist, treten Scham und Ängste vor Ablehnung auf. Dann verschließen sich viele und schweigen lieber, anstatt das auszusprechen, was ihnen das Herz schwer macht. Auch die Gedanken an die eigenen Probleme werden beiseitegeschoben, da sie das Innenleben in unangenehme Bewegungen versetzen.

Kopfmenschen versuchen gerne, rein verstandesmäßig mit der Belastung umzugehen. Bei leichter Seelenkost mag das durchaus gelingen. Ist aber etwas Gravierendes eingetreten, hat diese Strategie keinen Effekt auf die psychische

Verarbeitung. Es nützt einfach nichts, sich auf der Verstandesebene immer wieder bewusst zu machen, dass das Eingetretene doch nicht mehr zu ändern ist, dass man es akzeptieren muss und dass jede weitere Beschäftigung mit dem Thema daher zu nichts führt außer zu Unruhe.

Manche sind der Auffassung, das Wegdrängen der belastenden Gedanken sei bereits ein vollzogener Verarbeitungsprozess. Etwas mit dem Verstand zu akzeptieren hat jedoch nicht im Entferntesten etwas mit Verarbeitung zu tun.

Lernen wir wieder von der Trauer: Ein Trauerprozess ist auch nicht mit der Einsicht abgeschlossen, dass der Verstorbene ein sehr hohes Alter erreicht und ein schönes Leben gehabt hat und nun durch den Tod von seiner schweren Erkrankung erlöst worden sei. Von dieser Betrachtungsweise geht ein Trost aus, dieser hat aber mit dem notwendigen tieferen Trauerprozess nichts zu tun und kann ihn auch nicht ersetzen. Verstandesmenschen wundern sich daher, wenn trotz stichhaltiger Kopf-Argumente tief in ihnen weiterhin etwas Dunkles wühlt und arbeitet.

Tiefgehende Gespräche mit Menschen unseres Vertrauens sind wichtig für unser seelisches Gleichgewicht und sind gerade für die Verarbeitung großer Seelenlasten unverzichtbar. In unserer modernen Gesellschaft mit ihren überschießenden Angeboten an Zerstreuung und Ablenkung ist der ruhevolle Gedankenaustausch bedauerlicherweise zunehmend in den Hintergrund gedrängt worden. Der schleichende Verlust dieser so ganz und gar natürlichen und heilsamen Art des menschlichen Miteinanders ist vielen Menschen noch gar nicht aufgefallen. Im bunten Rummel des schnellen Lebens entstand unbemerkt eine zwischenmenschliche Lücke, die sich ausgesprochen nachteilig auf das seelische Wohlbefinden auswirkt.

Das Leben ist in vielen Bereichen schwieriger und voller geworden, am Arbeitsplatz steigt der Druck, und die verbleibende echte Freizeit wird zunehmend knapper. Zum einen fehlt es an passenden Gelegenheiten für gemeinsame Gespräche oder aber, was häufiger der Fall ist, die Zeit ist vorhanden, wird aber für Banalitäten verplempert.

Wie war es denn wohl früher? Wir schauen zurück auf längst vergangene Zeiten, als wir noch durch die Steppen zogen. Solange es Menschen gibt, mussten Ereignisse des Lebens seelisch verarbeitet werden. Spätestens am Ende des Tages hockten die Menschen um das Lagerfeuer und sprachen über die Vorkommnisse des Tages. Hatten sie dazu keine Lust mehr oder war alles Wichtige gesagt, dann schauten sie wohl noch eine Weile in die Flammen und hingen ihren Gedanken nach. Auf diese Weise, innerhalb der Gemeinschaft und für sich allein, verarbeiteten sie die Tageserfahrungen, und die Seele kam ins Gleichgewicht, jedenfalls viel häufiger als die Seele eines Menschen, der allabendlich vor dem Fernseher in den Schlaf sinkt.

Über den Verarbeitungsprozess hinaus erfuhren sie in der Gruppe Halt, Geborgenheit und Unterstützung, was ebenfalls die seelische Ausgeglichenheit förderte. Bei außergewöhnlich großen Belastungen, die den Einzelnen und die Gruppe überforderten, entwickelte die Menschheit zusätzliche Möglichkeiten, um die im Inneren arbeitenden und ordnenden Kräfte bei ihrer Arbeit zu unterstützen. Man ging zum Stammesältesten, zum Schamanen, dem Medizinmann oder zum Tempelpriester, öffnete diesen Menschen sein Herz, wurde von ihnen mit speziellen Ritualen behandelt und erfuhr neben der Zuwendung die ersehnte Erleichterung.

Das Sprechen über die eigenen Belastungen war schon zu allen Zeiten ein zentraler Bestandteil der psychischen Verarbeitung und dem Menschen ein tiefes Seelenbedürfnis. Schon immer drängte es ihn dazu, bei freudigen wie auch leidvollen Ereignissen sein Herz zu öffnen und all das auszusprechen, was ihn innerlich gerade bewegt. Dieses uns tief eingepflanzte Selbstheilungsprogramm zeigt sich noch völlig unverstellt bei kleinen Kindern.

Jedes Kind trägt in sich den natürlichen Drang sich mitzuteilen, wenn ihm etwas Schlechtes zugestoßen ist oder wenn es unverhofft etwas Schönes erlebt hat. Ganz unbefangen und ohne zu überlegen läuft es, weinend oder lachend, auf dem kürzesten Weg zu seinen Eltern und erzählt es ihnen. Gehen die Eltern ihrerseits in natürlicher Weise auf das Kind ein, erfährt es eine seelische Erleichterung. Würden wir derartiges kindliches Verhalten als Außenstehende beobachten, fänden wir es angemessen und unauffällig. Was aber würden wir denken bei der Beobachtung eines leidenden Kindes, welches sich entgegengesetzt verhält, sich also zurückzieht und schweigt, statt sich mitzuteilen? Wir würden zu Recht stutzen. Dieses Verhalten würde unseren Erwartungen zuwiderlaufen und in uns den Verdacht wecken, dass entweder mit dem Kind oder mit den Beziehungen innerhalb der Familie etwas nicht stimmen kann.

Ebenso wie das Kind, so trägt auch der erwachsene Mensch, unabhängig davon wie alt er auch sein mag, unvermindert das natürliche Mitteilungsbedürfnis in sich. Es verlangt ihn danach, aufwühlende Erlebnisse mit anderen zu teilen. Je bewegender das Erlebte ist, umso größer der innere Drang dazu.

Ob er dem nachgibt oder aber sich verschließt, hängt von den frühen und späten Lebenserfahrungen ab. Die Gründe, die dazu führen, als erwachsener Mensch belastende Gefühle mit sich selbst auszumachen, können vielfältig sein. Die Weichen dafür werden meist schon in der Kindheit gestellt. Verschiedene Ursachen sind denkbar, die ein Kind schon früh dazu bringen, seine Gefühle lieber runterzuschlucken als zu äußern.

So kann es sein, dass die Familie ohnehin schon durch große Probleme belastet ist. Das Kind spürt es und beschließt, die eigenen Sorgen für sich zu behalten, um nicht selbst eine zusätzliche Last für seine Eltern zu sein.

Oder ein Kind erlebt immer wieder unangemessene oder kränkende Reaktionen der Eltern auf seine »kindischen« Probleme und »lächerlichen Wehwehchen«.

Oder die Eltern erscheinen vor dem Kind als starke und unerschütterliche Persönlichkeiten. Sie vermitteln ihm den Eindruck, als gäbe es keine Probleme im Leben und äußern sich oft in seinem Beisein abfällig über die Schwächen anderer.

Oder es werden die Versuche des Kindes, das Herz zu öffnen, von der Familie oder dem Freundeskreis verlacht, oder sein Vertrauen wurde missbraucht und ausgenutzt.

Wer solche oder ähnliche Erfahrungen macht, wird es mit großer Wahrscheinlichkeit zukünftig vorziehen, seine Gefühle für sich zu behalten, gemäß dem Motto »Maul halten und durchhalten«.

Manche Menschen behalten daher ihre Belastungen ganz selbstverständlich für sich. Andere wiederum sprechen völlig selbstverständlich mit anderen über ihre Probleme. In einem Beratungsgespräch fragte ich eine Klientin danach, zu welcher Sorte Mensch sie gehöre. Wie aus der Pistole geschossen erwiderte sie, dass sie zu Hause natürlich über alles spreche. »Ich würde doch sonst verrückt werden!«, sagte sie.

Wir kehren noch einmal kurz zurück zum urzeitlichen Lagerfeuer mit unseren Pelz tragenden Vorfahren. Damals hockten sie um das Feuer und nutzten die Gelegenheit für Gespräche oder für eine Innenschau. In der heutigen Zeit treffen sich die Menschen abends nicht an einem Lagerfeuer, auch nicht vor einem Kamin, sondern sie nehmen Platz vor dem Fernseher. Das ist jetzt unser moderner abendlicher Treffpunkt, dessen bläuliches Licht wir abends in vielen Fenstern flackern sehen. Dort wird sehr viel weniger erzählt. Statt an die Belastungen des Tages zu denken, möchte man »abschalten«.

Das Kopfabschalten gelingt vor dem Fernseher sehr gut, denn die sich bewegenden bunten Bilder ersticken jeden aufkommenden Gedanken und jedes Gefühl bereits in seinem Keim. Später, im Bett, ist die Verwunderung groß. Kaum ist das Licht aus, meldet sich der Kopf und das Grübeln startet. Das ist mehr als verständlich, denn jetzt könnte die Gelegenheit für die Seele nicht günstiger sein, um den zurückliegenden Tag zu verdauen. Auch ohne außergewöhnliche Vorkommnisse muss der Tag abschließend betrachtet werden, um ihn loszulassen.

Die psychische Alltagskost will und muss verarbeitet werden, und gewöhnlicherweise geschieht es in Gesprächen oder in stillen Momenten des Nachsinnens. Oder im Führen eines Tagebuchs, im Gebet, bei einem ruhigen Spaziergang. All das sind sehr wirksame Verarbeitungshelfer, weil sie den Menschen in Kontakt mit seinen Themen bringen. Wird ein ruheloses Leben in einer Dauerablenkung geführt, so wird sich eine immer größer werdende Last auftürmen, die mit der Zeit zu einer diffusen und schwer fassbaren Lebensunzufriedenheit führt. Der Mensch fühlt sich unausgeglichen, ohne zu wissen, weshalb. Irgendwann kommt das Gefühl hinzu, nur noch zu funktionieren und im Leben zu kurz zu kommen. In diesem Zustand der Unausgeglichenheit wird es dem Menschen noch schwerer fallen, die Stille oder das Alleinsein zu ertragen.

BEWUSSTE VERARBEITUNG: KERN- UND FOLGEBESCHWERDEN

Der Heilungsweg großer seelischer Wunden ist eine emotionale Tortur. Die dabei wahrgenommenen leidvollen Gefühle möchte ich empfehlen, in zwei Bestandteile zu zerlegen, von denen jeder einzelne seinen eigenen Ursprung hat. Die eine Komponente des Leidens sind die emotionalen Belastungen, die durch die innere Verarbeitungsprozedur *natürlicherweise* verursacht werden. Bezeichnen wir diese Leidkomponente von nun an als die *Kernbeschwerden*. Diese sind unvermeidlich. Sie gehören untrennbar zum Verarbeitungsprozess dazu und sind von uns hinzunehmen.

Zur anderen Komponente des Leidens zählen die Ängste, die entstehen, wenn der Mensch sich darüber nicht im Klaren ist, *was* mit ihm gerade geschieht. Diese zweite Komponente des Leides nennen wir von nun an *Folgebeschwerden*.

In meiner Praxistätigkeit konnte ich überprüfen, wie wichtig und hilfreich es für die Klienten ist, über den Unterschied zwischen den (natürlichen) Kernbeschwerden und den (unnötigen) Folgebeschwerden informiert zu werden.[3] Denn die Unwissenheit führt zwangsläufig dazu, dass der Mensch die ungewohnte innere Dynamik als Bedrohung einstuft statt als einen Heilungsverlauf, und das umso mehr, je mehr der Verarbeitungsprozess an Fahrt aufnimmt. Die unbegründet anwachsende Angst um sich und die eigene psychische Gesundheit führt meist zum Abbruch des Verarbeitungsgeschehens.

WISSEN: Kern- und Folgebeschwerden

Die Kernbeschwerden sind die natürlichen emotionalen Belastungen, die zur Heilung dazugehören. Die Unwissenheit um die Kernbeschwerden führt zu überflüssigen Ängsten, den Folgebeschwerden. Ihr Ausmaß kann die Kernbeschwerden weit übertreffen.

Zur Veranschaulichung ein Gedankenspiel: Stellen wir uns vor, eine Frau ist schwanger, und sie weiß nicht im Geringsten, was es mit ihrem Zustand auf sich hat. Sie hat keine Kenntnis davon, wohin dieser Entwicklungsprozess führt, und sie weiß auch nicht, dass die fortschreitenden Veränderungen, die sie bei sich wahrnimmt, auf ein schönes Ziel zusteuern. Noch nie hat sie etwas Derartiges bei anderen Frauen oder in der Natur beobachten können, auch hat sie keine Ahnung davon, dass es etwas Grundnatürliches ist. Bei all ihrer Unwissenheit können wir uns gut vorstellen, dass mit dem wachsenden Bauchumfang auch ihre Ängste anwachsen. Wahrscheinlich wird sie die Vorstellung entwickeln, dass sie, wenn ihr Bauch immer so weiter anschwillt, eines fernen Tages aufplatzt und daran zugrunde geht. Beim Einsetzen der Wehen wird sie mit Sicherheit annehmen, dass nun ihr Stündlein geschlagen hat. Und dann die erlösende Erkenntnis: Statt des sicher geglaubten Todes entsteht neues Leben. Bis es allerdings so weit ist, lebt sie in Angst und Verzweiflung.

Wie hätte sie die Zeit bis zu der Geburt durchlebt, hätte sie das fehlende Wissen gehabt? Und wie wäre es ihr während der Geburt ergangen?

Dieses Beispiel hat sehr viel mit einem seelischen Verarbeitungsprozess gemeinsam. Auch hier sind die Quelle der größten Qual nicht die Kernbeschwerden, es sind die Folgebeschwerden. Es ist die Angst vor dem Unbekannten, die zur Angst vor dem nötigen Heilungsprozess führt. Ist dem Menschen hingegen bewusst, dass seine leidvollen Empfindungen und Veränderungen einen natürlichen Heilungsprozess anzeigen, durchlebt er das Geschehen frei von Vernichtungsängsten; denn die Kernbeschwerden sind für sich allein genommen gut zu ertragen und vergehen schnell wieder. Die überflüssigen Ängste vor dem inneren Geschehen machen die ersten Schritte in den Verarbeitungsprozess schier unerträglich und lassen den Menschen vor weiteren Schritten zurückschrecken.

Dazu noch ein weiteres Beispiel: Ein Mensch liegt mit einem grippalen Infekt und den üblichen körperlichen Kernbeschwerden im Bett. Da ihm bewusst ist, woran er gerade krankt, ist er frei von Ängsten und Sorgen. Psychisch geht es ihm daher gut. Stellen wir uns vor, der kranke Mensch bekommt von seinem Arzt den vagen Hinweis, es könnte sich bei seinen Beschwerden um die Begleitsymptomatik einer fortschreitenden tödlich endenden Erkrankung handeln. Selbstverständlich werden durch die neuen Sorgen nun auch Folgebeschwerden hinzukommen. Sie lassen sich im Falle einer körperlichen Grunderkrankung mühelos von den körperlichen Kernbeschwerden unterscheiden. Der Infekt und die Beschwerden, die er verursacht, spielen sich auf der körperlichen Ebene ab, die Angst vor einem möglicherweise tödlichen Verlauf erfassen die psychische Ebene.

Deutlich schwieriger wird die Unterscheidung zwischen Kern- und Folgebeschwerden, wenn sich *die Seele* in einem Heilungsprozess befindet. Da in einem solchen Fall sowohl die Kernbeschwerden als auch die Folgebeschwerden auf einer Ebene liegen, werden sie vorschnell in einen Topf geworfen und beide der seelischen Störung zugeschrieben. Dadurch entsteht ein verzerrtes Bild. Ein depressiver Mensch, der die falsche Vorstellung von Depression vermittelt bekommt, leidet mehr an seiner Angst vor der Depression als an der Depression selbst. Dazu später mehr.

Angelehnt an einen Ausspruch Nietzsches können wir sagen: »Erst der, der das Warum und Wozu kennt, erträgt jedes Wie.«[4]

Das Warum kennen Sie nun, jetzt kommen wir zu dem Wie. Wie ist der Ablauf eines typischen Verarbeitungsprozesses?

DIE PHASEN DER INNEREN HEILUNG

Die Heilung seelischer Wunden lässt sich in drei Phasen unterteilen. Diese werde ich Ihnen in diesem Abschnitt vorstellen. Die genaue Kenntnis der Phasen eines Verarbeitungsverlaufes und seiner natürlichen Begleiterscheinungen ist unverzichtbar. Wissen wir nichts darüber, so können wir kein Vertrauen zu unseren inneren Vorgängen aufbauen und werden aus Angst den Heilungsprozess abbrechen.

DIE ERSTE PHASE: DER WIND FRISCHT AUF

Die Grundvoraussetzung für einen Verarbeitungsprozess ist äußere Ruhe.

Die seelischen Heilungskräfte starten erst ihre Arbeit, wenn der Mensch zur körperlichen Ruhe kommt und sein Geist nicht abgelenkt wird. Sind diese Bedingungen gegeben, setzen die seelischen Aufräumarbeiten ein und damit die inneren Bewegungen.

In Entspannungsgruppen treffe ich immer wieder auf Menschen, die nach ihrer ersten Entspannungsübung enttäuscht auf mich zukommen. Sie hatten gehofft, mithilfe der angebotenen Technik endlich Ruhe zu finden, stattdessen stellen sie das Gegenteil fest – sie werden während der Übung nervös. Manche verspüren eine rein körperliche

Unruhe, und bei anderen setzt eine Flut von Gedanken ein, zuweilen begleitet von Tränen. Die Betroffenen haben den Eindruck, dass die Entspannungsübung eine Entspannung verhindere und das genaue Gegenteil hervorrufe.

Die von derartigen paradoxen Phänomenen betroffenen Menschen ziehen den Fehlschluss, Entspannungsübungen seien nicht das Richtige für sie, da sie ihnen offensichtlich nicht guttäten.

Was aber offenbart sich dabei, wenn Menschen beim Versuch zu entspannen gegenteilige Effekte erleben? Die aufkommende innere Unruhe zeigt den Start in die erste Phase der seelischen Verarbeitung an – und das ist überhaupt nichts Schlimmes.

Viele Menschen erleben die einsetzende Verarbeitung immer wieder in ihrem Alltagsleben. Sobald es außen ruhig wird, wird es in ihnen unruhig. Als Reaktion darauf wird die Ruhepause abgebrochen und mit ihr der beginnende Verarbeitungsprozess. Zu beobachten ist dieses Verhaltensmuster bei Menschen, die immer etwas zu tun haben müssen, um die herum immer was los sein muss, die nie so richtig bei sich sind, die einfach nicht still sitzen können.

Aber auch von Therapeutenseite wird häufig die innere Dynamik als eine sinnlose Regung angesehen und nicht als das erkannt, was es ist. Entsprechend werden den Betroffenen Menschen beruhigende Gegenmaßnahmen empfohlen und gemeinsam eingeübt. Dabei kommen Atemübungen, gedankliche Kontrolltechniken und diverse andere therapeutische Ablenkungsstrategien zum Einsatz. Mit alledem wird das einsetzende Heilungsgeschehen blockiert, die Seele bleibt auf ihrer Unordnung sitzen – und wartet auf die nächste sich bietende Gelegenheit.

Ungleich besser wäre es, die inneren Vorgänge nicht als störend abzutun oder zu bekämpfen, sondern das Vertrauen in die natürliche Abläufe zu festigen. Therapeuten sollten ihre Klienten ermuntern, diesen Schritt in die Unruhe zu machen.

Menschen, die den inneren Verarbeitungsprozess weiterhin zulassen, gelangen in die zweite Phase des Heilungsverlaufs.

DIE ZWEITE PHASE: DER STURM BRICHT LOS

Für die zweite Phase der seelischen Heilung ist ein zunehmendes inneres Chaos charakteristisch. Es ist die Phase des inneren Strukturverlustes, eines inneren Auflösungsvorgangs. Der Mensch verliert allmählich seine innere Orientierung. Die bisherige, vertraute innere (Un-)Ordnung löst sich allmählich auf, um sich neu zu ordnen. Dieser Vorgang vermittelt den starken Eindruck, den »Boden unter den Füßen« zu verlieren und in ein »tiefes Loch« zu fallen. In dem Gefühl, als würde ein Tornado über den Betroffenen hinwegziehen, verliert er zunehmend die Kontrolle über die tobenden Gefühle. Das löst massivste Ängste aus, denn es fühlt sich tatsächlich wie ein Verrückt-werden an.

Das Gefühl täuscht nicht. Denn auf dem dynamischen Höhepunkt der zweiten Phase kann der seelische Zustand dem einer Schizophrenie gleichen. Auslöser ist der Verlust der inneren Orientierung. Was bisher galt, trägt nicht mehr und löst sich immer weiter auf. Wo vorher vertraute Strukturen waren, ist nur noch ein Chaos – und wenn der Mensch sein Erleben nicht als Heilung erkennt, gerät er darüber verständlicherweise in panische Angst um seine seelische Gesundheit. Auf dem Gipfelpunkt des Heilungsprozesses fühlt sich der Mensch am tiefsten Punkt seines Lebens angekommen.

Voller Verzweiflung sucht er ärztliche Hilfe auf oder wird, wenn er in dieser Phase seine Handlungsfähigkeit verloren hat, von tief besorgten Angehörigen in eine stationäre psychiatrische Behandlung gegeben.

Dort angekommen wird der Mensch durch seinen leidvollen Talweg aber in aller Regel nicht begleitet und nicht darin ermuntert, hindurchzugehen, sondern er wird nun von professioneller Seite »stabilisiert« – jedoch auf einem für die Heilung nicht förderlichen Weg. Er wird stabilisiert auf seinem bisherigen Weg der Verdrängung und davon abgebracht, den Heilungsprozess komplett zu durchlaufen.

Zu diesem Zweck kommen in aller Regel entsprechende Psychopharmaka zum Einsatz. Dass mit diesen Maßnahmen ein naturgeleiteter Heilungsvorgang gewaltsam unterbrochen wird, ist niemandem klar. Mit der Stabilisierung ihres Patienten stabilisieren die Behandler nichts weiter als die bestehende innere Unordnung ihres Schützlings.

Jeder Mensch, der diese zweite Phase zum ersten Mal und unvorbereitet durchlebt, befürchtet zwangsläufig, in unendlichen Tiefen zu versinken, sich in der inneren Dunkelheit unrettbar zu verirren und seinen Verstand komplett zu verlieren. Die Intensität und Dauer dieser zweiten Phase richtet sich nach dem Gewicht der zu verarbeitenden Seelenlast.

Diese unbegründeten panischen Ängste, die Folgebeschwerden also, machen wie schon erwähnt den weitaus größten Anteil des Leidens aus. Sie sind es, die alle Beteiligten nicht im Sinne der Heilung handeln lassen.

Was in dieser Phase geschieht, ist die dringende Neuordnung der inneren seelischen Strukturen. Es sieht danach aus und fühlt sich so an, als würde durch eine übermächtige Kraft das vertraute Heim bis auf die Grundmauern abgerissen werden. Doch es wird nicht abgerissen, es wird nur sehr gründlich renoviert.

DIE DRITTE PHASE: WINDSTILLE

Darf die Krise ihrem natürlichen Verlauf folgen, geht der Prozess in die dritte Phase über. Das Herz wird allmählich leichter und der Kopf klarer. An die Stelle von Unruhe und Angst tritt schließlich eine tiefe Erschöpfung. Die neue Ordnung wächst indessen unbemerkt weiter. Der Mensch verspürt, wie sich in ihm ein neuartiges Lebensgefühl breitmacht.

Die vollendete innere Heilung zeigt sich bei jedem Menschen auf unterschiedliche Weise. Oft werden ihm bisher verborgene tiefere Lebenszusammenhänge bewusst. Mit großer Wahrscheinlichkeit erkennt der Mensch ab jetzt sehr viel deutlicher die Verbindungen zwischen seiner bisherigen psychischen Verfassung und den zurückliegenden Erlebnissen. Es können aber auch hilfreiche Erkenntnisse auftauchen und ihn auf den nächsten anstehenden Lebensschritt vorbereiten.

Ebenso ist es möglich, dass sich der Mensch zwar ungewohnt erleichtert und positiv verändert fühlt, aber nicht in der Lage ist zu benennen, was genau nun anders geworden ist. Da ist nur das Gefühl, dass sich in ihm etwas tiefgreifendes gewandelt hat und eine innere Last nicht mehr da zu sein scheint. Der Mensch hat die Empfindung, nach sehr langer Zeit aus einem Loch wieder aufgetaucht zu sein, fühlt sich wie neu geboren und bemerkt ein Wiedererwachen seines Interesses am Leben und die Rückkehr eines längst verschollenen Lebensgefühls.

Die Last ist fort – und erwacht ist der Lebenshunger. Auch das ist sehr verständlich: Ist das Alte verdaut, stellt sich der Appetit auf etwas Neues ganz von selbst wieder ein.

Durch eine erfolgreiche seelische Verarbeitung entledigen wir uns nicht nur der emotionalen Altlasten, sondern wir gewinnen obendrein neue innere Fähigkeiten hinzu. Zukünftige Verarbeitungsaufgaben profitieren davon. Ähnlich dem körperlichen Immunsystem, welches aus jeder erfolgreichen Auseinandersetzung gestärkt hervorgeht, ist auch die Seele nach jeder bewältigten Herausforderung widerstandsfähiger, als sie es jemals zuvor war. Haben wir beispielsweise eine tiefe Trauer erfolgreich verarbeitet, so werden wir weitere Verlusterlebnisse leichter bewältigen können. Einen oft gegangenen Weg finden wir auch in dunkelster Nacht.

Da die seelischen Reinigungsprozesse ihrer Natur nach hochgradig belastend sein können, laufen sie wohldosiert ab. Wir können uns darauf verlassen, dass das seelische System uns nur so viel zumutet, wie wir momentan auch zu tragen in der Lage sind. Aus diesem Grund vollziehen sich die inneren Aufräumarbeiten schubweise und werden durch Erholungspausen unterbrochen. Die Seele hat ihre Gezeiten. Nicht nur die Konfrontation selbst wirkt heilend, sondern ebenso die Ruhe zwischen den Verarbeitungsschüben. Diese ruhigen Erholungspausen sind ein fester und verlässlicher Bestandteil eines Heilungsverlaufs. Ein Verarbeitungsthema benötigt einige Durchgänge. Die Seele ist ein Wiederkäuer – und sie kaut sehr gründlich.

Was auch immer wir während eines Heilungsverlaufs zu durchleiden haben, ständig müssen wir uns vor Augen führen, dass es sich lediglich um Gefühle handelt. Es sind doch *nur* Gefühle! Genau genommen ist es ein Cocktail aus Gefühlen, Erinnerungen und Bildern. Aber es betrifft die Vergangenheit.

Das originale Erlebnis liegt schon weit zurück, die Gefahr und Bedrohung von damals ist längst schon vorüber und überstanden. Die sich Bahn brechenden Gefühle sind nichts weiter als das *emotionale Echo* des längst vergangenen Knalls. Warum sollte das Echo gefährlicher sein und mehr anrichten können als die zurückliegende Explosion?

Hilfreich und vor allen Dingen zutreffend ist die Vorstellung, dass das in uns nachhallende Echo nichts lieber will und nichts dringender muss, als aus uns hinauszugelangen. Der einzige Weg nach draußen führt aber nun mal einzig und allein durch unseren Kopf, durch unser Bewusstsein. Wollen wir das Echo loswerden, gibt es nur diesen einen Weg ins Freie.

Interessant an dieser Stelle ist die Beobachtung, dass wir offensichtlich in der Lage sind, auf verschiedenen Ebenen unseres Körpers dieses aufsteigende Echo zu blockieren. Manche Menschen blockieren bereits auf der Ebene des Bauches und berichten eine erhöhte Bauchspannung, bei manchen sitzt die Blockade im Brustkorb und verursacht ein Engegefühl, und bei anderen wiederum entsteht der sprichwörtliche »Klos im Hals«.

NICHT REAGIEREN

Aufwühlende Erinnerungen, Gefühle und Bilder können wir nicht *willentlich* loslassen. Wie haben keine Möglichkeit, uns auf einem bequemen schmerzfreien Wege der Last zu entledigen und uns ihrem übermächtigen Einfluss zu entziehen.

Es gibt nur den einen Weg: Wir haben unseren *Widerstand gegen die innere Natur* loszulassen. Das bringt den Unterschied.

Wir müssen das innere Geschehen zulassen, nicht davor weglaufen, sondern stehen bleiben. »Stehen bleiben« nicht im Sinne von »trotzig standhalten«, sondern im Sinne von

»über sich ergehen lassen«. Auf die kürzeste Formel gebracht: *Was auch immer geschieht, lieber nicht reagieren, nicht dagegen ankämpfen, sondern jeglichen Widerstand dagegen aufgeben.* Das ist eine Haltung, die wir bei einem Magen-Darm-Infekt und seinen Folgen ganz selbstverständlich einnehmen.

TRIGGER – DIE VERARBEITUNGSBESCHLEUNIGER

Manchmal wissen Menschen genau, durch welche Trigger die schmerzhaften Erinnerungen und Gefühle zuverlässig geweckt werden könnten. Aus Angst vor unerwünschten Gefühlen werden sie daher penibel vermieden.

Manche waren aus diesen Gründen seit der Beisetzung eines lieben Menschen nie wieder am Grab, andere scheuen es, sich alte Fotos anzuschauen, oder es ist ein bestimmtes Lied, das man nicht erträgt. Es kann der Unfallort oder der alte Arbeitsplatz sein, um den man seit Jahren einen großen Bogen macht. Es gibt zahllose Beispiele für derartiges Verhalten.

Wie aber sollten wir mit Triggern umgehen? Nicht vermeiden, sondern sich ihnen nähern und sie auf sich einwirken lassen! Wir können sie als eine willkommene Starthilfe nutzen, um in den Verarbeitungsmodus zu kommen. Meistens bekommen Betroffene das genaue Gegenteil empfohlen, nämlich Trigger um Himmels Willen zu meiden. Solches Verhalten ist nicht im Sinne unserer Seelennatur und vergrößert nur das Leid. Sieht ein Mensch diese Tür in die Vergangenheit und in seine Gefühlswelt, sollte er hindurchgehen.

Nehmen wir uns wieder ein Beispiel an der Trauer. Was macht der trauernde Mensch bei jedem Friedhofsbesuch?

Er triggert sich! Ebenso triggert er sich durch das Sprechen über seinen Verlust und über jeden anderen gedanklichen Kontakt mit den Gefühlen des Verlustthemas. Die oben schon erwähnten Trauerrituale im Rahmen einer Beisetzung und gleichermaßen die kulturell tradierten Totengedenktage sind nichts anderes als Trigger des Verarbeitungsprozesses. *Verarbeitungstrigger sind Verarbeitungsbeschleuniger.* Der trauernde Mensch stellt eine räumliche oder gedankliche Nähe her und erlebt dadurch eine emotionale Nähe, ohne die eine Verarbeitung schlichtweg nicht stattfinden kann.

Mit folgender Gewissheit sollte sich der Mensch trösten, während er innerlich von den Seelenkräften hin und her geworfen wird: *Je schlimmer es sich anfühlt und je dunkler es um uns herum wird, umso größer war das vorherige innere Ungleichgewicht und umso mehr Gutes vollzieht sich gerade in diesem schmerzhaften Moment der Verarbeitung innerhalb unserer Seele.* Was dabei in uns aufsteigt an Druck, Schmerz und innerem Durcheinander ist nichts Geringeres als Neuordnung, Heilung und Reifung der inneren Strukturen. Denn genau so und nicht anders fühlt es sich an, wenn die Seele ihre Lasten abschüttelt und – endlich befreit davon – sich zu strecken und zu wachsen beginnt.

Obwohl unsere Seele immer ihr Gleichgewicht findet, kann eine schwere psychische Verletzung wie ein traumatisches Erlebnis, vergleichbar mit jeder schweren körperlichen Verletzung, eine entsprechend große Narbe hinterlassen. Die Verletzung ist verheilt, die Wunde blutet nicht mehr, aber die Narbe schränkt in gewissem Umfang den ursprünglichen Funktionsradius ein. Ebenso wie eine körperliche Narbe unter bestimmten Bedingungen wieder spürbar wird und zu vorübergehenden Beschwerden führen kann, so verhält es sich auch mit psychischen Narben. Die auftretenden Beschwerden sind jedoch im Vergleich mit den vorherigen, die das gesamte Leben bestimmten, unbedeutend.

DEN WEG BIS ZU SEINEM ENDE GEHEN

Ich hatte einen Klienten, der schon seit rund zehn Jahren um seine Frau trauerte. Er beklagte, dass ihn der Verlust noch immer beschäftigte und er innerlich auf der Stelle trat. Ich erzählte ihm von den Verarbeitungsmechanismen der Seele. Er gab an, alles was ich erwähnte, bereits seit Jahren zu tun. Er vermied es nicht, über seine Trauer zu sprechen, er weinte, wenn ihm danach war, er ging zum Grab, ließ den Kontakt zum Thema zu, wann immer es aufkam. Für mich klang alles, was er sagte, nach einem guten Umgang mit der Belastung. Daher wunderte ich mich, dass er mit seinem Verarbeitungsprozess nicht zum Ende kam. Weil in einigen Wochen sich der Todestag jährte, sprachen wir darüber, wie er ihn erlebt und verbringt.

Er gab an, sich jedes Jahr gezielt mit seinem besten Freund zu verabreden, der ihm an diesem Tag beisteht. Beide verbringen den Tag im Gedenken an seine verstorbene Frau. Sie holen Erinnerungen an gemeinsame Erlebnisse hervor, sprechen über die schwere Zeit des Abschieds, über den anhaltenden Trauerschmerz und besuchen gemeinsam das Grab.

»Haben Sie den Jahrestag schon einmal allein verbracht?«, fragte ich ihn.

»Nein«, war seine entschiedene Antwort.

»Warum nicht?«, fragte ich. »Was würde denn mit ihnen passieren?«

»Das weiß ich nicht, aber ich würde es nicht aushalten!«

Dieser letzte Schritt fehlte ihm also noch. Vor dem tiefsten Punkt schrecken wir reflexartig zurück. Sich aber dorthin hinabziehen zu lassen ist unumgänglich, um ein Thema zum Abschluss bringen. Daher ist das Vertrauen in diesen Prozess, das Vertrauen in die Natur, die es so eingerichtet hat, unverzichtbar. Haben wir das Vertrauen entwickelt, verschwinden die Folgebeschwerden. Der Heilungsschmerz ist dann gut erträglich und hält nicht lange an.

WISSEN: Definition der seelischen Verarbeitung

Seelische Verarbeitung ist ein eigenständig ablaufender innerer Prozess zur Wiederherstellung der seelischen Ordnung.

Innerhalb eines Verarbeitungsprozesses sind Gefühle und Gedanken in einer deutlich erhöhten Aktivität und kreisen unablässig um den Auslöser der inneren Unordnung. Erst wenn die Ordnung wiederhergestellt worden ist, lösen sich die Gedanken und Gefühle von dem Auslöser und kehren wieder zu ihrer ursprünglichen Ruhe zurück.

Eine Grundvoraussetzung für einen erfolgreichen Verarbeitungsprozess ist sein störungsfreier Ablauf. Jede Maßnahme, welche auf die Lenkung, Kontrolle und Beruhigung der Gefühle und Gedanken abzielt, verzögert oder blockiert die natürlichen Abläufe.

Jede Maßnahme, welche den Kontakt zu den Gefühlen und Gedanken ermöglicht, fördert den Verarbeitungsprozess.

JA, ABER ...

Oft wird bei der Verarbeitungsthematik angemerkt, es sei viel besser, sich weder um Vergangenes noch um die Zukunft zu kümmern. Beides sei doch letztlich nur eine Illusion. Die Vergangenheit könne man nicht mehr ändern, während die Zukunft noch nicht da und überdies auch ungewiss sei. Auf das Hier und Jetzt komme es an, und der

Mensch habe sich darauf mit aller Kraft zu konzentrieren, denn nur im Hier und Jetzt finde das Leben statt. Sinnlos sei es daher, der Vergangenheit die Macht über die Gegenwart zu gewähren. Über das Vergangene zu grübeln, den negativen Erinnerungen zu viel Raum zu geben, könne schließlich in eine Depression führen.

Empfehlungen dieser Art gibt es zuhauf. Der entscheidende Punkt wird dabei jedoch übersehen: Nicht *wir* sind es, die sich mit der Vergangenheit beschäftigen, sondern es ist die Vergangenheit, die sie sich mit *uns* beschäftigt. Wäre es anders, dann wären wir es, die die Vergangenheit in der Hand haben, und es wäre uns ein Leichtes, sie loszulassen. Warum gelingt es aber nicht? Weil die Vergangenheit uns in der Hand hat, solange wir sie nicht ganz verarbeitet haben. Wir haben gesehen, dass es für die Vergangenheitsbewältigung keine Standardfrist gibt, sondern lediglich die Möglichkeit, mithilfe der Konfrontation die Verarbeitung auf natürliche Art zu fördern. Sich nicht mit Vergangenem zu beschäftigen, da das Leben im Jetzt stattfinde, ist also nichts anderes als eine Ablenkungs- und Vermeidungsstrategie.

Während wir durch unser Leben gehen, nehmen wir natürlicherweise unentwegt äußere Eindrücke und Erlebnisse in unsere Innenwelt auf. Unser Körper-Seele-System beginnt mit der Verarbeitung und verinnerlicht jeden Input logischerweise erst später endgültig. Die Vergangenheit ist natürlich vergangen, aber unsere naturgeleitete Nachbeschäftigung, unsere Verarbeitung der Eindrücke, welche die Vergangenheit in uns hinterließ, beschäftigt uns in jedem gegenwärtigen Augenblick. Das geschieht wie gesagt so lange, bis die Verarbeitung zu ihrem Abschluss gekommen ist.

Wir sollten uns nicht ständig dazu ermahnen, im sogenannten Hier und Jetzt zu sein, sondern uns vielmehr immer wieder darauf besinnen, *bei uns selbst* zu sein. Bei *uns* zu sein schließt unser gesamtes Leben mit ein, unsere gesamte Zeitachse. Das bedeutet, dass unsere Vergangenheit ebenso dazugehört wie die augenblickliche Gegenwart und die bevorstehende Zukunft.

Jeder Wanderer dreht sich auf seiner Wegstrecke immer wieder einmal um und blickt den gegangenen Weg zurück. Jetzt erst sieht er auch die Rückseite all dessen, an dem er vorbeimarschiert ist, erst ab diesem Augenblick kennt er beide Seiten. Wer nicht das Gleiche in seinem Leben macht und stattdessen sich angestrengt darin übt, nicht zurückzuschauen, bringt sich nicht nur um eine wertvolle Erkenntnisquelle, sondern verhindert die Verarbeitung seiner Eindrücke, mögen sie gut oder schlecht gewesen sein. »Das Leben wird vorwärts gelebt und rückwärts verstanden«[5], lesen wir bei Kierkegaard.

Ein weiterer kritischer Einwand mag sich darauf beziehen, dass ein Trauerprozess nicht dazu geeignet sei, die Ursachen seelischer Störungen besser zu verstehen. Zumindest nicht in dem Umfang, wie ich es hier darstelle. Auch könne man aus dem Trauerprozess nicht die Wege zur Heilung der seelischen Störungen ableiten. Schließlich, so die Kritik, sei die Trauer etwas völlig Eigenständiges und mit keiner anderen seelischen Störung vergleichbar, auch nicht mit der Depression – trotz gewisser Ähnlichkeiten hier und da.

Dazu ist zu sagen, dass Trauer nicht etwas Unvergleichliches ist, sondern sie ist *der* prototypische Verarbeitungsprozess eines erlittenen Verlustes. Die Seele hat nicht verschiedene Heilungsprogramme in ihrem Arsenal, sondern nur eines, und das besteht in der Kontaktaufnahme des Bewusstseins zum Verarbeitungsthema.

Trauer unterscheidet sich von anderen seelischen Verarbeitungsprozessen nicht ihrem *Wesen* nach, sondern lediglich ihrem *Verlauf* nach. Wie gesagt hält man die Trauer nicht für eine Krankheit und greift daher nicht ein in den natürlichen Ablauf. Der Verarbeitungsprozess wird zugelassen statt blockiert – das macht den Unterschied.

Stellen wir uns zur Verdeutlichung vor, wir sagen einem noch unerfahrenem trauernden Menschen, seine emotionale Reaktion sei abnorm und zeige eine krankhafte und gefährliche Anomalie der Seele an, gegen die er unbedingt ankämpfen müsse. Was hätten wir damit ausgelöst? Schlagartig hätten wir sein natürliches Leid – die Kernbeschwerden – vervielfacht durch die ausgelösten Folgebeschwerden. Er würde sofort damit beginnen, seine vermeintlich gefährlichen Gedanken und Gefühle zu kontrollieren, und er würde dabei die beunruhigende Erfahrung machen, dass es ihm nicht gelingt. Die Natur ist schließlich stärker.

Seine Sorgen über seinen Zustand würden sich mit jedem Tag vergrößern und seine Gedanken sich bald nur noch um seine »Krankheit« drehen. Würden wir ihn vergleichend neben einen aufgeklärten, natürlich Trauernden stellen, so wäre der Unterschied zwischen den beiden Menschen unübersehbar.

Haben wir den Stellenwert des Trauerprozesses als *die* entscheidende Erkenntnisquelle für ein Verständnis des seelischen Stoffwechsels begriffen und an den Grundprinzipien der Trauer unsere Wahrnehmung geschärft, erscheinen die meisten seelischen Störungen plötzlich in einem neuen Licht. Vieles von dem, was der Mensch bisher in sich spürte, aber nicht verstand, wird ihm mit einem Male klar, ergibt einen Sinn und zeigt die Lösungsrichtung an.

Betrachten wir aus der neu gewonnenen Perspektive die gängigen seelischen Störungen, so erkennen wir in jeder von ihnen einerseits die ablaufenden *Verarbeitungsbemühungen* der Seele und andererseits auf der Seite des Betroffenen eine parallel stattfindende *Verarbeitungs-*

vermeidung. Entsprechend habe ich die meisten seelischen Störungen in zwei Kategorien eingeteilt. Die eine nenne ich *Gleichgewichts*störungen, die andere *Vermeidungs*störungen. Auf den Unterschied zwischen diesen beiden Kategorien gehe ich im nächsten Kapitel genauer ein. Eine dritte und letzte Kategorie bilden solche Störungen, die in unserem Alltag sehr verbreitet und jedem Menschen bekannt sind: Stress und Schlafprobleme. Bei diesen Alltagsstörungen, auf die ich in den Kapiteln 7 und 8 eingehen werde, spielt oft die Verarbeitungsvermeidung ebenfalls eine wichtige Rolle.

DIE INNERE HALTUNG MACHT DEN UNTERSCHIED

In Gesprächen höre ich oft Menschen davon berichten, dass sie sich ihren Themen zwar zuwenden und die hochkommenden Gefühle durchleben, doch trotzdem mit der Thematik nicht abschließen können. Bei genauerer Betrachtung ihrer Vorgehensweise wird deutlich, dass die seelischen Bewegungen zwar zugelassen werden, der Mensch sich aber ab einer gewissen Gefühlsintensität doch daran macht, das Belastungsthema wieder beiseitezudrängen. In den ablaufenden Prozess wird vorschnell eingegriffen, um ihn abzubrechen, noch bevor er von selbst zu seinem natürlichen Ende kommt. Der Mensch zieht ohne wirkliche Not die innere Notbremse.

Der Prozess, so schwer er auch sein mag, muss aber bis zu seinem tiefsten Punkt zugelassen werden.

Dafür ist eine besondere innere *Grundhaltung* des Menschen entscheidend. Bevor wir uns auf das einsetzende Verarbeitungsgeschehen einlassen, sollten wir zuerst die richtige Grundhaltung entwickelt und verinnerlicht haben. Das Thema »Haltung« hatte ich oben schon angedeutet im

Zusammenhang mit der Empfehlung, *nicht* zu reagieren und stattdessen alles geschehen zu lassen. Wir müssen uns angewöhnen, nicht wegzulaufen, sondern stehen zu bleiben, dabei aber nicht trotzig dagegenzuhalten, sondern es einfach geschehen zu lassen. Das ist die innere Haltung der absoluten Hingabe.

Es lohnt sich, das Thema Haltung um einige weitere Aspekte zu vervollständigen. Erst die richtige innere Haltung versetzt den Menschen in die Lage, in einem bewussten Akt der bedingungslosen Hingabe sich der Natur auszuliefern.

Die innere Haltung der Hingabe beinhaltet gleichermaßen, dass der Mensch – so er sich denn tatsächlich auf den Prozess einlässt – während des Prozesses nicht doch noch in einem verborgenen Winkel seines Herzens insgeheim darauf lauert, dass die schmerzhafte seelische Betriebsamkeit sich nur schnell wieder normalisieren möge. Das wäre keine Hingabe an die Natur, sondern Taktiererei gegen sie.

DIE HEILSAMSTE INNERE HALTUNG: HINGABE, DANKBARKEIT, VERTRAUEN

Um die unterschiedlichen inneren Haltungen und ihren Einfluss auf psychische Heilungsprozesse kennenzulernen, schauen wir zunächst wieder auf den Körper.

Stellen wir uns vor, wir wären ein Pantomimespieler. Unsere Aufgabe ist es, unseren Zuschauern ohne Worte, nur rein körperlich, die innere Haltung »etwas wollen« zum Ausdruck zu bringen. Kurz Luft geholt, und wir legen los. Wie wird unsere Darbietung wohl aussehen? In typischer Weise werden wir unsere Körperhaltung, die Muskelspannung und den Gesichtsausdruck verändern. Die Hände haben sich wahrscheinlich zu Fäusten geballt, der übrige Körper ist angespannt und die Gesichtszüge verkniffen. Wenn Sie das jetzt nachmachen, werden Sie schnell bemerken, dass diese körperliche Haltung schon nach kurzer Zeit anstrengend wird.

Jetzt folgt der zweite Akt unserer Präsentation: Wir führen dem Publikum mit unserem ganzen Körper die Haltung »etwas müssen« vor. Das Bild, das wir dabei abgeben, wird sich nur unwesentlich vom ersten unterscheiden. Wahrscheinlich wird aber unsere Körperhaltung um einiges verkrampfter und angestrengter ausfallen. Selbstverständlich ermüdet in dieser Haltung die Muskulatur schneller.

Im dritten Akt kommen wir zu einer grundsätzlich anderen Haltung. Wir präsentieren jetzt dem Publikum mit unserem Körper »ich wünsche«. Mit welcher Körperhaltung lässt sich Wünschen am ehesten ausdrücken, und wie fühlt sie sich an? Wenn Sie es ausprobieren, werden Sie feststellen, dass die Körperhaltung offen bleibt. Wahrscheinlich werde Sie Ihre Arme ausstrecken, statt sie zusammenzukrampfen. Es fühlt sich leichter an. Der Geist ist zwar, wie es auch beim Wollen und Müssen der Fall war, immer noch auf ein Ziel hin ausgerichtet, aber es fehlen dabei die Härte und der verkrampfte Nachdruck.

Und nun die nächste Darbietung: Wir bilden mit unserem körperlichen Ausdruck die Haltung »ich danke« ab. Was erblickt das Publikum, und wie fühlt es sich für uns körperlich und seelisch an? Strengt das an?

Zu guter Letzt kommt die körperliche Darbietung der Haltung »ich vertraue«. Ist irgendwo noch eine Spannung wahrzunehmen? Wir machen die Beobachtung, dass Dankbarkeit und Vertrauen zu keinerlei Körper- oder Seelenspannung führen. Ganz im Gegenteil erreichen wir mit diesen inneren Haltungen eine maximale Offenheit.

In therapeutischen Gesprächen erlebe ich häufig die gleiche Veränderung der Körperhaltung und -spannung, sobald die Menschen auf ein wichtiges Wollen oder ein dringliches

Müssen zu sprechen kommen. Ganz von selbst verändern sich dabei Gestik und Mimik. Für einen kurzen Moment ist dann zu sehen, wie die Arme mit einem leichten Ruck angewinkelt, die Knöchel der geballten Fäuste blass werden und wie sich das Gesicht in der Spannung verzieht.

Bei den nur kurz aufblitzenden, flüchtigen Gesten im Gesprächsfluss lässt sich kaum ermessen, welch kräftezehrenden Zustände die inneren Haltungen Wollen und Müssen sind.

Ist die vorherrschende innere Grundhaltung des Menschen das Wollen oder Müssen, so führt dieser Mensch ein Leben in permanenter Anspannung und unter ständigem Druck. Innerhalb der Seele genauso wie im gesamten Körper wird der normalerweise freie Fluss der Kräfte gegen den Widerstand dieser Anspannung ankämpfen müssen. Im Menschen führt das dazu, dass die natürliche Lebensentfaltung gehemmt wird und mit der zunehmenden Ermüdung die Lebensfreude auf der Strecke bleibt. Auf körperlicher Ebene bereiten die Folgen der erhöhten Wollen- und Müssenspannung auf allen Organebenen Blockaden und gesundheitliche Probleme. Jede dieser Haltungen ist ein umfassender und das ganze System bestimmender Bewusstseinszustand, dessen Einfluss bis in jede Körperzelle und in jeden Winkel der Seele reicht.

Jede innere Haltung erschafft innerhalb unserer Seele ein entsprechendes Seelenklima, eine Grundverfassung, welche natürlich auch auf den Körper einwirkt. Das jeweilige Seelenklima beeinflusst uns entsprechend seiner Beschaffenheit. Es kann auf natürliche Prozesse förderlich oder blockierend wirken.

Ein Beispiel: Wir liegen im Bett und können nicht einschlafen. Bei jedem Blick auf den Wecker rechnen wir kurz durch, wie viel Schlaf wir noch kriegen könnten, wenn wir nur bald einschlafen würden. Wir bemühen uns, zur Ruhe zu kommen, doch es passiert einfach nichts, wir bleiben wach. Irgendwann, als wir zum x-ten Mal auf die Uhr schauen, fällt das Ergebnis unserer Berechnung sehr ernüchternd aus: nur noch eine Stunde, dann müssen wir aufstehen. Uns wird klar, dass es sich jetzt nicht mehr lohnt einzuschlafen. Wir geben auf, einschlafen zu wollen ... und schlafen innerhalb kurzer Zeit ein. Warum klappt das plötzlich so gut? Weil wir das Wollen abgelegt haben. Damit löst sich der innere Krampf, und die Natur in uns bekommt freie Bahn.

Haltung und Seelenklima haben natürlich auch einen großen Einfluss auf anstehende heilsame Prozesse.

Ich begegne immer wieder Menschen, die es leid sind, durch eine Erkrankung eingeschränkt zu werden und darüber klagen, dass ihre Genesung zu langsam voranschreitet. »Obwohl ich es doch so sehr will, passiert nichts«, sagen sie dann. Beim Aussprechen des Wortes »will« werden meistens wieder die Fäuste geballt inklusive der mimischen Begleitmusik. Alles tun sie, nur um wieder gesund zu werden, sie kämpfen regelrecht gegen ihre Erkrankung und für ihre Genesung, aber trotz aller Mühe kommen sie nicht voran. Zuweilen wird dabei sogar über das kranke Organ oder das Körperteil geschimpft, als wäre es an der Heilungsverzögerung schuld. Allen, denen es momentan ähnlich geht, empfehle ich, das Wollen abzulegen und aufzuhören auf die kranke Körperregion schimpfen. Mit Sicherheit wird durch das Wollen der Heilungsverlauf verzögert.

Stattdessen sollten wir uns im Krankheitsfall die Genesung wünschen. Etwas zu wünschen schafft für einen Heilungsprozess ein weit günstigeres inneres Klima. *Wünschen dürfen wir, so viel wir wollen, aber lassen sollten wir das Wollen und das Kämpfen.* Das Wollen verkrampft und das Kämpfen wirft die Frage auf, wogegen der Mensch denn eigentlich kämpft? Die Krankheit ist doch sehr häufig der sichtbare

Ausdruck eines bereits verlorenen persönlichen Kampfes gegen die eigene Natur. Oder sie ist der Ausdruck eines verlorenen Kampfes gegen die eigenen Schwächen und die ungesunden Gewohnheiten. Der Wille und die Durchhaltekraft, das Zupacken und das Machen, sie alle sind sehr wertvolle Qualitäten, allerdings nur für die äußere Welt. Für die innere Welt sind sie nicht nur wertlos, sondern schädlich. Inneres Wachstum und erst recht Heilung werden durch Machen-, Müssen- und Habenwollen gehemmt und nicht gefördert.

Möchten wir eine Harmonisierung der inneren Kräfte und eine körperliche oder seelische Heilung fördern, so erreichen wir dies am ehesten, je freier und ungehinderter eben diese inneren Kräfte fließen können. Je weniger wir wollen, desto mehr bekommen wir. Das ist, jedenfalls von außen betrachtet, widersinnig. Aber nach genau diesen »spiegelverkehrten« Regeln funktioniert unsere Innenwelt.

Verzichten wir also bewusst auf die willentliche Beschleunigung natürlicher innerer Abläufe. Ein Baum wächst auch nicht schneller, wenn wir an ihm ziehen. Eine Verletzung, ob körperlich oder seelisch, heilt nicht schneller, sondern langsamer, wenn wir uns unter Druck setzen.

Ist es uns gelungen, die innere Haltung in Richtung Wünschen zu verändern, so können wir sicher sein, dass durch die Lockerung der Zügel die inneren Aktivitäten freier ihren Weg ins Gleichgewicht finden werden. Das Wünschen hält nichts fest, und es zwängt nichts ein, was auf einen freien Fluss angewiesen ist. Und doch ist diese Haltung noch nicht optimal.

Denn im Wünschen steckt noch etwas Einengendes und bei genauer Betrachtung und je nach dem Wunschziel zuweilen auch etwas naiv Anmaßendes. Zum einen will der Wünschende immer noch etwas, und zwar den Kurs vorgeben. Zum anderen ist diese Haltung auch deshalb ungünstig, weil der Wunsch meist eine andere Richtung hat als die natürlichen Entfaltungsbestrebungen unserer Natur. Der Mensch sollte sich besser völlig heraushalten und den natürlichen Fluss der Seelenkräfte nicht mit dem Wollen beschleunigen oder dem Wünschen zu lenken versuchen.

Erst die absolute Hingabe schafft die optimalen Voraussetzungen für Heilungsvorgänge! Nur wer sich völlig frei macht von den inneren Haltungen des Müssens, Wollens und auch des Wünschens, entledigt sich sämtlicher Blockaden und verschafft dem Lauf der inneren Kräfte die notwendige 360-Grad-Freiheit, die sie für die Heilung körperlicher und seelischer Wunden brauchen.

Das bedingungslose und heilsame Loslassen lässt sich im Prinzip leicht umsetzen. Es stellt sich ganz von selbst ein, wenn wir uns in den Zustand der Dankbarkeit oder in den Zustand des Vertrauens versetzen. In solchen Momenten sind wir völlig befreit von allen selbst- und fremdgeschaffenen Zwängen und frei von allen Wünschen – erst dann sind wir frei von allen inneren Blockaden. Durch die Empfindung der Dankbarkeit und des Vertrauens entsteht in uns ein heilsames Klima, in dem die Gesundung gefördert wird.

Wenn wir unser Seelenklima positiv verändern möchten, ist es also gut, wenn wir uns vor allem in der Dankbarkeit üben. Im Zustand der Dankbarkeit denken wir nicht mehr an das, was wir müssen oder wollen, sondern an das, was wir haben.

Versuchen wir also, dankbare Menschen zu werden! Schulen wir unsere Wahrnehmung für die kleinen Dinge des Lebens, für die wir allen Grund haben, dankbar zu sein. Schon beim Waschen unserer Hände mit warmem Wasser können wir uns bewusst machen, dass nur wenige Flugstunden von uns Menschen leben, die mit einem Kanister auf dem Kopf weit gehen müssen, um schließlich aus einem tiefen Erdloch einen Wassereimer aus dem Boden heraufzubefördern. Mit diesem Wasser würde so mancher nicht einmal seine Zimmerpflanzen gießen wollen.

Bei jeder Mahlzeit können wir uns vergegenwärtigen, dass für viele Menschen auf unserer Erde ein voller Teller keine Selbstverständlichkeit ist. Wir können in jedem Augenblick unseres Lebens für eine Unzahl an Dingen dankbar sein, unabhängig davon, wie groß unser Kummer momentan auch sein mag.

Wir sollten Dankbarkeit aber nicht als eine besonders raffinierte Methode missbrauchen, um die einsetzenden Verarbeitungsprozesse zu blockieren, nach dem Motto »Immer wenn schlechte Erinnerungen hochkommen, konzentriere ich mich mit aller Macht auf die Dankbarkeit«.

Die Dankbarkeit vermag uns in schweren Lebensphasen zu trösten und unser Leben etwas aufzuhellen, ersetzt aber nicht die seelische Verarbeitung, die immer mit Seelenschmerzen einhergeht. Trotzdem: Lassen Sie uns ein dankbares Herz entwickeln!

HEILSAMES VERTRAUEN: DER PLACEBOEFFEKT

Sobald wir vertrauen, lassen wir los, die inneren Kräfte können frei fließen und Heilung wird möglich. Zu welchen erstaunlichen Effekten die innere Haltung des Vertrauens führen kann, zeigen uns Placebostudien. Wenn Sie zu diesem Thema im Internet recherchieren, werden Sie Erstaunliches entdecken. Ein paar interessante Beobachtungen stelle ich Ihnen hier vor. Was ist ein Placebo, was ist ein Placeboeffekt?

Spricht die Fachwelt von einem Placeboeffekt, so meint sie damit die heilsame Wirkung von Scheinmedikamenten. Der Leidende denkt, er bekommt ein Medikament, in

Wirklichkeit enthält das Medikament aber keinen Wirkstoff. Die Tablette sieht aus wie eine Arznei, ist aber keine. Sie ist ein Placebo. Umso erstaunlicher ist es, dass in überraschend vielen Fällen die erwünschte therapeutische Wirkung dennoch eintritt. Ein Mensch mit Kopfschmerzen bekommt eine »Schmerztablette« ohne Wirkstoffe, und die Schmerzen verschwinden. Ein Mensch, der unter Magengeschwüren leidet, bekommt ein Placebomedikament, von dem er aber glaubt, es sei ein Heilmittel gegen seine Beschwerden, und tatsächlich verheilen die Geschwüre in seiner Magenschleimhaut.

Gerade das letzte Beispiel zeigt auf, dass sich nicht nur bloße Empfindungen wie beispielsweise Schmerzen durch Scheinmedikamente verändern lassen. So etwas ließe sich vorschnell mit »Einbildung« erklären. Auch sichtbar geschädigtes Körpergewebe wie die Geschwüre der Magenschleimhaut, heilen unter einer Placebogabe aus. Nicht bei allen Menschen, aber bei erstaunlich vielen.

Die wichtigste Voraussetzung für einen Placeboeffekt ist das Vertrauen in die Aussage des behandelnden Menschen und das Vertrauen in die eingesetzte Behandlungsmethode. Die Placeboforschung hat eine Vielzahl von Faktoren ermittelt, die die Stärke des Placeboeffektes beeinflussen. So zeigen Placebospritzen einen größeren Effekt als Placebotabletten. Ein Placebo, das von einem Arzt verabreicht wird, ist wirksamer, als wenn es von der Arzthelferin kommt. Das Placebo aus der Hand des Medizin-Professors ist wiederum wirksamer als das aus der Hand des Assistenzarztes.

Auch die Farbe von Placebotabletten beeinflusst ihre Wirksamkeit. Haben die Pillen die Lieblingsfarbe des leidenden Menschen, sind sie wirksamer als andersfarbige. Auch variiert die Wirksamkeit der Placebotabletten mit ihrer Größe, mit der Form und natürlich, wie könnte es anders sein, haben auch der Preis und die Marke einen Effekt. Je teurer und berühmter, desto wirksamer.

In der Placeboforschung wurde aber nicht nur mit Scheinmedikamenten experimentiert, sondern auch mit vorgetäuschten Operationen. Heilsame Effekte zeigten sich auch dabei.

Je nach Krankheitsbild kann die Größe einer generellen Placebowirkung zwischen zwanzig und sechzig Prozent liegen, das heißt, dieser Anteil der Patienten reagiert auf die Scheinbehandlung so, als hätte eine echte Behandlung stattgefunden.

Die aufgeführten Beispiele machen deutlich, welch einen großen Einfluss die innere Haltung des Menschen auf die inneren Abläufe hat. Vertraut der Mensch einer Aussage, die in ihm eine Hoffnung auf Besserung weckt, so lässt er innerlich los, und dies umso *tiefer*, je mehr er sich auf den Behandelnden und seine Methode verlassen kann. Je größer der Vertrauensvorschuss, umso mehr lässt der Mensch los. Im Moment des Loslassens entstehen augenblicklich für die inneren Kräfte optimale Voraussetzungen für eine Neuordnung und für die Selbstheilung des Systems.

Eine positive und vertrauensvolle Erwartungshaltung hat erstaunlicherweise sogar die Macht, den negativen Einfluss einer eingenommenen Substanz in ihr Gegenteil umzukehren. Dies wurde unter anderem mit Asthmapatienten gezeigt. Eine Patientengruppe von Asthmakranken erhielt ein Medikament verabreicht, welches die Bronchien verengt, also das Asthmaleiden verschlimmert. Gesagt wurde den Patienten aber das genaue Gegenteil, nämlich dass die Tabletten die Bronchien weiten, dass also die Lungenfunktion verbessert und das Asthma gelindert würde. Die anschließend durchgeführten Messungen zeigten tatsächlich eine verbesserte Lungenfunktion.

Andersherum funktionierte das Experiment auch. Eine Patientengruppe erhielt ein Medikament, welches die

Bronchien erwiesenermaßen weitet, die Lungenfunktion also verbessert und das Asthma lindert. Gesagt wurde den Patienten aber, dass sich das Medikament ungünstig auf die Bronchien und die Lungenfunktion auswirken wird. Auch hier stimmte die Reaktion des Körpers mehr mit der gemachten Ankündigung überein als mit dem Medikament. Die Bronchien verengten sich. Das eigentlich hilfreiche Medikament verschlimmerte das Asthma.

Ähnliche Untersuchungen wurden mit Schwangeren durchgeführt, die unter Übelkeit litten. Sie erhielten gegen ihre Übelkeit ein Medikament mit der Information, es lindere ihre Beschwerden. In Wirklichkeit handelte es sich jedoch um ein Brechmittel. Der Körper reagierte aber nicht auf das Brechmittel, sondern auf die positive Ankündigung. Die Übelkeit besserte sich.

Versuche dieser Art gab es auch an Sportlern, die ein angebliches Dopingmittel erhielten. In Wirklichkeit war es nutzlos, aber in welche Richtung sich die Leistungsfähigkeit der Sportler veränderte, werden Sie sich nun denken können.

Ebenso wie eine positive Haltung öffnend und heilsam wirkt, kann eine Befürchtung und erst recht die Überzeugung, einem ungünstigen oder schädlichen Einfluss ausgesetzt zu sein, den inneren Fluss blockieren, zu einer Erkrankung und sogar zum Tod führen. Diesen Effekt der Erwartung einer Schädigung nennt die Wissenschaft Noceboeffekt.

In der wissenschaftlichen Noceboforschung ist der Fall eines Studenten dokumentiert, welcher bei einem Suizidversuch eine ganze Monatsration Tabletten einnahm. Die Tabletten waren in seinem Besitz, weil er an einer Medikamentenstudie teilnahm und sie dort erhalten hatte. Was er nicht wusste: Innerhalb der Studie war er Teilnehmer der Placebogruppe, die erhaltenen und eingenommenen

Tabletten waren wirkstofffrei. Dennoch hatte die Überdosierung bei ihm massive negative Auswirkungen, und er wurde in einer gesundheitlich bedenklichen Verfassung im Krankenhaus eingeliefert. Sein kritischer Zustand besserte sich schlagartig, nachdem er über die Harmlosigkeit der Tabletten aufgeklärt wurde.

Neutrale Einflüsse können auf uns wie Medizin oder wie Gift wirken, schädliche Einflüsse können in ihrer Wirkung neutralisiert oder sogar in ihr Gegenteil umgekehrt werden und hilfreich sein – und immer ist unsere innere Überzeugung maßgeblich daran beteiligt.

Jedwede innere Grundhaltung hat eine öffnende oder blockierende Wirkung auf die inneren Prozesse. Sie kann Krankheiten heilen, sie verfestigen oder sie sogar auslösen und zum Tod führen.

Bei manchen Menschen können Noceboeffekte nach dem Lesen der im Beipackzettel aufgeführten Nebenwirkungen auftreten. Auch große Befürchtungen vor einer Schädigung durch etwa Elektrosmog oder durch andere Umwelteinflüsse sind in der Lage, gesundheitliche Beschwerden auszulösen, die allein auf den Noceboeffekt zurückgeführt werden können.

Machen wir uns die Macht der inneren Haltung bewusst, die uns die Placeboforschung vor Augen führt, so können wir besser verstehen, warum es so viele verschiedene Heilverfahren gibt und auch so viele Menschen, die auf ihre Wirksamkeit schwören.

Menschen, die sich mit einer vertrauensvollen positiven Erwartung an einen angesehenen Behandler wenden, haben große Heilungschancen, unabhängig davon, ob der Behandler tatsächlich etwas kann oder aber seine Fähigkeiten nur geschickt vortäuscht. Dabei ist es nahezu völlig bedeutungslos, ob der Behandler ein bekannter Mediziner oder ein berühmter Schamane ist. Ob und wie weit das Zünglein an der Waage in Richtung Heilung ausschlägt, hängt im entscheidenden Maße vom Vertrauen sowohl in den behandelnden Menschen als auch in dessen Behandlungsmethode ab – weit weniger von dem akademischen Grad und ob die Wissenschaft seine Methoden anerkennt oder ablehnt.

Daher sind selbst ausgebuffte Scharlatane in der Lage, beachtliche Heilungserfolge zu erzielen, über die sie wohl selbst manchmal staunen. Faszinierenderweise ist ebenfalls von Bedeutung, ob der Behandler seiner eigenen Methode vertraut oder nicht. Tut er dies, wird ein Heilungserfolg wahrscheinlicher.

Glaubt er selbst nicht an seine Methode, so übertragen sich seine Zweifel auf den Klienten, und die Heilungschancen werden nachweislich gemindert. In der experimentellen Forschung heißt dieses Phänomen »Versuchsleiter-« beziehungsweise »Rosenthal-Effekt«.

Ein weiterer, bisher unerwähnter Faktor ist ebenfalls wichtig, wenn auch wenig überraschend, da er ganz selbstverständlich am Anfang eines jeden Behandlungsersuchens steht. Es ist die bewusste Handlung für sich selbst. Entschließt sich der Mensch zu einer Behandlung, so beginnt er für sich selbst zu sorgen. Allein damit hat sich in seinem Inneren etwas Entscheidendes verändert.

Jeder bewusste Akt der Selbstfürsorge, unabhängig davon, worum es sich dabei im Einzelnen handelt, ist aus sich heraus bereits heilsam. Jede Hinwendung einer liebevollen Fürsorge auf sich selbst wirkt sich harmonisierend auf das innere Klima aus. Ob sich der Mensch für Körper- oder Entspannungsübungen entscheidet, ob es Ernährungsregeln sind, die der Mensch zu befolgen beginnt oder die Heilbehandlungen, in die er sich begibt. Entscheidender als das *Was* ist das *Wie*. Wird es bewusst und als ein Dienst an sich selbst vollzogen, dann ist es heilsam.

Ebenso geht von einer bewussten liebevollen Zuwendung zu einem anderen Menschen etwas zutiefst Heilsames aus. Das gilt für den zwischenmenschlichen Bereich und natürlich auch für den medizinischen oder psychotherapeutischen Bereich. Es ist nicht so sehr ausschlaggebend, um welche Behandlungsmethode es sich jeweils handelt. Entscheidend ist vielmehr, dass es mit Wärme geschieht und dass es von Herzen kommt. Was von Herzen kommt, geht auch zu Herzen. Dort erreicht und berührt es die tieferen Schichten des Menschen und wirkt heilsam.

WAS SOLLTEN WIR TUN?

Vorab wieder ein kleines Gedankenexperiment: Mithilfe unserer Fantasie versetzen wir uns vor den Eingang eines dunklen, geheimnisvollen Labyrinths. Es ist Nacht, die kleinen Sterne sind lose über den Himmel verstreut und ein großer gelber Mond ist gerade im Begriff, hinter dem Horizont abzutauchen. Da stehen wir nun in der Absicht, im nächsten Moment das Labyrinth zu betreten und den Weg zu dessen Zentrum zu finden. Wir machen uns auf den Weg. Schon nach wenigen Metern stehen wir vor einer Wand und haben uns zu entscheiden, ob wir nach rechts oder links abbiegen. Wir schauen abwechselnd in beide Richtungen und stellen fest, dass der eine Gang etwas heller zu sein scheint als der andere. Wir sind froh, diesen Unterschied entdeckt zu haben, denn das erleichtert uns die Entscheidung, welche Richtung wir einschlagen sollten. Natürlich nehmen wir den ...!? Ja, das ist die Frage. Welchen Weg werden wir instinktiv wählen?

Die Steinzeitregeln, und nach den richten wir uns mit Vorliebe, raten uns dazu, den helleren Weg zu nehmen. Helligkeit ist sicher, in der Dunkelheit lauern Gefahren. Für die

Außenwelt hat sich diese Regel bewährt und sollte im Zweifelsfall befolgt werden. Doch paradoxerweise gilt für unsere Innenwelt auch hier wieder das exakte Gegenteil.

Besteht unser Ziel darin, bis zum erlösenden Kern eines seelischen Leidens vorzudringen, müssen wir auf dem Weg durch unser inneres Labyrinth bei jeder Gabelung immer den dunkleren Gang wählen. Tun wir das nicht und nehmen stets den helleren Weg, gleichen wir den Nachtfaltern, die unentwegt um eine Straßenlaterne fliegen. Ständig in Bewegung kommen sie nicht von der Stelle. Sie erreichen nichts, außer dass sie sich erschöpfen.

Wie sollten wir also mit den kleinen Alltagsnervereien verfahren, wie mit berechtigten Zukunftssorgen, wie mit den tiefen seelischen Wunden? Dazu greife ich das Beispiel von der frühmorgendlichen Beleidigung auf. Es handelte sich um die Kränkung am Morgen und dem Grübeln über dieses Ereignis im Bett. Wie sollten wir mit so einer Erfahrung am günstigsten umgehen?

Statt die aufkommenden Gedanken beiseitezuschieben, sollten wir uns in sie hineinbegeben. Auch wenn es schmerzt. Wir sollten uns dabei nicht mit allerlei gedanklichen Aktivitäten trösten. Versuchen wir uns mit dem Gedanken zu beruhigen, dass dieser ungerechte Mensch sich ähnliche Frechheiten auch gegenüber anderen leistet, sollten wir uns bewusst machen, dass wir in diesem Moment in unserem Gefühlslabyrinth den helleren Weg eingeschlagen haben. Den für die Heilung besseren, dunkleren, tiefer führenden Weg zu gehen würde bedeuten, dass wir uns klar machen: Die anderen spielen jetzt keine Rolle, er hat es mit *mir* gemacht. Nun gut, denken wir vielleicht weiter, in zwei Tagen habe ich es wieder vergessen, also was soll's, denk an etwas anderes und dann ist es gut. Auch das mag zutreffend sein, aber *jetzt* hast du das unangenehme Gefühl, also fühle genau hin. Gut, gut, aber andere haben viel mehr auszustehen, als ich – auch das mag stimmen, aber schon wieder schaust du nicht auf *dich* und darauf, wie es *dir* gerade damit geht.

Anstatt immer wieder reflexartig den helleren Weg zu nehmen, die Gefühle kleiner machen zu wollen, als sie sind, sollten wir bei jeder anstehenden Entscheidung bewusst den dunkleren Weg gehen und dabei bei uns bleiben. Nur auf diese Weise werden wir den Vorfall in einer naturgegebenen Zeit verarbeitet haben. Verarbeitet haben wir dieses Ereignis, wenn es sich nicht mehr aufdrängt, sondern ganz von selbst in den Hintergrund unseres Bewusstseins wieder zurückzieht.

An dieser Stelle wird oft eingewendet, mit dieser Strategie würde man sich in Gefühle hineinsteigern und sich unnötig belasten. Mit »Hineinsteigern« haben wir automatisch die Vorstellung, wir würden aus etwas Kleinem etwas Großes machen, aus der Mücke einen Elefanten. Bei der Auseinandersetzung mit den auftretenden Gefühlen handelt es sich jedoch nicht um ein »Hineinsteigern« – falls es so etwas überhaupt gibt.

Wir können uns nur in das hineinsteigern, was auch tatsächlich in uns vorhanden ist.

Wir können uns nicht in Liebe oder Hass oder eine Angst hineinsteigern, wenn diese Empfindungen nicht in uns sind. Ein Mensch ohne Zahnarztphobie wird sich auf dem Zahnarztstuhl ganz sicher nicht in eine Panikattacke hineinsteigern können. Hat ein Mensch hingegen eine ausgewachsene Zahnarztphobie, dann gelingt ihm das spielend bereits beim bloßen Gedanken an einen Zahnarztstuhl. Wir können Gefühle nur in dem Ausmaß erleben, wie wir sie bereits in uns tragen. Wir können sie nicht größer machen, als sie sind, sehr wohl können wir sie aber wegschieben oder in einer inneren Schublade verstauen – aber nicht für ewig.

Gleiches gilt für unsere Zukunftssorgen. Wenn sie immer wieder in uns aufsteigen, sollten wir ihnen ebenfalls nicht ausweichen, indem wir uns sagen: So weit sind wir noch nicht, wir sollten jetzt erst mal abwarten und Tee trinken. Wir sollten uns in die Sorgen hineinbegeben, unabhängig davon, wie es sich anfühlt. Denn sie melden sich nicht grundlos. Was wir dabei erleben, das lassen wir auf uns wirken und fahren fort mit unseren Betrachtungen. Selbstverständlich kann in der Zukunft das Schlimmste eintreten. Täglich kann alles geschehen: ohne jede Vorwarnung. Das ist die Realität, in der wir leben.

Bei einer vertrauensvoll-schonungslosen Auseinandersetzung mit belastenden Gefühlen kommt die Erlösung oder die alles verändernde Erkenntnis immer am dunkelsten und tiefsten Punkt des Weges. Dort ist das Zentrum unseres Seelenlabyrinths und nur dort die Lösung zu finden. Mit ausnahmslos allen schweren Empfindungen können wir lernen, in reifer Weise umzugehen und daran zu wachsen. Das aber nur, wenn wir sie zulassen, sie in unserem Bewusstsein drehen und wenden, durchkauen und verdauen, statt sie zu unterdrücken oder beiseitezuschieben.

Den Menschen mit einem christlich-spirituellen Hintergrund beschreibe ich die Haltung der bedingungslosen Hingabe mit der Haltung, die sie im Vaterunser finden können. Dabei meine ich das »Dein-Wille-geschehe«. Ich bin davon überzeugt, dass wir Ähnliches in der Tiefe einer jeden Religion finden. Inwieweit sich diese Grundhaltung auch auf die Herausforderungen der äußeren Welt anwenden lässt, muss jeder Mensch für sich selbst herausfinden. Für unsere innere Seelenwelt ist die Haltung der Hingabe die Beste, die es gibt. Erst recht, wenn in uns etwas in Trümmern liegt.

Aus dem bisher Gesagten lassen sich bewährte Verhaltensregeln aufstellen. Drängt in uns eine belastende Erinnerung in ruhigen Momenten in unser Bewusstsein, suchen wir gezielt die Stille und lassen alles es zu, greifen nicht ein. Je unangenehmer es sich anfühlt, umso dringender ist das, was gerade geschieht, für unser inneres Gleichgewicht. Je schlimmer es sich dabei anfühlt, umso mehr Gutes geschieht in diesem Moment. Trösten wir uns damit und bleiben wir im Vertrauen, dass wir in jedem Augenblick absolut sicher sind. Auch wenn es sich fürchterlich anfühlt, besteht keine Gefahr für unsere seelische Gesundheit, sondern es vollzieht sich in solchen Momenten eine Heilung. Machen wir uns bewusst, dass es nur das emotionale Echo vergangener Ereignisse ist. Schrill und beängstigend, aber harmlos.

Verfügen wir über zuverlässige Trigger, setzen wir sie gezielt ein. Dass kann ein Fotoalbum sein, von dessen Durchsicht wir zurückschrecken, es kann das Firmengebäude sein, in dem wir einst gemobbt worden sind, der Unfallort, an dem wir fast gestorben wären, das Elternhaus, unser altes Kinderzimmer oder irgendetwas anderes.

Haben wir bislang einen Bogen um diese »Verarbeitungsbeschleuniger« gemacht, so ändern wir unser Verhalten. Wir gehen fortan auf sie zu und setzen uns ihnen aus. Immer wieder und wieder, bis die Gefühle abebben, denn das werden sie ganz sicher, und es wird nicht lange dauern. Wir fliehen nicht mehr. Genauso wie der trauernde Mensch immer wieder die Grabstätte des Verstorbenen aufsucht, den Ort seines tiefsten Schmerzes, genauso gehen wir vor.

Überdenken Sie dabei Ihren Medienkonsum. Legen sie zwischendurch fernsehfreie Abende ein, und falls Sie im Hintergrund immer Musik laufen haben müssen, schalten Sie sie auch mal ab. Durch die selbst auferlegte Zwangspause kommen Sie sich selbst näher.

Gehen Sie öfter allein in die Natur und wählen Sie dabei keine schnelle Gangart. Sollten Sie einen Hund haben und es gewohnt sein, ihn mitzunehmen, gehen Sie auch mal ohne ihn. Dann sind Sie nur für sich da.

Bevor Sie sich an die großen Themen wagen, können Sie ihr Vertrauen in die Verarbeitungsprozesse an den kleinen Alltagsthemen aufbauen. Wenn Ihnen über den Tag etwas Unangenehmes widerfahren ist, und es beschäftigt Sie noch am Abend, dann sollten Sie sich in Ruhe mit dem Thema auseinandersetzen. Das können Sie nicht nur bei einem ruhigen Spaziergang machen. Ebenso gut können Sie eher zu Bett gehen, um sich dort noch eine Weile mit dem Erlebnis zu beschäftigen. Üben Sie sich darin, unangenehmen Themen, die sich ins Bewusstsein drängen, nicht auszuweichen, sondern ihnen entgegenzugehen.

2. SEELISCHE AUSNAHMEZUSTÄNDE

WAS GLEICHGEWICHTSSTÖRUNGEN SIND UND WIE SIE ENTSTEHEN

»Über rauhe Pfade zu den Sternen.«
Seneca (1–65)

Trotz unserer großen Wissenslücken um die Funktionsweise unseres Körper-Seele-Systems kennen wir uns dennoch mit unserem Körper wesentlich besser aus als mit unserem seelischen Bereich. Entsprechend vertrauen wir eher dem Körper als unserer Seele.

Gerät unser Körper aus dem Gleichgewicht und entwickelt Krankheitssymptome, so reagieren wir meistens in der passenden Weise, um ihn bei der Selbstheilung zu unterstützen. Wir gehen auf die körperlichen Bedürfnisse ein, ohne ihre Angemessenheit anzuzweifeln. Wir geben dem Körper die Zeit, die er für die Heilung benötigt, und geben Acht, dass wir ihn nach einer Erkrankung nicht allzu schnell überfordern.

Gerät die Seele aus dem Gleichgewicht, sind die Reaktionen von den Betroffenen wie auch den Profis hingegen oft unpassend und dienen nicht der Heilung. Die Verwunderung ist groß, wenn die Beschwerden, statt zu verschwinden, immer größer werden. Tragisch dabei ist, dass die Fehlerquote der Heilungsbemühungen verständlicherweise auf beiden Seiten rapide ansteigt, je massiver die Störung ist und je belastender die Kernbeschwerden sind. Die Folge sind anhaltendes seelisches Leid und steigende Ratlosigkeit auf beiden Seiten.

Je länger die Störung fortbesteht, umso geringere Chancen auf Heilung werden den Betroffenen in Aussicht gestellt. Das ist frustrierend und bleibt nicht ohne Wirkung auf die Folgebeschwerden. Auch diese nehmen zu – sie wachsen sogar schneller als die Kernbeschwerden – und führen den Menschen in größte Sorgen bis hin zur lebensmüden Verzweiflung.

Viele Menschen müssen leider die bittere Erfahrung machen, dass je größer das innere Ungleichgewicht ist, es für sie immer schwieriger wird, Hilfe zu bekommen, die wirklich zur Heilung führt.

Groß ist die Gefahr, in einen Teufelskreis zu geraten, der die innere Schieflage vergrößert und – ausgelöst durch die vermittelte katastrophale Zukunftsperspektive – den Menschen in immer tiefere seelische Nöte hineinzieht. Immer wieder lerne ich in meiner Arbeit Menschen kennen, die nicht von den Kernbeschwerden, sondern von den Folgebeschwerden zermürbt werden und sich irgendwann hoffnungslos und vom Kampf gegen ihre Störung erschöpft aufgeben.

Der weitaus größte Anteil am Ausmaß des Leidensdrucks entsteht einzig aus der Unwissenheit über die Störung, aus der Fehleinschätzung der Ursache und aus dem unentdeckten Sinn und Zweck der Symptomatik.

Hat der Leidende begriffen, dass die Kernbeschwerden natürliche Begleiterscheinungen eines Heilungsgeschehens sind und keine Bedrohung, löst sich der größte Teil des bisherigen Leidensdrucks in Luft auf.

Hat er daraufhin zusätzlich begonnen, das Richtige zu tun und das Falsche zu lassen, verändert sich der seelische Zustand zu seiner großen Überraschung und Erleichterung nicht selten schon innerhalb weniger Tage tiefgreifend positiv. Schon oft wurde ich Zeuge derartiger Veränderungen bei Menschen, die sich schon längst aufgegeben hatten.

Meine bisherigen Erfahrungen und Beobachtungen führten mich, wie bereits erwähnt, zu einer groben Einteilung der meisten psychischen Störungen in *Gleichgewichtsstörungen, Vermeidungsstörungen* und *Alltagsstörungen.*

Mit einer Gleichgewichtsstörung meine ich eine Reaktion auf einen gerade ablaufenden Heilungs- und Verarbeitungsprozess. Wenn ein Mensch sein seelisches Gleichgewicht verloren hat durch eine Kränkung, durch eine Verletzung seelischer oder körperlicher Art, durch einen Verlust oder durch irgendetwas anderes und er daraufhin Symptome entwickelt, dann ist das eine Störung des inneren Gleichgewichts. Seine Symptome sind in diesem Fall die Anzeichen einer Verarbeitungsbemühung der Seele. Für eine gewisse Zeit wird dadurch seine Alltagstauglichkeit eingeschränkt, da die Verarbeitung Energie verbraucht.

Ist die Verarbeitung abgeschlossen, ist die Seele wieder »in Ordnung« und der Mensch fühlt sich wieder wohl. Das ist der natürliche Ablauf, so man ihn zulässt. Zu den Gleichgewichtsstörungen zähle ich depressive Zustände, die meisten Angststörungen sowie schizophrene Störungen.

Als Vermeidungsstörungen bezeichne ich das überzogene (»krankhafte«) Verhalten des Betroffenen, das einzig darauf abzielt, den schmerzvollen Verarbeitungsprozess zu verhindern. Dazu zählen Süchte aller Art, Zwangsstörungen, Essstörungen und exzessive Verhaltensweisen, mit denen der Mensch sich von inneren Themen ablenkt.

Dieses und die nächsten Kapitel handeln von den Gleichgewichtsstörungen der Seele. Mit den Vermeidungsstörungen beschäftigen wir uns im sechsten Kapitel.

WISSEN: Gleichgewichtsstörungen

Bei diesen Störungen zeigen die Symptome die Verarbeitungsbemühung der Seele an. Hierzu zählen Depression, Ängste und Schizophrenie. Der Prozess der inneren Selbstheilung bindet Energie, wodurch es zu Einschränkungen in der Lebensführung kommt.

Bis jetzt ging es überwiegend um das generelle Grundbedürfnis der Natur (und damit auch unserer Seelennatur) nach Ordnung und nach Harmonie der inneren Kräfte. Im Folgenden werden wir darüber hinausgehende unverzichtbare Bedürfnisse speziell der Seele kennenlernen. Und wir werden uns anschauen, wie die Seele reagiert, wenn diese Bedürfnisse nicht erfüllt werden.

Um uns dem Thema zu nähern, machen wir zunächst wieder einen kleinen Umweg über den Körper. Wir beleuchten zunächst unsere körperlichen Bedürfnisse und untersuchen in einem zweiten Schritt, welche Bedürfnisse wir in der Seele ausfindig machen können.

DIE BEDÜRFNISSE DES KÖRPERS

Welche Bedürfnisse hat unser Körper, und was benötigt er unbedingt zur Aufrechterhaltung seiner Funktionsfähigkeit? Spontan fallen uns Luft, Wasser, Nahrung, Wärme und Schlaf ein. Wird eines dieser elementaren Bedürfnisse unzureichend befriedigt, treten die allgemein bekannten Mangelsymptome auf, die früher oder später die Funktionsfähigkeit des Körpers und letztlich unser Fortbestehen gefährden.

Und nun wieder ein Gedankenspiel: Stellen wir uns vor, wir nehmen einem Menschen seine Bekleidung weg und stellen ihn hinaus in die Kälte. Dieser Mensch, der sich zuvor noch wohlfühlte, wird natürlich beginnen zu frieren. Von außen werden wir ihm das zunächst vielleicht gar nicht ansehen, aber mit der Zeit und mit sinkender Körpertemperatur wird er seinen Zustand nicht mehr verbergen können.

Mit Sicherheit wird er anfangen, am ganzen Leib zu zittern, wahrscheinlich werden auch seine Fingerspitzen und Lippen allmählich ihre Farbe verändern. Er wird zunehmend unruhiger werden, er wird auf der Stelle treten oder hüpfen, alles nur Mögliche unternehmen, nur um sich aufzuwärmen. Schnell werden sich seine Gedanken bald nur noch darum drehen, diesen quälenden Zustand zu beenden. Sein Verhalten, seine körperlichen Empfindungen und selbst sein Denken werden sich völlig gewandelt haben durch den Mangel an Wärme.

Die lebensnotwendigen Bedürfnisse des Körpers sind uns allen bewusst. Daher würde jeder Außenstehende das Problem des Frierenden sofort verstehen und nachvollziehen können. Niemand käme daher auf die Idee, diesen Menschen, der vor lauter Zittern kaum noch sprechen kann, zum Arzt oder zum Psychologen zu schicken.

Oder vielleicht doch? Malen wir uns doch mal in der Fantasie eine völlig verdrehte Welt aus, schicken den Menschen in ärztliche Behandlung und stellen uns vor, was ihm dort widerfährt. Der Frierende sucht also wegen seiner Beschwerden einen Arzt auf. Nach einer eingehenden Untersuchung wird eine ernste gesundheitliche Beeinträchtigung von Krankheitswert diagnostiziert. Schließlich ist er zu nichts mehr in der Lage. Zur Linderung seiner Symptome wird ihm ein Medikament verschrieben, welches die Muskeln entspannt und das Zittern reduziert. Dann bekommt er noch ein weiteres Mittel zur Steigerung der Durchblutung der Finger und der anderen bläulich verfärbten Körperteile. Gegen die Unzufriedenheit mit seiner Situation und gegen die ständig wiederkehrenden Gedanken an Wärme erhält er die dringende Empfehlung, sich in eine psychotherapeutische Behandlung zu begeben. Dort, so wird ihm in Hoffnung gestellt, wird er Strategien erlernen, mit denen er seine Gedanken wieder auf andere Inhalte lenken könne. Auch lerne er dort Entspannungsübungen. Die sollen ebenfalls gegen das Zittern helfen, er soll zudem Ruhe und Gelassenheit lernen.

Ob ihm diese Maßnahmen wohl nützen werden? Die Unsinnigkeit von Anwendungen, die einzig auf die Symptomebene abzielen – unter Ignoranz eines unerfüllten natürlichen Bedürfnisses – ist offensichtlich.

So extrem wie in diesem Beispiel wird es in unserer Welt auch eher nicht zugehen – zumindest nicht, wenn es um körperliche Beschwerden geht.

DIE BEDÜRFNISSE DER SEELE

Wie steht es nun mit den Bedürfnissen der Seele? Hat sie überhaupt unverzichtbare Bedürfnisse, die in ihrer Bedeutung für die Funktionsfähigkeit der Seele einen ähnlich hohen Rang einnehmen, wie für den Körper die Luft zum Atmen?

Benötigt auch sie so etwas wie »Seelenwärme« oder eine bestimmte »Seelennahrung«? Falls ja, was könnte es sein? Und welche Veränderungen würden wir an einem Menschen beobachten können, wenn es zu einer Unterversorgung lebensnotwendiger seelischer Bedürfnisse käme?

1. Das Bedürfnis nach Sinn

Stellen wir uns dazu Folgendes vor: Wir entziehen einem Menschen nicht die Kleidung oder die Nahrung, sondern wir nehmen ihm etwas weg, was seinem bisherigen Leben Sinn gab. Könnten wir bei ihm irgendeine Reaktion auf einen

Sinnverlust beobachten? Benötigt die Seele des Menschen überhaupt so etwas wie einen Sinngehalt? Brauchen wir einen übergeordneten Lebensinhalt, für den es sich zu leben lohnt? Etwas, was in uns dafür sorgt, dass wir morgens gerne aufstehen, meistens zumindest, und was uns Antrieb für den Tag und unserem Leben eine Ausrichtung gibt?

Jede befriedigende Antwort auf unsere Frage nach dem Warum und Wofür der eigenen Existenz zeigt uns den Sinngehalt unseres Lebens an. Was beginnt ein Mensch zu empfinden, wenn seine bisherigen Antworten auf solche Sinnfragen ihre bisherige Überzeugungskraft verloren haben? Falls ein Mensch seinen Lebenssinn – unabhängig davon, wie oberflächlich oder tiefgründig er auch sein mag – plötzlich oder schleichend verlieren würde, ist es wirklich vorstellbar, dass in ihm alles beim Alten bliebe?

Selbstverständlich wird sich der Mensch verändern, und das auf allen seinen Ebenen – ebenso wie im obigen Beispiel der Frierende. Es würden sich seine Gefühle, sein Verhalten und seine Gedanken verändern.

Der Lebenssinn ist für die Seele gleichermaßen unverzichtbar wie für den Körper die Wärme und seine übrigen lebenswichtigen Bedürfnisse. Erst der Lebenssinn verleiht dem menschlichen Dasein einen Inhalt, zieht ihn vorwärts, hält ihn in Bewegung. Der Sinn ist der Motor des Lebens und daher für die menschliche Existenz unentbehrlich.

Weil es so ist, sind wir Menschen sehr einfallsreich darin, unser Dasein mit einem Sinngehalt zu füllen. Ein Sinngefühl können Menschen empfinden bei der Begleitung und Erziehung ihrer Kinder, oder bei der privaten oder beruflichen Anerkennung, der persönlichen oder spirituellen Entwicklung oder bei jeder beliebigen selbst gewählten Aufgabe. Alles, was die Welt dort draußen anzubieten hat, kann als sinnstiftend in das eigene Leben aufgenommen werden.

Jeder Mensch kann etwas für sich Passendes finden und sein Dasein danach ausrichten.

Beginnt der Sinn und Zweck des eigenen Lebens zu verblassen oder löst er sich gänzlich auf, tritt bei jedem Menschen eine unübersehbare Veränderung ein. Ein *sinnentleerter* Mensch wird die klassischen depressiven Symptome entwickeln. Er wird lustlos werden, wird seinen Antrieb verlieren, schlecht schlafen, grübeln, sich leer und traurig fühlen, sich von der Bildfläche zurückziehen und sich intensiv nach dem Wozu seines Daseins fragen.

Derartige depressive Zustände sind natürliche Reaktionen der Seele auf einen Sinnmangel – ebenso natürlich wie das Zittern beim Frierenden oder das Magenknurren beim Hungernden. Gerät das Sinngefüge in eine Schieflage, wird der Mensch depressiv.

Die depressive Reaktion auf einen Sinnverlust – und der dadurch ausgelöste Suchprozess – ist ebenfalls ein naturgeleitetes Programm zur Wiederherstellung des inneren Gleichgewichts. Da die Sinnsuche ebenfalls Energie bindet und verbraucht, beeinträchtigt sie die Lebensgestaltung.

Ein Such- und Verarbeitungsprozess werden manchmal gleichzeitig durch dasselbe Lebensereignis ausgelöst, manchmal steht aber beides für sich allein da. Das mag zunächst etwas verwirrend klingen, lässt sich aber leicht erklären.

Erleidet ein Mensch bei einem Verkehrsunfall Verletzungen, so wird er diesen Vorfall seelisch verarbeiten müssen. Es ist unwahrscheinlich, dass solch ein Ereignis in ihm Sinnfragen auslöst. Hat er aufgrund von irreparablen Unfallfolgen zusätzlich seine erfüllende Arbeit verloren, dann hat zusätzlich sein Sinngefüge einen Schaden erlitten. Zu der Verarbeitung des Unfallgeschehens kommt die Sinnsuche hinzu. Wir haben in dem Fall eine Kombination aus Verarbeitungsbedürfnis und Sinnsuche.

Der alleinige Verlust des Lebenssinns kann dadurch eintreten, dass beispielsweise eine Frau ihren Lebenssinn aus ihrer Rolle als Mutter bezieht. Nach dem Auszug des letzten Kindes verliert sie ihren bisherigen Sinngehalt und wird depressiv.

2. Das Bedürfnis nach Halt

Ein weiteres zentrales Seelenbedürfnis des Menschen ist der Lebens*halt*, der Wunsch, Halt im Leben zu finden, also in stabilen Verhältnissen und Beziehungen zu leben. Wer Halt im Leben findet, kann den vielfältigen Anforderungen des Lebens offen und zuversichtlich begegnen. Halt ist der tragende Grund, der unseren Wurzeln bei jeder Windstärke die nötige Stabilität gibt. Halt bietet uns alles das, womit wir uns inniglich verbunden fühlen.

Entsprechend dem Angebot der Umwelt und unserer persönlichen Wahl finden wir den nötigen Halt im Elternhaus oder innerhalb der Familie. Wir können unser Bedürfnis nach Halt aber auch woanders befriedigen, etwa im weiteren sozialen Umfeld wie dem Freundeskreis, im Kreis der Arbeitskollegen oder innerhalb eines Vereins.

Vielen Menschen sind der religiöse Glaube und die Spiritualität das Fundament ihres Lebens, welches ihnen Halt gibt – oder es ist die geografische Heimat, die diese wichtige Funktion einnimmt. Aufgrund des inneren natürlichen Bedürfnisses wird sich der Mensch auch hier die zu ihm passenden Haltepunkte aus dem Angebot des Lebens heraussuchen.

Welche Funktion erfüllt der Halt? Fehlt dem Menschen der Halt, befällt ihn Unsicherheit. Es werden Ängste auftreten, die unter Umständen sehr massiv und einschränkend sein können. Auch diese Zustände sind keine Krankheit, sondern natürliche Reaktionen der Seele auf den plötzlich aufgetretenen Verlust von innerem Halt.

So wie eine Mutter durch den Auszug des Kindes ihren Lebenssinn verlieren und depressiv werden kann, so kann wiederum ein eng mit der Mutter verbundenes Kind nach dem Auszug Ängste entwickeln, da es den bisherigen Halt verloren hat.

3. Das Bedürfnis nach Orientierung

Das dritte fundamentale Bedürfnis der Seele ist die Orientierung. Spontan können wir uns darunter weit weniger vorstellen als bei den vorgenannten Seelenbedürfnissen. Das liegt daran, dass wir es nur selten vermissen in unserer durchstrukturierten Welt.

Die Bedeutsamkeit einer generellen Orientierung wird deutlich, wenn wir des nachts aufwachen. Wir verspüren den Drang, uns zu Zeit und Ort zu orientieren. Wir schauen auf den Wecker, was schnell getan ist, und besinnen uns auch auf den aktuellen Wochentag. Wir sind beruhigt, wenn wir Zeit und Ort ermittelt haben.

Wo wir uns gerade befinden, ist uns meistens klar, da wir in der Regel zu Hause im gewohnten Bett liegen und bereits mit diesem Bewusstsein aufgewacht sind. Fänden wir aber auf die Frage »Wo bin ich gerade?« keine befriedigende Antwort, so würden mit jeder Sekunde Unruhe, Angst und Verwirrung wachsen und sich bis in eine Panik hineinsteigern.

Menschen, die im Außendienst arbeiten und täglich in einer anderen Stadt übernachten, kennen dieses Phänomen. Sie können erst beruhigt wieder einschlafen, wenn sie sich daran erinnert haben, in welcher Stadt und welchem Hotel sie gerade liegen. Das menschliche Bedürfnis nach zeitlicher Orientierung zeigt sich in humorvoller Weise in Cartoons, in denen ein Sträfling auf seiner Zellenwand eine Strichliste führt, um den Überblick über seine Haftdauer nicht zu verlieren.

Der Mensch benötigt für seine seelische Gesundheit ein gewisses Maß an Lebensorientierung – er braucht feste und verlässliche Bezugspunkte in seinem inneren Koordinatensystem. Unverzichtbar ist eine Struktur, die *ihm* und *seinem* Leben eine zuverlässige Ordnung verleiht und in der er sich blind zurechtfindet.

Die Natur mit ihren verlässlichen Lebensrhythmen (Tag-Nacht-Rhythmus, die Jahreszeiten, die Gesetzmäßigkeiten des Wetters) stellt uns das Basisangebot an Lebensstruktur, sodass wir uns in der Umwelt zurechtfinden können. Darüber hinaus haben wir uns selbst, als soziale Wesen, im gemeinsamen Miteinander noch unzählige weitere Orientierungspunkte geschaffen in Form von sozialen und familiären Strukturen und Regeln. Beides zusammen, die Strukturen der Welt und unseres sozialen Gefüges, sind wichtige Voraussetzungen, um mit einem sicheren Gefühl durch das Leben zu navigieren.

Menschen, die ihre Orientierung verlieren oder in ihrem Leben kein stabiles Koordinatensystem aufbauen konnten, wirken auf andere verstört, ängstlich und in einer besonderen Weise angestrengt geordnet. Durch das, was sie sagen und wie sie sich geben, schimmert stets eine eigenartig verschrobene Sichtweise, eine Neuinterpretation der verbreiteten »normalen« Weltsicht. Auch die eigene Rolle in der Welt wird in ungewöhnlicher Weise umgedeutet.

Verlieren Menschen ihre Lebensorientierung, entwickeln sie schizophrene Symptome unterschiedlicher Ausprägungsgrade. Um den Verlust der Lebensorientierung auszugleichen, wird aus der Not heraus ein neues Koordinatensystem erschaffen, sodass die dringend benötigte

Orientierung wieder möglich wird. In Erscheinung treten solche Menschen als »verschrobene Spinner« – bis hin zu schwer gestörten Menschen mit einem durchstrukturierten Wahnsystem.

Die genaue Ausgestaltung dieser selbst kreierten Ordnungsstruktur ist eher zweitrangig, sie muss dem Menschen nur einen ausreichenden Grad an Vorhersagbarkeit bieten und die nötigte Stabilität vermitteln. Sind diese Bedingungen erfüllt, fühlt sich der Mensch relativ sicher. Sind sie nicht erfüllt, fühlt er sich verirrt und verloren.

Wäre unsere Seele ein Schiff und wäre das Leben der weite Ozean, so wäre uns der Schiffshafen der sichere Halt. Die Mission des Schiffes wäre unser Lebenssinn, und die notwendige Orientierung würde uns das Kartenmaterial bieten sowie alles Weitere, was wir für die Navigation benötigen.

Wie tüchtig der Kapitän auch sein mag, er bleibt auf diese wenigen Grundvoraussetzungen angewiesen. Sinn, Halt und Orientierung stellen den seelischen Gegenpart zu den körperlichen Grundbedürfnissen dar. Sie sind ebenso unentbehrlich und ebenso lebensnotwendig wie Essen, Trinken, Wärme, Schlaf und die Luft zum Atmen.

DER ENTWICKLUNGSWEG VON SINN, HALT UND ORIENTIERUNG

Wird der Mensch geboren, so sind für die Erfüllung seiner Bedürfnisse natürlicherweise die Eltern oder seine Hauptbezugspersonen zuständig. Durch sie muss er auf beiden Ebenen seines Seins, der körperlichen und der seelischen Seite, auf ein passendes Angebot treffen, damit sich seine körperlichen und seelischen Anlagen trainieren und entfalten können. Ausschlaggebend für die natürliche Entwicklung der Fähigkeiten sind dabei die Anregungen der

Umwelt. Ist sein Umfeld interessant und abwechslungsreich, gibt es genügend Möglichkeiten, um Körper und Seele zu trainieren, so entwickeln sich die Veranlagungen des Kindes.

Ohne einen entsprechenden Übungsparcours für unsere körperlichen Veranlagungen werden sich die körperlichen Fähigkeiten und Körpersinne nicht zur naturgegebenen Zeit entfalten können. Gleichermaßen benötigen unsere seelischen Fähigkeiten einen entsprechenden Übungsraum für ihr Wachstum. Natürlicherweise ist es die Familie, in der sich ein Kind nicht nur körperlich aufrichtet und die ersten Schritte macht, sondern auch seelisch »laufen lernt«.

Ob und welche natürlichen Anlagen wachsen können und welche durch Vernachlässigung verkümmern, hängt nicht allein von dem Ausmaß der Anregungen für unsere Entwicklung ab. Denn einen hohen Anregungsgehalt bietet auch ein chaotisches familiäres Umfeld. Von einzigartiger Bedeutung für die Entwicklung des heranwachsenden Kindes ist eine *positive Qualität der familiären Bedingungen*. Ist das soziale Miteinander der Familie eher ein Durch- und Gegeneinander als ein Miteinander, wirkt sich das gravierend auf die seelische Entwicklung aus. Gesundes Wachstum braucht Impulse, Ruhe, Geborgenheit und Fürsorge.

STÖRUNGEN

Die tragenden Säulen des Lebens – Sinn, Halt und Orientierung – bilden sich unzureichend aus, wenn dem Kind innerhalb der Familie stabile Bezugspunkte fehlten. Haben die familiär fehl- und unterversorgten Kinder jedoch das große Glück, im weiteren sozialen Umfeld Ersatz für die Entbehrungen zu bekommen und die Erfahrung von Normalität zu machen, kann sich der Mangel ausgleichen oder sogar zu einer besonderen Seelenreife führen. Hilfreiche Menschen können dabei beispielsweise aufmerksame und zugewandte Lehrer sein, liebevolle Menschen aus der Nachbarschaft oder die Eltern der befreundeten Kinder. Jeder, dem das leidende Kind auffällt und der sich seiner annimmt, kann diesen wichtigen Part übernehmen– auch wenn ein Außenstehender nicht alle Lücken füllen kann.

Meist ist den Helfern gar nicht bewusst, dass ihre Unterstützung und ihr Wohlwollen der Rettungsring ist, der das Kind vor einem sicheren Untergang bewahrt. Menschen, die durch katastrophale familiäre Umstände ohne jegliche Unterstützung von außen nicht im Mindesten eine tragende seelische Struktur aufbauen konnten, begegnen uns überall. Nicht immer ist den Menschen auf den ersten Blick anzumerken, wie schlecht ihre Startvoraussetzungen in das Leben waren. Besonders harte Fälle sehen wir in den Fußgängerzonen und den Bahnhofsvorplätzen der Großstädte. Es sind die Obdachlosen, die Verwahrlosten, die Süchtigen, die unverschuldet Lebensuntüchtigen. In jedem von Ihnen verbirgt sich eine verstörte Seele, die ruhelos durch das Leben irrt und deren Lebenstragödie sich kaum jemand vorzustellen vermag.

Ausnahmslos alle diese Menschen haben in ihrer Kindheit durch das Verhalten ihrer Bezugspersonen Erfahrungen machen müssen, die in ihrer Seele tiefste Spuren hinterließen. Die Auswirkungen jeglicher Ablehnung, Vernachlässigung und erst recht jeglicher Gewalt gegen hilflose und abhängige Wesen – das gilt für Mensch und Tier gleichermaßen – ist hochgradig traumatisierend. Geht die körperliche oder seelische Gewalt von den Eltern aus, von denen ein Kind instinktiv das exakte Gegenteil, nämlich Schutz, Fürsorge, liebevolle Zuwendung und Nestwärme erwartet, erreichen innere Verwirrung und seelisches Leid unvorstellbare Ausmaße.

Die möglichen Auswirkungen der Mangelbedingungen und schädigenden Einflüsse sind in ihren Folgen mit denen der körperlichen Ebene vergleichbar: Durch ungünstige Einflüsse während der seelischen Entwicklung kann es zu seelischen Fehlbildungen und Behinderungen kommen, die das Erlernen bestimmter Fähigkeiten ohne fremde Hilfe unmöglich machen. Auch können verheilte seelische Wunden, je nach ihrer Größe, entsprechend große Narben hinterlassen, welche die Bewegungsfreiheit und Flexibilität des seelischen Systems einschränken.

DIE WAHRNEHMUNGSSINNE DER SEELE

Unsere Seele hat ihre eigenen Sinne. Was ist mit diesen *Seelensinnen* gemeint? Unser Vermögen, auf unser jeweiliges Bedürfnis nach Sinn, Halt und Orientierung zu achten, nenne ich *Seelensinne*. Wenn wir vermittelt bekommen haben, wie man Sinn im Leben findet, haben wir in diesem Bereich einen gut entwickelten Seelen-Sinn, wir können auch sagen: In dem Fall haben wir eine Sinn-Kompetenz.

Die Seelensinne ermöglichen es dem Menschen, dasjenige wahrzunehmen, was die Seele zum Leben braucht. Außerdem helfen sie, Umstände zu erkennen, die der Seele nicht guttun. Im Grunde genommen ist es das Gleiche wie bei unseren Körpersinnen. Auch sie sind dafür da, Gefahren in der Umwelt zu erkennen, um ihnen auszuweichen und das Lebensnotwendige wie Nahrung zu erkennen und für sich zu nutzen.

Die oben aufgeführten Seelenbedürfnisse Sinn, Halt und Orientierung kann der Mensch in seinem Leben nur befriedigen, wenn er über die entsprechenden Seelensinne verfügt, um sie überhaupt erst wahrzunehmen.

Die äußere Welt – aber auch die innere – hat viel Sinnhaftes zu bieten. Wenn der Mensch aber nicht »den Blick«

dafür entwickeln konnte, wird er es nicht entdecken. Hat jemand seinen bisherigen Lebenssinn verloren, wird er größere Schwierigkeiten haben, einen neuen zu finden, als jemand, dessen *Sinn-Organ* voll entwickelt ist. Gleiches gilt für die Bedürfnisse Halt und Orientierung. Um sie befriedigen zu können, müssen wir über die entsprechenden Wahrnehmungssinne verfügen.

Welche familiären Begleitumstände verhelfen den Seelensinnen zu ihrer Entfaltung? Welche wirken sich günstig aus auf die Entwicklung der Sinn-, Halt- und Orientierung-Kompetenz?

Das Orientierungsvermögen für die Welt und für sich selbst entwickelt das Kind durch ein stabiles und verlässliches Familiengefüge. Dies ist das erste Koordinatensystem des Menschen, innerhalb dessen er zu navigieren lernt. Die Kompassnadel muss immer verlässlich nach Norden zeigen, es muss eine ungetrübte Klarheit herrschen. Nötig sind klare Beziehungsstrukturen, klare Kommunikationsformen, Regeln, die nicht täglich wechseln. Kann sich das Kind auf seine Umgebung verlassen, so kann es sich in Ruhe entfalten und seinen Weg gehen. Andernfalls wird die Lebensenergie in der Verwirrung, im Selbstschutz oder in anderen inneren Mechanismen gebunden und steht für die Entwicklung nicht zur Verfügung.

Die Fähigkeit, im Leben Halt zu finden, entwickelt sich an den wohlwollenden und liebevollen Beziehungen untereinander. Die gegenseitige Unterstützung und Förderung und die emotionale Wärme, die das Kind erfährt, sind ihm der sichere schützende Hafen.

Seine eigene empfundene Rolle nebst seinen Aufgaben innerhalb der Familie und ihrem weiteren Umfeld verleihen seinem Dasein den nötigen Sinngehalt.

Das alles gemeinsam stellt das soziale Wahrnehmungsspektrum dar, innerhalb dessen sich die seelischen Sinne üben und entfalten können. Erst die Existenz und die positive Qualität der frühsten sozialen Bedingungen ermöglicht die Schulung und Schärfung der Seelensinne des Kindes.

Verlässt der Mensch als Erwachsener schließlich seine Familie und betritt auf eigenen Beinen die Welt, dann wird er sich Sinn, Halt und Orientierung suchen entsprechend seiner Wahrnehmungsfähigkeiten.

Was Hänschen nicht lernt, lernt Hans nimmer mehr, sagt der Volksmund. Hans ist auch noch in der Lage zu lernen, es dauert nur etwas länger, bis er es beherrscht. Bei der Entwicklung von körperlichen Fähigkeiten kennen wir die sogenannten sensiblen Phasen, in denen Lern- und Entwicklungsschritte besonders leicht von der Hand gehen. Fahrradfahren oder eine neue Sprache zu lernen gelingt Kindern ganz nebenher, ein erwachsener Mensch muss sich meist etwas länger abmühen, bis er es kann. Mit der Entwicklung der seelischen Fähigkeiten verhält es sich gleich. Auch sie erlernt der Mensch am mühelosesten in seiner Kindheit.

Sind die frühen Lebensjahre geprägt von *seelischer Reizarmut*, wird der Mensch in späteren Jahren beim Eintritt in die große weite Welt von ihrer Komplexität und der Fülle der Reize natürlich zunächst überfordert sein. Es ist, als würde der Mensch seine dunkle Höhle verlassen und im Mittagslicht über einen lebhaften orientalischen Basar gehen. Mühsam wird er zunächst lernen müssen, die Flut der neuen Sinnesreize überhaupt zu ertragen, um sie im nächsten Schritt in Ruhe wahrnehmen zu können. Viel später erst wird dem Lernenden gelingen, die Feinheiten zu unterscheiden, sie richtig zu interpretieren und auf sie angemessen zu reagieren.

Menschen, die unter seelischer Verwahrlosung aufwachsen mussten, werden sich innerhalb der Komplexität der äußeren Welt fühlen wie auf einem fremden Planeten unter

Außerirdischen. Nichts ist vertraut, alles ist neu, grell und beängstigend. Suchtverhalten und schizophrenes Erleben treten in solchen schwierigen Übergangsphasen sehr häufig auf. Die nachträgliche Entwicklung der Seelensinne ist bei diesen Menschen ein jahrelanger Prozess, aber sie ist grundsätzlich möglich. Unter günstigen Bedingungen entfaltet sich das Leben gemäß seiner Anlage, wenn auch verspätet.

DIE METAPHER VOM TISCH

Für ein besseres Verständnis der Funktion und Wichtigkeit der tragenden Säulen der Seele stellen wir uns einen runden dreibeinigen Tisch vor. Ein Bein repräsentiert den Sinn, eines den Halt und das dritte die Orientierung.

Die drei Tischbeine sind unsere seelischen Lebensstützen. Sie halten unser Leben im Gleichgewicht. Sind die Beine solide gebaut, ist unser Tisch belastbar und nicht so leicht zum Wanken zu bringen. Ist aber ein Tischbein dünner und schwächer gebaut als die beiden anderen, so wird der Tisch im Falle einer Überlastung in diese Richtung nachgeben. Je nach unseren persönlichen Schwächen haben wir damit eine ganz persönliche Neigung, bei Überforderungen mit einer entsprechenden Symptomatik zu reagieren.

Hält die Belastung über lange Zeit an oder wird sie kurzfristig extrem hoch, bricht das schwächste der Tischbeine. Die beiden verbleibenden, ganz gleich, wie stabil sie auch sein mögen, werden die fehlende Stütze nicht ausgleichen können – der Tisch stürzt dann um. Je nach *Neigungsbereitschaft* kann ein Mensch, der beispielsweise am Arbeitsplatz gemobbt wird, unterschiedlich reagieren. Bot die Arbeit seinem bisherigen Leben Halt, wird er auf das Mobbing mit Ängsten reagieren, da er seinen vertrauten Halt verloren hat. Bezog er hingegen Lebenssinn aus der Arbeit, so wird er mit depressiven Symptomen reagieren. War der Arbeitsplatz die einzige verlässliche Struktur in seinem bisherigen Leben, dann wird er eine schizophrene Verwirrung entwickeln.

Der Schweregrad der jeweiligen Symptomatik gibt Aufschluss über das Ausmaß des eingetretenen Verlustes an Sinn, Halt oder Orientierung. Hat sich ein Tischbein unter der Last nur leicht verformt, so ist der Mensch zwar durch seine Symptome belastet, der Leidensdruck bleibt für ihn aber noch erträglich. Der Mensch »funktioniert« noch.

Ist das Tischbein unter der immer größer werdenden Belastung schließlich zusammengebrochen, so erlebt es der Mensch als einen extrem hohen Leidensdruck. Selbst mit größter Mühe gelingt es ihm nicht mehr, sein gewohntes Leben fortzusetzen. Dieser Zustand entspricht der klassischen Krise.

Wie oben schon angedeutet, hat der Mensch die freie Wahl, was er zu seiner jeweiligen Stütze werden lässt. Er ist frei darin, sich das gewünschte Baumaterial für seine Tischbeine zu besorgen. Er wird es sich aus dem Angebot seiner Lebenswelt aussuchen, entsprechend der Sensitivität und Voreinstellung seiner Seelensinne. Worauf die Menschen ihren Sinn, den Halt und die Orientierung aufbauen, unterschiedet sich daher stark voneinander.

Es kann etwas aus dieser Welt sein oder nicht aus dieser Welt, etwas Ideelles, Materielles oder Spirituelles. Das familiäre Angebot und die erfahrene Prägung markieren die Startlinie der Lebensstrecke, der weitere Weg führt an den Auslagen des Lebens vorbei. Wie in einem Baumarkt schiebt der Mensch mit dem Einkaufswagen an den Regalen vorbei, wählt dieses Material für die Stütze »Sinn« und jenes für die Stütze »Halt«, und dann noch ein paar weitere für die »Orientierung«.

Der Mensch ist darin frei, Lebensinhalte als Sinn oder Halt spendend zu wählen. Gewisse Angebote des Lebens sind aber für das eine besser geeignet als für das andere. Die eigenen Kinder bieten sich eher als sinnstiftend an, die eigenen Eltern werden hingegen meistens als haltgebend empfunden. Der Arbeitsplatz, die dortigen Aufgaben und sozialen Netzwerke bieten für jeden Seelensinn etwas Brauchbares.

Hat sich ein Mensch ausschließlich seine Kinder als sinngebend erwählt, so könnte sich sein Tischchen bedrohlich neigen, wenn sie beginnen, flügge zu werden, und sich daran machen, das Elternhaus zu verlassen. War die berufliche Tätigkeit bedeutsam für Sinn, Halt oder Orientierung, so könnte der Arbeitsplatzverlust oder die Berentung die seelische Stabilität stark belasten und den Menschen in eine der möglichen Richtungen kippen lassen.

Ebenso wie jeder Mensch auf seiner körperlichen Ebene seine ganz persönliche Sollbruchstelle besitzt, so hat er sie auch auf der seelischen Ebene. Die Schwachstellen unserer seelischen Konstruktion bleiben so lange unsichtbar, solange das Leben sich im gewöhnlichen Fahrwasser bewegt. Wir können über Jahrzehnte ein unbeschwertes und ausgeglichenes Leben führen, erst bei übermäßigen Belastungen und einsetzender Instabilität zeigt sich unsere Achillesferse.

Auch der stabilste Tisch hat, wie jede andere tragende Konstruktion auch, seine Bruchgrenze. Ist die Belastung groß genug oder hält sie lange genug an, gibt früher oder später jede Struktur nach. Daher bricht nahezu jeder Mensch unter einer extremen Belastung zusammen und verfällt in eine Krise, unabhängig davon, wie robust er sich zuvor gefühlt haben mag.

Bricht dem Menschen der Sinn weg, fühlt er sich leer, bricht ihm der Halt weg, fühlt er sich bedroht, bricht ihm die Orientierung weg, fühlt er sich verloren.

Selten verformt sich nur eine Stütze unter hoher Belastung. In der therapeutischen Praxis kennen wir beispielsweise Depressionen, die allein für sich stehen, sie können aber auch in Kombination mit Ängsten und auch mit schizophrenen Symptomen auftreten.

STÖRUNG ALS SELBSTHEILUNG

Bricht unser dreibeiniger Seelentisch unter seiner Last zusammen und kippt auf die Seite, so erleben wir die entsprechende Symptomatik. Je nach ihrem Schweregrad verspürt der Mensch nur eine leichte psychische Störung, oder aber er stürzt in eine tiefe seelische Krise. In den schweren Fällen wird sich im therapeutischen Rahmen allzu schnell daran gemacht, den krisenhaften Zustand zu beenden, indem man den Menschen wieder stabilisiert, seine Beschwerden beseitigt oder doch wenigstens lindert. Übersehen wird dabei meist, dass die psychische Störung nicht das Problem selbst, sondern ein systemeigener Heilungsvorgang ist, der gerade jetzt seine größten Schritte macht.

Die psychischen Gleichgewichtsstörungen sind innere Umgestaltungs- und Reparaturmaßnahmen, die den normalen Betriebsablauf stören, weil sie vorübergehend Energie binden.

Depressive Zustände, Angststörungen und schizophrenes Erleben sind natürliche Zustände, die konsequenterweise immer dann auftreten, wenn in einem eng eingegrenzten Bereich des seelischen Systems (im Sinn-, Halt- oder Orientierungsbereich) die bisherige Stütze des Lebens ihre Funktion verloren hat.

Ebenso wie Hunger, Durst oder Frieren keine Krankheiten sind, sondern einen Mangelzustand anzeigen, weisen seelische Symptome ebenfalls auf einen Mangelzustand hin, welcher das seelische Gleichgewicht stört. Diese an der Oberfläche erkennbaren Symptome sind der deutliche Hinweis auf die in der Tiefe wirkenden seelischen Heilungsaktivitäten – wie bei körperlichen Krankheiten benötigt auch die Seele für ihre Genesung Zeit und Ruhe.

WOGEGEN KÄMPFEN?

Die körperlichen Bedürfnisse sind unverzichtbar für alle Menschen, und sie waren es zu allen Zeiten. Ihr Entzug führt bei jedem Menschen zu denselben Symptomen: heute wie auch schon vor Tausenden von Jahren.

Das Gleiche gilt uneingeschränkt für die seelischen Bedürfnisse des Menschen. Auch sie waren schon immer unverzichtbar, und auch sie führen ausnahmslos bei jedem Menschen zu den immer selben Entzugssymptomen.

In den Symptomen der Depression, Angststörung und Schizophrenie werden die Folgen eines Mangelzustandes der Seele sichtbar. Für den richtigen und heilsamen Umgang mit den Depressionsgefühlen, den Angstgefühlen und den Verwirrungsgefühlen ist das Wissen um den ursächlichen Mangel unverzichtbar.

Für das Verständnis aller Formen des seelischen Leidens ist es wichtig zu begreifen, dass es sich bei ihnen um besondere Gefühle handelt. Da diese Gefühle das emotionale Ergebnis eines Mangelzustandes sind, bezeichne ich sie als »Vakuum-Gefühle«.

Mit dem Begriff Vakuum-Gefühl soll zum Ausdruck gebracht werden, dass Angst, Depression und Verwirrung über keine eigenständige Energie verfügen. Diese Gefühlszustände fühlen sich zwar übermächtig und vernichtend an, beziehen ihre Kraft aber dennoch nicht aus sich selbst heraus. Sie, die Vakuum-Gefühle, das müssen wir uns klar vor Augen führen, sind ihrem Wesen nach energetisch leer, sie sind substanzlos.

Um es besser zu verstehen, vergleichen wir Vakuum-Gefühle mit der winterlichen Kälte. Auch Kälte ist keine eigenständige, keine *echte* Energieform, sondern ergibt sich als physikalisches Phänomen aus der Abwesenheit einer tatsächlichen Energie, nämlich der Wärmeenergie. Die Wärmeenergie ist etwas real Existentes, sie ist eine energetische Strahlung, die Kälte hingegen ist ein energetisches Nichts. Und dennoch vermag dieses *Nichts* einen beeindruckenden, zerstörerischen Einfluss auszuüben. Kälte lässt Pflanzen absterben und Menschen erfrieren. Dieses energetische Nichts schafft es sogar, man denke nur an starke Fröste, Blumentöpfe und sogar Felsen zum Bersten zu bringen. Und dennoch existiert Kälte nicht aus sich heraus. Kälte definiert sich dadurch, dass sie die Abwesenheit von Wärme ist.

Die gleichen Überlegungen lassen sich auf Licht und Dunkelheit übertragen. Licht ist Energie, Dunkelheit ist die Abwesenheit dieser Energie. Sie ist ebenfalls ein energetisches Nichts. Und dennoch vermag auch die Dunkelheit einen zerstörerischen Einfluss auszuüben auf alles Lebendige, das auf Licht angewiesen ist. Dunkelheit ist die Abwesenheit von Licht und damit keine eigene Energie.

Übertragen wir diese Überlegungen auf die emotionalen Folgen eines Sinnmangels, eines Haltmangels und eines Orientierungsmangels, gelangen wir zur selben Schlussfolgerung: Vakuum-Gefühle verfügen über keine Kraft aus sich heraus, sondern verdanken ihre Existenz einer energetischen Notlage.

Auf den ersten Blick scheinen dies banale Betrachtungen zu sein, aus denen sich jedoch entscheidende Schlussfolgerungen ergeben. Fragen wir uns doch mal vor dem Hintergrund dieser Überlegungen, was wir gegen Kälte und Dunkelheit tun können. Etwa bekämpfen? Wie könnten wir jemals etwas Nichtexistentes im Kampf besiegen?

Irgendwann in meiner therapeutischen Tätigkeit fiel mir auf, dass wir Profis uns beim Umgang mit allerlei psychischen Störungen allzu gerne einer regelrechten Kriegsrhetorik bedienen. Oft ist im Zusammenhang mit seelischen Störungen die Rede vom Bekämpfen, Kontrollieren, in den Griff bekommen, Überwinden, Besiegen. Es wird ein Vokabular verwendet, als ginge es um Krieg und Terror. Besonders deutlich zeigt sich der unbändige Kampfeswille in dem bereitwilligen Einsatz nebenwirkungsreicher Psychopharmaka, um doch noch als Sieger vom Schlachtfeld zu gehen.

Ungünstigerweise wird die kämpferische Haltung von den Profis an ihre Klienten weitergegeben, mit weitreichenden Auswirkungen auf die Beziehung der Betroffenen zu sich selbst. Die Kriegsrhetorik fördert die Entfremdung des Menschen von sich selbst. Es wird in ihm die Überzeugung gepflanzt und bestärkt, in seinem Inneren befände sich eine feindselige Macht, die ihm Schaden zufügen wolle. Das ist ein tragisches Missverständnis unserer inneren Natur und verstärkt nur das Leid.

Wie überwindet oder bekämpft man die Dunkelheit? Indem man für Licht sorgt! An die energetische Leerstelle tritt Energie. Mehr braucht es nicht. Wurde für den neu eingetretenen Zustand gekämpft, wurde etwas erfolgreich besiegt? Nichts dergleichen.

Der kämpferische Sprachgebrauch, an den wir uns mittlerweile so sehr gewöhnt haben und der die Selbsthilfeliteratur und viele psychotherapeutische Gespräche durchzieht, könnte abwegiger nicht sein. Er lenkt uns auf unserer Suche nach Heilung auf eine falsche Fährte. Wir erliegen einer Fehlinterpretation und werden unwissentlich weggeführt von der notwendigen Suche des Fehlenden. Wir geraten hinein in sinnlose Scheinkämpfe mit der Leere. Wie können wir uns wundern, dass die erhoffte Linderung der Beschwerden nicht eintritt?

Halten wir an diesem Punkt fest: Angstgefühle, Depressionsgefühle und Verwirrungsgefühle sind Zustände einer inneren Leere im Bereich der Seele. Leidet der Mensch etwa unter Ängsten, bedeutet das also: Es gibt keinen inneren Gegner, keine innere Kraft oder Macht, welche dem Menschen Schaden zufügen will, sondern da ist nur eine Lücke im System entstanden, die da nicht hingehört.

Versucht der betroffene Mensch seine Vakuum-Gefühle womit auch immer zu bekämpfen, so laufen seine Bemühungen im wahrsten Sinne des Wortes ins Leere, da er seine Kräfte auf etwas Nichtexistentes richtet. Ihm werden weder Kampf noch Flucht oder Vermeidung helfen können, noch irgendwelche psychotherapeutischen, spirituellen oder sonstigen Techniken der emotionalen Kontrolle.

Alle diese Bestrebungen können den zugrunde liegenden Mangel nicht beseitigen, so raffiniert sie auch anmuten. Statt zu kämpfen oder zu flüchten gilt es, nach dem Ausschau halten, woran es mangelt. Aus jeder Flucht und jedem Kampf muss eine Suche werden, und zwar nach dem, woran es mangelt.

Fehlgeleitet wird der leidende Mensch ebenfalls durch einen Ratschlag, der zwar in die entgegengesetzte, aber nicht minder falsche Richtung zielt. Ihm wird geraten, sein Leiden »anzunehmen«, seine Lage zu »akzeptieren«. Gemeint ist damit meist, er solle seine Hoffnung auf Besserung endlich begraben (denn das haben seine Behandler schon längst gemacht) und sich mit seiner hoffnungslosen Situation, zu der nicht selten eine Dauermedikation gehört, abfinden. Eine Resignation verhilft der Seele aber nicht zur Erfüllung ihrer

Bedürfnisse, selbst wenn der Mensch dabei therapeutisch begleitet wird.

AUSSENORIENTIERUNG UND INNENORIENTIERUNG

Wie wir alle wissen, lässt sich das Nahrungsbedürfnis unseres Körpers unterschiedlich befriedigen. Das Angebot ist groß, und wir können frei wählen zwischen gesunden, hochwertigen Lebensmitteln und ungesundem Junkfood. Die Qualität der Ernährung bleibt nicht folgenlos für den Körper und dessen Immunsystem. Ist die Nahrung vollwertig, dann ist das Immunsystem robust, ist sie es nicht, dann ist das Immunsystem geschwächt und der Körper anfälliger für Störungen.

Bei der Befriedigung der seelischen Bedürfnisse nach Sinn, Halt und Orientierung stehen wir vor der gleichen Wahl. Wir können sie auf eine Weise befriedigen, die der Seele Stabilität verleiht und sie stärkt oder auf eine Weise, die sie schwächt und anfällig macht.

Genau genommen geht es nicht so sehr darum, *welches* Seelenfutter wir wählen. Es muss einfach nur das Passende für unser Bedürfnis nach Sinn, Halt und Orientierung sein. Auch mit Seelen-Junkfood lässt sich der Teller füllen. Für die Qualität der Seelenspeise ist entscheidend, von *welchem* Buffet wir uns bedienen. Dabei haben wir die Wahl zwischen genau zwei Angeboten. Das eine Buffet ist die Welt dort draußen, das andere befindet sich in uns selbst. Wo finden wir die gesündere Kost? In uns. Wir sollten lernen, so viel wie möglich aus uns selbst zu schöpfen.

Wie kommt es zu seelischen Gleichgewichtsstörungen? Wie bereits erwähnt braucht der Mensch in seinem Leben die Befriedigung der drei großen seelischen Grundbedürfnisse

(Sinn, Halt und Orientierung). Er sucht und findet die Seelennahrung entweder draußen oder in seinem Inneren. Je nach Ausrichtung und Schwerpunktsetzung seines frühen Bezugssystems – in der Regel sind es die Eltern – bekommt das Kind einen dieser beiden Bereiche als günstigeres oder naheliegenderes Suchgebiet anempfohlen und wird sich in seinem Leben entsprechend ausrichten.

Ist das Elternhaus eher *innenorientiert*, etwa durch eine religiöse oder spirituelle Ausrichtung, wird das Kind entsprechend dieser Prägung eine *Innenorientierung* entwickeln und die drei Seelenbedürfnisse eher aus inneren, geistigen Quellen befriedigen.

Sind die Eltern hingegen eher *außenorientiert*, werden sie eine stärkere Gewichtung auf materielle Dinge legen, also auf die eigene Außenwirkung, auf materielle Sicherheit und ähnliches. Das Kind wird dadurch mit größerer Wahrscheinlichkeit die *Außenorientierung* von seinen Eltern übernehmen. Das Kind wird entsprechend der elterlichen Ausrichtung eher auf die äußere Welt samt ihrer Erwartungen und Werte geprägt werden und fortan im Materiellen die drei seelischen Grundbedürfnisse nach Sinn, Halt und Orientierung zu befriedigen suchen. Diesem Menschen werden sein sozialer Status, seine gesellschaftliche Akzeptanz und Lob wichtig sein. Vielleicht wird er ein ausgeprägtes Mode- und Markenbewusstsein entwickelt haben und sich Mühe geben, mit den anderen mitzuhalten. Er wird in der Außenwelt seine innere Stabilität beziehen.

Die Ausrichtung nach innen oder außen ist keine Frage des Entweder-oder, sondern eine der Gewichtung. Immer stehen wir mit einem Bein in unserer Innenwelt, mit dem anderen in der Außenwelt. Die Frage, die wir uns stellen sollten, ist, in welchem Bereich wir unser Standbein haben. Fußt das Standbein im Außen, in der Welt, oder fußt es auf den inneren Werten? Wie viel Gewicht trägt welches Bein, und wie viel Gewicht verbleibt noch auf dem anderen Bein?

Stellen wir uns eine Skala vor, deren beide Endpunkte von der völligen Innenorientierung zur völligen Außenorientierung reichen. An einem Ende würden wir einen weltabgewandten spirituellen Einsiedler vorfinden, der sich selbst genug ist – am anderen Ende der Skala fänden wir das genaue Gegenteil. Dort wäre ein Mensch, der mit sich selbst nichts anzufangen weiß, das Alleinsein fürchtet und ausschließlich von äußeren Lebensinhalten abhängig ist.

Beide Wege, der innere und der äußere, haben ihre Berechtigung, sie haben ihre Vorteile und ihre eigenen Hürden. Die Außenorientierung ist nicht schlechter, sie ist nur oberflächiger und instabiler. Gerade diese Instabilität und die häufigeren Enttäuschungen führen uns im Verlauf des Lebens zuverlässig aus der äußeren Welt hin zu uns selbst. Ich lerne immer wieder Menschen kennen, die während ihrer persönlichen Krise aufhören, nach einem sozialen Status zu streben, um ihre inneren Seelenbedürfnisse kennenzulernen.

Im Grunde gilt: Je weniger Werte der Mensch aus sich selbst heraus schöpfen kann, desto mehr wird er auf äußere Werte angewiesen sein.

Das wäre an sich noch kein Problem, doch wie schon der antike Philosoph Heraklit wusste, ist die einzige Konstante im Leben die Veränderung: Alles fließt, und alles, was ist, vergeht auch wieder. Es ist daher unvermeidlich, dass die Außenwelt nicht ewig unser Bedürfnis nach Sinn, Halt und Orientierung befriedigen kann. Man kann an seinem Job hängen, an seiner Körperfitness, an seinem Haus oder an Luxusgütern, doch all diese Dinge sind vergänglich oder ihr Reiz verblasst schnell.

Ein überwiegend innenorientierter Mensch schöpft hingegen aus einer anderen, tieferen Quelle. Wir können auch sagen, er schöpft aus einer *anderen Welt*, nämlich aus der inneren. Er besitzt ein Fundament, das nahezu jedem Druck standhalten kann und dessen Festigkeit sogar zunimmt, je älter es wird. Wer es kennt, wird es bestätigen, wer es nicht kennt, wird es zum jetzigen Zeitpunkt vielleicht nur erahnen, aber ganz sicher in seinem Leben noch erfahren können.

WAS WIR TUN SOLLTEN

Solange wir unsere Seelenbedürfnisse hauptsächlich im Außen befriedigen und nicht in unserem Inneren, werden Enttäuschungen uns stärker und länger aus dem seelischen Gleichgewicht bringen.

Was wir draußen so sehnsüchtig suchen, können wir in tragfähiger Form nur in uns finden, nirgendwo sonst. Alle Lebenswege sind so angelegt, dass sie den Menschen aus seinem familiären Ursprungsort hinaus in die Welt führen, um ihn letztlich nach einer langen Marschroute zu sich zurück zu bringen. Gut, wenn er sich führen lässt, frühzeitig loslässt und sich nicht an Äußerlichkeiten festkrallt wie ein Ertrinkender.

In der Krise geht es nicht darum, das Zerbrochene aus seinen Trümmerteilen wieder neu zu errichten und dazu noch mit erlernten Strategien gegen erneute Zusammenstürze abzusichern. Es ist auch nicht klug, sich etwas anderes, jedoch von gleicher Art, im *Außen* zu suchen, denn auch das wird nicht lange halten. Eine Krise verlangt eine schrittweise Umorientierung und Neuausrichtung – und zwar nach innen.

Die wirklich beständigen Lebensbausteine finden wir nur in uns selbst. Die Äußerlichkeiten und Oberflächlichkeiten sind eine wunderschöne Nebensache, für die wir dankbar sein sollten. Sie vervollständigen das Leben. Sie sind die roten Kirschen auf der weißen Sahnetorte. Wir müssen nicht auf sie verzichten, dürfen sie dankbar annehmen, nur sollten wir sie als das ansehen, was sie sind. Sie sind nicht das Wesentliche, sondern nur die Garnierung.

3. DEPRESSION IST VERARBEITUNG

IRRWEGE UND AUSWEGE

»Nur in der Tiefe der Seele, mithilfe jener Kraft,
die stärker ist als alle Vernünftigkeit,
kann Trost und Ruhe gefunden werden.«
Wilhelm Busch (1832–1908)

Bei keiner anderen Störung wie bei der Depression erkennen wir in solch einer Deutlichkeit die stattfindende Verarbeitungsbemühung der Seele. Die Depression ist ein Verarbeitungsprozess. Im diesem Kapitel möchte ich mit Ihnen einige Beobachtungen, Erfahrungen und Gedanken zu diesem Thema teilen. Ich werde Ihnen die Angst vor dem Seelenzustand »Depression« nehmen und Ihnen aufzeigen, wie sie Ihre Seele wieder in ein Gleichgewicht bringen können.

Nach welchen Kriterien wird die Diagnose »Depression« vergeben?

Als depressiv erkrankt gilt der Mensch, wenn er mindestens zwei Wochen unter mindestens zwei der folgenden Symptome leidet: Lustlosigkeit, Schlafstörungen mit ausgeprägter Müdigkeit und schneller Erschöpfung, Antriebsminderung oder gesteigerte Aktivität, sozialer Rückzug, Grübelneigung, gedrückte Stimmungslage, Appetitverlust, Konzentrationsminderung, Schuldgefühle, Eindruck der eigenen Wertlosigkeit.

Je nach Umfang und Dauer der Symptomatik, ihrem Schweregrad und je nach den Auslösern der Beschwerden bekommt die Depression jeweils einen etwas anderen Namen.

KRANK ODER NICHT KRANK, DAS IST HIER DIE FRAGE

Stellen wir uns nun vor, Sie sitzen in einer ärztlichen Praxis und klagen Ihr Leid. Sie berichten vom häufigen Grübeln und von einer überwiegend gedrückten Stimmungslage. Auch seien Sie am liebsten allein, müssten sich zu Freizeitaktivitäten aufraffen, würden Entscheidungen vor sich her schieben. Nachts lägen Sie häufig wach im Bett und müssten über Ihr Leben oder aktuelle Probleme nachdenken – oder der Kopf grübelt völlig planlos und gibt keine Ruhe. Nachdem Sie alles vorgebracht haben, werden Sie nach der Dauer ihrer Beschwerden befragt und deren vermuteter Ursache.

Jetzt stellen wir uns gemeinsam sehr verkürzt verschiedene Angaben vor und schauen auf die diagnostischen und therapeutischen Konsequenzen, die sich für Sie daraus sehr wahrscheinlich ergeben würden. Die bisherige Dauer der Belastungen habe ich aus Gründen der Übersichtlichkeit, bis auf eine Ausnahme, mit vier Wochen beziffert.

Antwort 1: »Meine Symptome habe ich seit vier Wochen, warum, das weiß ich nicht.« Konsequenz: Diagnose einer depressiven Episode (also psychische Erkrankung), oft verbunden mit der Empfehlung einer antidepressiven Medikation.

Antwort 2: »Habe ich seit vier Wochen. Vor einigen Jahren ging es mir lange Zeit ähnlich schlecht, dann war es wieder gut, bis es neulich wieder auftrat. Besondere Auslöser gab es weder damals noch jetzt.« Konsequenz: Diagnose einer rezidivierenden (also wiederkehrenden) depressiven Störung, also einer psychischen Erkrankung. Eine Empfehlung einer antidepressiven Medikation ist sehr wahrscheinlich. Auch wenn sie konkrete Auslöser benennen könnten wie erhöhte Stressbelastung, wäre die Diagnose dieselbe.

Antwort 3: »Habe ich schon seit vielen Jahren, eigentlich sogar schon seit der Kindheit, mal mehr, mal weniger. Eine Ursache weiß ich nicht.« Konsequenz: Wahrscheinlich ist die Diagnose einer sogenannten Dysthymie, ebenso die Empfehlung einer antidepressiven Medikation. Die Dysthymie ist eine mitunter sehr lang anhaltende depressive Verstimmung, meist in leichterer Ausprägung.

Antwort 4: »Habe ich seit vier Wochen, seitdem ich gekündigt wurde.« Konsequenz: Diagnose einer sogenannten Anpassungsstörung beziehungsweise einer depressiven Reaktion (leichte psychische Störung von Krankheitswert), möglicherweise verbunden mit dem Angebot von Antidepressiva.

Antwort 5: »Habe ich seit vier Wochen, seit dem Tod eines lieben Menschen.« Konsequenz: keine Diagnose einer Depression, keine psychische Erkrankung, keine Empfehlung von Antidepressiva, da es ein natürlicher Trauerprozess ist.

Bei den Antworten 1 bis 4 sind Sie streng genommen »krank« und damit in den Augen des medizinischen Profis »behandlungsreif«. Das Angebot von Antidepressiva kommt sehr häufig vor, oft verbunden mit der Empfehlung einer Psychotherapie, falls die Beschwerden nicht besser werden.

Bei der Trauer (Antwort 5) ist Ihre Reaktion auf den erlittenen Verlust »normal«, schließlich ist Trauer ja keine Krankheit.

Dagegen ist Ihre (Trauer-)Reaktion auf den Verlust des Arbeitsplatzes (Antwort 4) in den Augen des peniblen Diagnostikers eine reaktive Depression (Anpassungsstörung), also eine psychische Störung und darf als solche entsprechend behandelt werden. Welcher tiefere Sinn und welche Funktion sich hinter der jeweils identischen seelischen Symptomatik, aber auch den anderen Depressionsformen verbergen könnte, dem wird im Allgemeinen keinerlei Bedeutung zugesprochen.

Bereits hier könnten wir rein hypothetisch die Symptome in die Kategorien »Kernbeschwerden« und »Folgebeschwerden« aufteilen. Ein trauernder Mensch wird sehr wahrscheinlich insgesamt weniger Symptome aufzählen, denn er hat nur die Kernbeschwerden des Trauerprozesses. Weil dieser Mensch seinen Zustand realistisch einschätzt – nämlich als normale Trauer über den erlittenen Verlust –, macht er sich um den Verlauf seiner »Störung« keine weiteren Gedanken. Es kommt daher nicht zur Entwicklung von Folgebeschwerden.

Hingegen hat ein Mensch, der in den ihm unbekannten (Heilungs-)Modus »Depression« hineingeraten ist, weit mehr Gründe für Sorgen und Ängste. Durch die Ungewissheit entwickeln sich rasant die weiteren Folgebeschwerden. Da er seinen Zustand nicht einzuschätzen weiß, grübelt er mehr als der Trauernde. Er kommt dabei zu keiner Lösung und wird aufgrund seiner fehlinterpretierten Kernbeschwerden zur Überzeugung kommen, ernsthaft erkrankt zu sein. Weil er durch die Kombination aus Kern- und Folgesymptomatik seine Leistungsfähigkeit verliert, fühlt er sich womöglich als ein Versager. Daraufhin beginnt er sich auszumalen, was auf ihn und seine Familie zukommen könnte, wenn sich sein Zustand nicht bessert und schläft dadurch noch schlechter als zuvor – mit den entsprechenden Folgen wie schnellere Erschöpfbarkeit und verstärkte Antriebsarmut. Der Gang zum Arzt verschafft ihm leider keine Erleichterung, sondern eher die Bestätigung, in eine ernste gesundheitliche Situation hineingeraten zu sein.

Die Heilungsbeschwerden von Trauernden und Depressiven sind deckungsgleich. Auch die zugrunde liegenden

Ursachen sind gleich, denn in beiden Fällen löst ein Verarbeitungsprozess die Beschwerden aus. Der Mensch aber bekommt unabhängig der Ursachen in dem einen Fall den Stempel »krank« oder »seelisch gestört«, im anderen Fall den Stempel »normal« oder »seelisch gesund« aufgedrückt.

Die Etikettierung hat sehr weitreichende Folgen auf die weitere seelische Befindlichkeit. Ein Mensch, der nun auch von einem Experten als krank oder psychisch gestört eingestuft wird, macht sich selbstverständlich weit größere Sorgen als jemand, dessen störenden Symptome als eine gesunde und natürliche menschliche Reaktion eingestuft werden.

Die – eigentlich überflüssigen – Sorgen führen zu weiteren Beschwerden, und ziehen den Menschen auf immer düstere Gedankenwege – eine Entwicklung, die beim trauernden »normalen« Menschen nie auftreten würde. Durch die empfohlene Einnahme der Antidepressiva entwickeln die meisten Menschen Nebenwirkungen, die ihr Leben zusätzlich belasten. Nicht selten beginnt für die »depressiv gestörten« Menschen ein Teufelskreis, aus dem sie nur schwer wieder aussteigen können.

Zudem ist die Diagnose in der Krankenakte und beeinflusst das weitere Leben. Von jetzt an ist er stigmatisiert. Die Diagnose kann sich in manchen Fällen negativ auf die beruflichen Möglichkeiten auswirken, indem zum Beispiel eine Verbeamtung schwierig werden kann. Der Mensch ist jetzt ein besonderer Risikofall, auch für die Lebensversicherungen.

Auch wird eine ehemals vergebene Diagnose aus nachvollziehbaren und gut gemeinten Gründen in zukünftigen psychotherapeutischen Kontakten im Bewusstsein des Profis gehalten und verleiht den diagnostischen Gesprächen damit eine gewisse Färbung. Schnell können natürliche menschliche Regungen vor diesem Hintergrund fehlgedeutet und der Krankenstatus weiter verfestigt werden.

WEGE IN DIE DEPRESSION

Eine Depression kann sich entweder langsam und kaum merklich entwickeln – oder aber sich innerhalb kurzer Zeit wie eine schwarze Wolke über dem Leben ausbreiten und das bisherige Lebensgefühl auf den Kopf stellen. Das Leben verliert mit einem Mal seinen Reiz und seine Farbe, das Interesse an Kontakten zu Mitmenschen erlischt und der depressive Mensch vermag sich kaum mehr zu Aktivitäten aufzuraffen. Der Betroffene fühlt sich wie eine stehen gebliebene Uhr, grübelt viel und schläft meistens schlecht. Eine andere, seltenere Variante der Depression ist geprägt durch eine große innere und äußere Unruhe.

Die Gemeinsamkeit beider Formen ist eine tiefe Ratlosigkeit, die sich über kurz oder lang in eine große Verzweiflung und unendliche Seelennot steigern kann. Ein Mensch, der diesen Zustand erstmalig erlebt, weiß ihn nicht einzuordnen. Er erlebt etwas, was ihm gänzlich neu und unbekannt ist und Ängste auslöst.

Ist die Scham zu groß, um sich anderen mitzuteilen oder um nach Hilfe zu suchen, wird versucht, nach außen hin den Anschein von Normalität aufrechtzuerhalten. Aufgrund des hohen Energieverbrauchs eines derartigen Täuschungsmanövers bricht die Fassade irgendwann doch zusammen. Versuche der Selbstmedikation mit Suchtstoffen oder eingesetzte Ablenkungsstrategien jeglicher Art führen noch tiefer in das innere Elend und offenbaren dem Betroffenen immer schmerzlicher die eigene Hilflosigkeit und die Vergeblichkeit all seiner Bemühungen.

Lebensmüde Gedanken können auf seinem Leidensweg zu konkreten Suizidplänen heranwachsen und am

Tiefpunkt der Abwärtsspirale in einen Suizidversuch münden. Es ist der finale Versuch eines verzweifelten und ratlosen Menschen, seine Seelenqual zu beenden. Die vorherrschenden Gefühle im Zustand der Depression sind Traurigkeit, Leere, Verzweiflung, Scham – oft begleitet von der Angst, verrückt zu werden.

DIE VERMUTETEN URSACHEN DER DEPRESSION

Die Erklärungen rund um die Ursachen der Depression sind innerhalb der Fachwelt widersprüchlich und teilweise unerträglich oberflächlich. Erstaunlicherweise fehlt es bislang in der Fachwelt an einer allgemeingültigen und allseits anerkannten Erklärung, was die Depression eigentlich ist. Die Experten sind sich uneinig, aber daran stört sich niemand mehr. Auch das verwundert.

Jede psychotherapeutische Schule vertritt ihre eigenen Ansichten und bringt entsprechend ihrer theoretischen Schwerpunktsetzung die verschiedensten Behandlungsverfahren zum Einsatz. Als Betrachter der Szene fühlt man sich unweigerlich an die bunte Vielfalt der unterschiedlichen Glaubensbekenntnisse religiöser Konfessionen erinnert. Sie alle haben untereinander die bestehende Meinungsvielfalt bezüglich des gemeinsamen Grundthemas akzeptiert und lassen sich gegenseitig in Ruhe tun, was sie für richtig halten. Jeder darf, ungestört von den anderen, seinen eigenen Glauben vertreten und ihn an die Bedürftigen weitergeben. So lebt auch jede Therapierichtung ihren »Glauben« und verkündet ihren eigenen Heils- und Erlösungsweg. Eine ernsthafte und disziplinübergreifende Suche danach, was die Depression ihrem Wesen, ihrer Natur nach sei, ist in der therapeutischen Praxis schon längst ergebnislos beendet worden. Eine relative Einigkeit besteht lediglich hinsichtlich der Auslöser der Depression.

Geeinigt hat man sich auf mögliche psychosoziale Auslösefaktoren (Schicksalsschläge, Stress und Lebensumstände), auf mögliche genetische Faktoren (Vererbung) und auf einen möglicherweise gestörten Hirnstoffwechsel. Was das Gehirn betrifft, so wird vermutet, dass bestimmte chemische Botenstoffe (sogenannte Neurotransmitter) aus dem Gleichgewicht geraten sind. Zu den verdächtigen Kandidaten gehören Dopamin, Noradrenalin, Acetylcholin, die Gamma-Aminobuttersäure sowie, allen weit voran, das Serotonin.

Die Hypothese vom gestörten Hirnstoffwechsel beziehungsweise Serotoninstoffwechsel des Gehirns konnte zwar bis zum heutigen Tage wissenschaftlich nicht bestätigt werden[6], wird der Öffentlichkeit aber trotzdem unverdrossen über alle medialen Kanäle mantramäßig vorgetragen. Selbst Fachgesellschaften und Betroffenenverbände sind sich nicht zu schade, die unbewiesenen Behauptungen nach außen hin als bewiesene – oder als so gut wie bewiesene – Tatsachen hinzustellen. Die Vermutung stützt man mit der angeblich gesicherten Wirksamkeit entsprechender antidepressiv wirkender Substanzen, die in den verabreichten Tabletten eingesetzt werden und die auf eben diese Botenstoffe Einfluss nehmen. Aber auch dieser Wirkmechanismus ist unbewiesen.

Dennoch wird in den öffentlichen Verlautbarungen bei den Behandlungsempfehlungen der Depression die pharmakologische Therapie weit vornan gestellt und als »unverzichtbares und wirksames Heilverfahren«[7] angepriesen, so die Stiftung Deutsche Depressionshilfe e.V. Immerhin »auch psychotherapeutische Verfahren«[8] empfiehlt die Stiftung auf ihrer Internetseite, wenn auch an zweiter Stelle.

Ebenso wird zur Rückfallprophylaxe erneut die Pharmakotherapie empfohlen, dann erst folgt die Psychotherapie. Bemerkenswert ist, dass trotz einer fachgerechten

Behandlung ein Rückfall als sehr wahrscheinlich angenommen wird: »Aus der Forschung und der klinischen Praxis ist bekannt, dass bei mehr als 70 % der Betroffenen die Depression im Laufe des Lebens wiederkehrt. Die meisten Rückfälle treten innerhalb von sechs Monaten nach Abschluss der Akutbehandlung auf«[9], gibt die Stiftung kund. Von einem als wirksam angepriesenen Heilverfahren sollte man mehr erwarten können.

Man fühlt sich zwangsläufig an den Jo-Jo-Effekt gleichermaßen »wirksamer« Zeitschriften-Diäten erinnert. Doch lesen wir weiter: »Das Risiko eines Rückfalls kann jedoch durch rückfallvorbeugende Maßnahmen um 70 % reduziert werden, d.h. die Betroffenen können selbst etwas dafür tun, das Risiko einer erneuten Depression zu senken. Dazu gehören eine regelmäßige Einnahme von Medikamenten, aber auch Psychotherapie und konkrete eigene Aktivitäten.«

Von einer Heilung durch das *unverzichtbare und wirksame Heilverfahren* kann also keine Rede sein. Ganz im Gegenteil wird den meisten Betroffenen ein auf unbestimmte Zeit fortdauernder Kampf gegen die depressive Symptomatik in Aussicht gestellt.

Die Mär vom gestörten Hirnstoffwechsel sowie die unbewiesene Serotoninhypothese wird mangels glaubhafter und nachvollziehbarer Erklärungsalternativen selbst von »ungläubigen« Fachleuten immer wieder aufgegriffen und den Betroffenen als *die* Ursache ihres Leidens präsentiert. Wenigstens eignet sich die Hirnstoffwechsel-Story perfekt zur Rechtfertigung der gießkannenartigen Verordnungspraxis von Antidepressiva und dient nebenbei dazu, bei aller Rat- und Hilflosigkeit das eigene Expertendasein zu untermauern. Betrachtet man darüber hinaus die Menge der aufgeführten möglichen Auslöser einer Depression, so kommt man unweigerlich zu dem Schluss, dass der offiziellen

Meinung nach so ziemlich *alles* an der Entstehung der Depression beteiligt sein kann. Ein Erklärungsmodell mit einer derart großen Spannweite ist wertlos. Es verschleiert die eigene Unsicherheit und die Unkenntnis darüber, *was* die Depression in ihrem Kern eigentlich ist.

Trotz der breit gefächerten Palette an Entstehungstheorien und Behandlungsmethoden der Depression herrscht dennoch in einem Punkt eine bemerkenswerte Übereinstimmung zwischen den therapeutischen Schulen. Einig ist man sich hinsichtlich der geheimnisvollen Hartnäckigkeit und Gefährlichkeit der Depression. Nachvollziehbar ist eine derart negative Etikettierung durchaus, wenn man bedenkt, wie offenkundig bescheiden das tatsächliche Wissen über die »neue Volkskrankheit« ist und wie ausgesprochen mager die Heilungsquote ausfällt.

Die vorherrschende psychiatrische Sichtweise von der »gefährlichen« Krankheit Depression und der Unverzichtbarkeit der chemischen Gegenwehr dominiert die allgemeine Berichterstattung und wird auf breiter Flur von Profis wie Laien übernommen, weiter verbreitet und immer wieder neu angefacht. Das Ergebnis findet der interessierte Betroffene bei seiner Recherche auf allen medialen Ebenen, ob in der Buchhandlung, in Zeitschriften oder im Internet.

DEPRESSION ALS FEIND?

Die Darstellungen und Beschreibungen der Depression in der Selbsthilfeliteratur und im Internet ähneln sich meist stark. Die »gefährliche« Depression wird gerne als Feind, als Hölle, Monster und Miststück bezeichnet – oder mit anderen gleichartigen Attributen versehen. Es ähneln sich auch die Empfehlungen zur grundsätzlichen Haltung beim Umgang mit der eigenen Depression. Man müsse lernen, mit ihr zu leben und sie anzunehmen, oder aber sich von ihr befreien, sie an die Leine legen, sie in den Griff bekommen oder besiegen, am besten für immer, oder sie überwinden oder bewältigen, eine jahrelange Medikation akzeptieren – bei alledem natürlich niemals aufgeben und so weiter und so fort.

Alles in allem ist wenig dabei, was bei Betroffenen echte Hoffnungen auf Heilung wecken könnte. Es wird vielmehr das genaue Gegenteil ausgelöst. Eine Internetrecherche zu diesem Thema hinterlässt den Eindruck, die wiederholt depressiven Menschen sollten sich gar nicht erst erhoffen, aus diesem mysteriösen Seelensiechtum jemals wieder herauszukommen – trotz fachlicher Hilfe und nebenwirkungsreicher Dauermedikation. Es sei denn, sie haben das große Glück, dass der Zustand sich auf wundersame Weise von selbst bessert und die Depression wieder geht, wie sie gekommen ist. Und falls sich das Wunder tatsächlich ereignet, wissen wir nun, dass in siebzig Prozent der Fälle die Depression wiederkehrt. Die Folgebeschwerden (s.o.) lassen grüßen.

Es fällt auf, dass bei den gängigen Darstellungen der Depression den Menschen der Eindruck vermittelt wird, in unser aller Seelentiefe schlafe eine hinterhältige Bestie. Jeder Zeit könne sie durch alle nur denkbaren Zwischenfälle des Lebens oder einfach nur so (weil genetisch bedingt), aufwachen und ihre unheilvolle Macht über uns entfalten. Dieses boshafte Ungeheuer Depression kennt kein anderes Ziel, als den Menschen anzugreifen und, wenn es nicht sofort mit allen Mitteln bekämpft wird, ihn sogar zu zerstören. Die Depression, so könnte man den landläufigen Darstellungen nach meinen, sei der »Seelen-Krebs« der Menschheit – zwar bekämpfbar, aber, ist er erst erwacht, nahezu unzerstörbar und durchgängig hochgefährlich.

Selbst der Mensch, der sich gesund und glücklich fühlt, darf sich daher nicht in falscher Sicherheit wiegen. Im

Gegenteil sollte er wachsam sein, auf Frühsymptome achten und rechtzeitig den Arzt konsultieren – um sich mit den »unverzichtbaren und wirksamen Heilverfahren« behandeln zu lassen. Denn tut er es nicht, so könne er in die Fänge dieser dunklen Seelenmacht geraten. Ist die Depression erst chronisch geworden, gibt es kaum noch ein Entrinnen, sondern sogar die Gefahr, von ihr in den Selbstmord gerissen zu werden.

> **WISSEN: Depression heilt die Seele**
> Es ist wichtig, dass wir aufhören, die Depression als »inneres Monster« oder als »Feind« zu sehen, denn sie ist ein wichtiger und unverzichtbarer Bestandteil unseres Verarbeitungs- und Heilungsprozesses. Dieser Prozess braucht eine offene Haltung unsererseits, mit der wir ihn ohne Angst und Selbstentwertung durchleben können.

VOM WUNSCH, NICHT MEHR ZU LEBEN

Der Suizid ist das große Schreckgespenst der Depression. Es herrscht die verbreitete Vorstellung, bei der Depression sei eine übermächtige innere Kraft am Wirken und könne einen Menschen gegen seinen eigenen Willen zu suizidalen Handlungen verführen. Das ist aber nicht die Wahrheit.

Nicht die Depression ist es, die den Menschen dazu bringt, sich das Leben zu nehmen, sondern es ist die Hoffnungslosigkeit; also letztlich das falsche Verständnis dieses Seelenzustandes. Aus dem Unverständnis ergeben sich erfolglose Behandlungsversuche und für den betroffenen Menschen geradezu erbärmliche Zukunftsaussichten.

Was empfindet wohl ein Mensch, der, sagen wir mal, im Alter von fünfunddreißig Jahren in den depressiven Seelenmodus gerät, aus seinem leidvollen Zustand durch keine therapeutische Maßnahme herausgeführt wird, über Jahre hinweg ein jämmerliches Dasein führt und – eine durchschnittliche Lebenserwartung vorausgesetzt – noch ein paar Jahrzehnte in dieser Verfassung vor sich hat? Welche Gedanken würden wohl in jedem von uns bei solchen Zukunftsaussichten immer wieder aufblitzen?

Menschen, die schließlich ihr depressives Leben satt haben und einen Suizidversuch planen, möchten nicht ihr *Leben* beenden, sondern ihr *Leiden!* Sehr gerne möchten sie weiterleben, nur nicht in dieser Seelenverfassung. Sie sehnen sich nicht nach dem Tod, sondern nach einem Ende ihrer Qualen. Nachdem sie lange – allein und mit intensiver professioneller Hilfe – doch letztlich vergeblich nach einer Lösung gesucht haben, können sie dieses Ziel nur mit der Beendigung ihres Lebens erreichen.

Der Auslöser für die Todessehnsucht eines depressiven Menschen ist der gleiche Wunsch nach Erlösung vom Leid, der andere Menschen mit anderen leidvollen und *wirklich* unheilbaren Erkrankungen in den Suizid führt – oder sie nach Angeboten einer aktiven Sterbehilfe suchen lässt.

Jegliche Gedanken daran, sich das Leben nehmen zu wollen, sollten – ebenso wie andere schwere Gemütsbewegungen – mit Menschen des Vertrauens besprochen werden! Das ist sehr wichtig, denn selbst wenn der leidende Mensch noch keine Hoffnung auf Heilung gefunden hat, so sind doch liebe Mitmenschen und der vertrauensvolle Austausch mit ihnen eine unschätzbare Entlastung und oft der einzige tröstende Strohhalm, der ihn im Leben hält.

Wir sollten uns bewusst machen, dass es völlig natürlich ist, wenn ein Mensch unter einer hohen Dauerbelastung lebensmüde Gedanken entwickelt. Unter ständigem Druck verliert jedes Leben allmählich auch seinen allerletzten Reiz, und im Menschen wächst der Lebensüberdruss. Verständlicherweise verliert der depressive Mensch seine

Angst vor möglichen lebensbedrohlichen Zwischenfällen. Immer wieder lerne ich Menschen kennen, denen eine Krebserkrankung oder ein tödlicher Verkehrsunfall egal wäre – oder sogar ganz gelegen käme.

Es ist nicht ungewöhnlich, dass sich bei psychisch erschöpften Menschen bestimmte Aspekte der Wahrnehmung in einer ihm bisher unbekannten Weise verändern. Der hoffnungsleere Mensch wird irgendwann gewahr, dass er dicke Bäume oder mächtige Brückenpfeiler am Straßenrand mit anderen Augen zu sehen beginnt. Der Baum, der Betonpfeiler oder irgendetwas anderes ist nicht mehr ausschließlich das Ding, was es früher war, sondern erscheint ihm um eine neue Qualität reicher; es erscheint ihm mit einem Mal als eine mögliche Tür, durch die er das Leben verlassen könnte. Viele Menschen entwickeln zu »ihrer Tür« sogar eine gewisse Beziehung. Immer wenn sie daran vorbeifahren, schauen sie wenigstens kurz hin. *Den nehme ich, wenn ich so weit bin*, denken sie dann.

Diese neuartige Wahrnehmung gewohnter Dinge stellt sich manchmal ein, noch bevor dem Menschen die eigene Überlastung bewusst geworden ist und der Mensch noch fern jeglicher Gedanken ist, sich das Leben nehmen zu wollen. Auch wenn das eigene Leben als im Großen und Ganzen erträglich angesehen wird, sollten derartige Veränderungen der Wahrnehmung als ein Hinweis auf die wahre, aber noch nicht erkannte seelische Verfassung beachtet werden.

Auf die Phase der allgemeinen lebensmüden Gedanken folgen bei anhaltendem Leid verständlicherweise konkretere Gedanken an eine mögliche Selbsttötung. Der Mensch beginnt mit Überlegungen darüber, wie und wann und wo er es machen würde, wollte er seinem Leben tatsächlich ein Ende setzen. Gedanklich geht er verschiedene Wege ab, informiert sich, malt sich die Wirkung seiner eventuellen Tat auf seine Mitmenschen aus. Die Überlegungen sind in dieser

Phase noch völlig frei von gezielten Planungen. Es sind nur Träume und Fantasien einer vermeintlichen Befreiung aus der tiefen Seelennot. Es ist nachvollziehbar, dass in der Beschäftigung mit dem eigenen Abgang etwas Tröstlich-Belebendes steckt – das mühsame Leben erscheint nun nicht mehr völlig ausweglos. Bei aller bedrückenden Hoffnungslosigkeit ist nun wenigstens in einem dunklen Winkel des Menschen die Hoffnung auf ein mögliches Ende seiner Leiden aufgekeimt.

Hält das innere Leid weiterhin an, verschließt sich der Mensch zunehmend und es wächst die Suizidgefahr. Die vagen Befreiungs- und Ausstiegsfantasien verdichten sich zunehmend zu konkreten Suizidabsichten und -plänen. Der Mensch beginnt mit der Vorplanung, informiert sich, sammelt Tabletten oder verschafft sich andere Hilfsmittel, denkt immer öfter über Zeit und Ort nach. Es häufen sich in potenziell geeigneten Situationen die blitzartigen und immer mächtigeren Gedanken: Mit nur einem Schritt im passenden Moment auf die befahrene Straße oder auf die Bahnhofsgleise, mit nur diesem einen Schwung über das Geländer – und vorbei wären alle Qualen.

Bei der Betrachtung der Suizidthematik darf nicht außer Acht gelassen werden, dass Suizidgedanken und -pläne wie auch vollzogene Suizide auch die Nebenwirkungen von Antidepressiva sein können.[10] Insbesondere, wenn der Mensch sich selbst wie einen ferngesteuerten Roboter erlebt, der ausschließlich nur einen einzigen Gedanken im Kopf hat und wie unter Zwang ein inneres Drängen verspürt, ihn in die Tat umzusetzen. Es können endlose Gedankenschleifen sein, die ihm eingeben, schnurstracks zu den Gleisen zu gehen und vor den nächsten Zug zu springen, sich von einem Turm zu stürzen oder sich und sogar anderen etwas anzutun.

Ich habe Menschen kennengelernt, bei denen nach heimlichem oder ärztlich begleitetem Absetzen der Medikamente solche Suizidgedanken wieder verschwanden. Dass antidepressive Medikamente menschliche Tragödien in Form von allen erdenklichen Kurzschlusshandlungen auslösen können, wird meist übergangen und der Depression zugeschoben.

Gerade solche extremen Schicksale zeigen, dass die Betroffenen keine Antidepressiva, kein Feindbild Depression brauchen, sondern eine Vertrautheit mit dem Heilaspekt der Depression.

DIE WAHREN URSACHEN DER DEPRESSION

Ich möchte im Folgenden auf die verbreitete Annahme des gestörten Hirnstoffwechsels als Ursache der Depression zurückkommen. Hierbei wäre zu fragen, was wiederum den Hirnstoffwechsel verändert hat und ob dieser Veränderung nicht eine tiefere Ursache zugrunde liegt, der man sich sinnvollerweise zuwenden sollte.

Selbstverständlich besteht ein enger Zusammenhang zwischen einem deprimierten Zustand und veränderten Aktivitäten in bestimmten Hirnregionen und den dortigen Transmittersystemen. Körper und Seele sind schließlich zwei eng miteinander verschränkte Teile *eines* Systems.

Als depressiver Mensch ist es sehr wichtig zu begreifen, dass es sich nicht so verhält, wie es vermittelt wird, sondern genau entgegengesetzt. Nicht die körperliche (Hirn-)Störung führt zur depressiven Symptomatik, sondern die Seelennot spiegelt sich ganz selbstverständlich auch auf der körperlichen Hirnstoffwechsel-Ebene wider. Das seelische Ungleichgewicht in Form einer depressiven Störung und der Hirnstoffwechsel haben eine gemeinsame, tiefer liegende Ursache.

Bei einem gestörten *körperlichen* Gleichgewicht ist es schließlich ebenso. Leiden wir zum Beispiel Hunger, so gibt es entsprechende neuronale Aktivitäten im gesamten Körper, die den Nährstoffmangel an das Gehirn melden. Das Gehirn empfängt die Signale und sorgt als Steuerzentrale dafür, dass wir nach Nahrung Ausschau halten, dass unsere Wahrnehmung von bestimmten Gerüchen angezogen wird, uns der Magen knurrt, der gesamte Stoffwechsel in den Energiesparmodus schaltet und sich noch einige weitere Folgen des Hungers einstellen. Nun könnten wir mit der Gabe einer bestimmten Droge den Hirnstoffwechsel dahingehend verändern, dass das Hungergefühl verschwindet. Wäre das der Beweis, dass dem Gehirn diese Droge fehlt? Sicher nicht. Die Droge beseitigt zwar das Hungergefühl, ändert aber nichts an dem Nährstoffmangel.

Kehren wir zurück zur Seele. Dazu ein Gedankenspiel: Wenn sich ein Mitmensch über einen guten Witz, den wir ihm soeben erzählten, vor Lachen schüttelt, dann ist nicht nur in seinem Gehirn, sondern natürlich auch auf allen körperlichen Ebenen im Moment des Lachens so ziemlich alles anders, als es noch vor der Pointe war. Wenn nun unser Gegenüber auf die Frage, warum er denn über den Witz so lache, antworten würde, weil das Transmittersystem X seines Gehirns gerade sehr aktiv sei, dann würden wir wahrscheinlich besorgt die Stirn runzeln.

Unsere plötzliche Sorge über den gesundheitlichen Zustand dieses Menschen würde wiederum in der Region Y unseres eigenen Gehirns zu einer kurzfristigen Veränderung gewisser neuronaler Aktivitäten führen. Weder sein Lachen noch unser Stirnrunzeln wären die *Folge* des kurzfristig veränderten Hirnstoffwechsels. Vielmehr wären die Hirnaktivitäten die Reaktionen auf die persönliche Wahrnehmung.

Die nette Begegnung und der Austausch der neuesten Witze hat unseren seelischen Zustand zum Positiven hin verändert. Richtet unser Mitmensch nach dem amüsanten Beisammensein seine Wahrnehmung zurück auf seine aktuelle Lebenssituation – zum Beispiel auf sein belastetes Familienleben oder auf seine berufliche Überforderung oder auf andere Probleme – und ihm ist dabei nicht mehr zum Lachen, sondern eher zum Weinen, dann hat sich just in diesem Moment sein Seelenzustand wieder ins Negative verkehrt. Mit der negativen Gemütslage hat sich zeitgleich seine Mimik und sein gesamter Zustand verändert, einschließlich seiner komplexen Gehirnchemie.

Ein anderes Gedankenexperiment: Stellen Sie sich vor, der Arzt eröffnet nach einer Untersuchung einem kerngesunden Menschen, dieser habe eine Leukämie. Momentan, so erzählt er ihm weiter, sei er zwar noch beschwerdefrei, aber in den nächsten Wochen müsste er mit den ersten Symptomen rechnen. Da es sich um eine aggressive Form handle, stünden die Chancen leider denkbar schlecht, aber ein Jahr habe er noch ganz sicher, vorausgesetzt, dass die Chemo gut anschlägt. Eine Minute später werden bei diesem Menschen einige Hirnparameter, Blutdruck und Puls und auch die Konzentration von Stresshormonen in seinem Blut gemessen, und auch seine seelische Gesamtverfassung wird begutachtet. Mit welchem Ergebnis wohl?

Am nächsten Tag eröffnet ihm der Arzt strahlend, das Labor habe die Proben vertauscht, der Fehler täte ihm unendlich leid, nun dürfe er wieder beruhigt sein, denn ihm fehle gottlob nichts. Und wieder werden die körperlichen Werte und die seelische Verfassung erfasst, und siehe da, der emotionale Sturm legt sich auf allen Ebenen, alles ist wieder normal.

Bei einem Menschen, der sich freut, ärgert, liebt, hasst, fürchtet oder trauert, in dessen gesamten Körper vollziehen sich selbstverständlich andere biochemische Prozesse als bei einem Menschen, der sich gerade im Zustand einer emotionalen Ausgeglichenheit befindet. Die tieferen geistig-seelischen Schichten des Menschen empfinden eine kleine oder große Lebenssituation als spaßig oder tragisch und versetzen alle darüber liegenden Schichten des Körpers in Bewegung und in die Lage, sich entsprechend auszudrücken und zu handeln.

Körper und Seele sind eins. Alles, was wir emotional empfinden, hat seine *erste* Ursache im Geistig-Seelischen Bereich. Das ist bei Depressionen die Regel. Aber es gibt auch Ausnahmen, und sie sollten nicht übersehen werden, falls sie vorliegen. Körperliche Erkrankungen oder Mangelzustände können die Ursache sein und sollten in jedem Fall ärztlich abgeklärt werden. Aber das sind die Ausnahmen.

RÄTSELHAFTE FORMEN DER DEPRESSION

Für jeden emotionalen Zustand gibt es entsprechende Auslöser. Manchmal liegen sie klar auf der Hand, manchmal sucht man sie vergeblich. Die Ursachen für eine Depression können in den Problemen der Gegenwart oder in den Problemen der herannahenden Zukunft liegen – oder es kann sogar die Jahreszeit sein.

Manchmal liegen die Gründe aber schon viele Jahrzehnte zurück und lassen erst mit einer großen Verzögerung depressive Symptome aufblühen. Die zeitliche Ferne der einstigen Ursachen führt oft dazu, dass sie unterschätzt und übergangen oder gleich gänzlich übersehen werden. Zum Leidwesen der Betroffenen.

Ich möchte Ihnen gerne die Geschichte des Familienvaters Jan wiedergeben. Er ist ein guter Bekannter von mir und erzählte mir in einem ruhigen Moment Folgendes: »Hinter uns liegen harte Jahre. Wir haben ein Haus gebaut, was uns finanziell ziemlich gefordert hat. Nebenbei mussten wir im Beruf Fuß fassen, die drei Kinder großkriegen, dann später auch noch unsere Eltern mitversorgen. Die letzten fünfundzwanzig Jahre war das alles ein richtiger Kampf für uns. Jetzt haben wir es aber gut geschafft. Die Kinder sind groß und laufen prima, da können wir wirklich stolz auf uns sein. Beruflich ist auch alles in Ordnung, das Haus ist abbezahlt, die Ehe super. Jetzt könnte es mir doch so richtig gut gehen ... tut es aber nicht. Immer wenn ich zur Ruhe komme, wird es in mir drin so ganz merkwürdig. Das kenne ich gar nicht von mir. Insgesamt stimmt mit mir was nicht. Im letzten halben Jahr habe ich mich stark verändert ... es ist auch schon meiner Familie aufgefallen, dass ich so trübsinnig und schlapp geworden bin.«

Und dann sagte er etwas Entscheidendes. Er fragte, ob es an seiner Kindheit liegen könnte. Das ist sehr bemerkenswert. Denn dass betroffene Menschen etwas weit Zurückliegendes in Erwägung ziehen, wenn sie nach einer Erklärung ihrer aktuellen seelischen Verfassung suchen, ist eher die Ausnahme als die Regel. Wir alle haben nämlich die Tendenz, lang vergangenen Lebensbelastungen die Fähigkeit abzusprechen, einen starken Einfluss auf unsere Gegenwart ausüben zu können. Erst recht, wenn das derzeitige Leben frei von Problemen ist, der Mensch vielleicht sogar zum ersten Mal in seinem Leben das Gefühl hat, endlich so richtig frei durchatmen zu können. Warum fühlte er sich nun Jahrzehnte später als erwachsener Mensch deprimiert wegen seiner Kindheit?

Wir alle kennen das klassische Beispiel von der Mutter, die ihre grippekranke Familie versorgt, und als alle endlich wieder gesund sind, plötzlich selbst erkrankt. Solche Verläufe sind nicht ungewöhnlich. Sie treten nicht nur auf der körperlichen, sondern auch auf der seelischen Ebene auf.

Ist im Leben etwas notwendig und unverzichtbar, stellt das Körper-Seele-System seine eigenen Bedürfnisse zurück und wartet auf günstigere Umstände. Sind diese endlich eingetroffen, holt das System nach, was es braucht. Der Körper besorgt sich seine Erholungszeit und die Seele ihre Verarbeitungszeit.

Jan, der Familienvater aus dem obigen Beispiel, dessen turbulentes Leben nach vielen Jahren endlich zur Ruhe gekommen war, ist nicht *plötzlich* an einer Depression *erkrankt*. Seine Seele begann, seine Vergangenheit zu verarbeiten, als endlich die Möglichkeit dazu da war. Einen Zusammenhang mit seiner Kindheit konnte er selbst herstellen, weil er in jungen Jahren unter negativen Umständen litt und sie daher auch treffsicher benennen konnte.

Uns fällt es wesentlich leichter, das Erlebte zu benennen, als das, was uns gefehlt hat und was wir gerne erlebt hätten. Mühelos können wir mit dem Finger auf das durchlittene Schlechte im Leben hinweisen; hingegen ist es ungleich schwerer, auf das versäumte Gute in unserem Leben zu zeigen. Das führt dazu, dass manche Menschen unter hartnäckigen depressiven Beschwerden leiden, aber keine nachvollziehbare Ursache für ihre Seelenpein entdecken können.

Oft ist die Ratlosigkeit daher ein Hinweis darauf, dass die Ursache der Seelenverfassung ein emotionaler Mangel-zustand war, ein Zuwenig-des-Guten. Die Kindheit damals war »normal«, sagt ein Mensch, und das jetzige Leben ist es auch. Der damalige Mangel wird nicht erkannt oder vielleicht auch nicht mehr erinnert, und der jetzige Mangel wird nicht wahrgenommen, weil der Mensch es nicht anders kennt.

Derartige depressive Zustände ohne offensichtlich erkennbare Ursachen bezeichnet die Psychiatrie als eine *endogene*, also als eine *von innen* kommende Depression. Mangels fassbarer äußerer Auslöser wird zum einen mal wieder der gestörte Hirnstoffwechsel bemüht oder aber eine genetische Komponente vermutet. Untermauert wird die genetische Vererbungstheorie damit, dass in der Familie dieser »grundlos« depressiven Menschen häufig ein Elternteil oder sogar beide depressiv waren. Auch lassen sich in den Familien der endogen depressiven Menschen überdurchschnittlich oft Geschwister oder Großeltern finden, die ebenfalls an Depressionen litten. Nicht selten tauchen in der Familiengeschichte sogar Suizide auf.

Bei einem außenstehenden Betrachter mit Lebenserfahrung oder einfach nur mit Vorstellungsvermögen lässt die genetische Begründung einer endogenen Depression bei einer derart »unauffälligen« und »normalen« Kindheit große Zweifel aufkommen. Schaut der Betroffene nur oberflächlich auf seine ersten Lebensjahre, so erscheint ihm tatsächlich alles Vergangene weit weg, klein und unbedeutend. In der Kürze der flüchtigen Betrachtung können sich die frühen emotionalen Entbehrungen im Bewusstsein des Menschen nicht zu ihrer vollen Größe entfalten, und die Kindheit wird vorschnell als »eigentlich doch ganz normal« abgetan.

Nimmt man sich jedoch ausreichend Zeit, so werden in den Gesprächen mit Betroffenen recht bald gravierende Missstände in der Kindheit spürbar: wiederholte lange Klinikaufenthalte eines Familienangehörigen wegen dessen Depressionen, anhaltende Verlustängste und konkrete Ängste vor Suiziden, eine bedrückende, mit Sorgen überladene familiäre Atmosphäre, fehlende elterliche Wärme, keine Ansprechpartner für die eigenen Probleme und vieles mehr.

Bezeichnenderweise berichten die endogen Depressiven in nahezu allen Fällen, dass immer wieder Erinnerungen an die damalige Familiensituation hochkommen. Bisher konnten sie aber erfolgreich beiseitegeschoben werden, da es Wichtigeres im Leben zu bewältigen gab.

Solche Schilderungen sind typisch. An ihnen zeigt sich immer wieder die Logik der seelischen Prozesse: Wenn es nichts wirklich Wichtiges mehr zu bewältigen gibt, schieben sich alte Themen ins Blickfeld – immer mit dem Ziel der Verarbeitung noch nicht ausgeheilter Wunden der Vergangenheit.

Winterdepression

Wiederkehrende depressive Stimmungen weisen bei manchen Menschen die Besonderheit auf, dass sie vorzugsweise in der dunklen Jahreszeit auftreten. Man spricht von einer saisonalen Depression oder von der Winterdepression. Nicht immer müssen dafür seelische Gründe vorliegen.

Es werden unterschiedliche Ursachen für die Winterdepression aufgeführt, allen voran der Lichtmangel. Die oft empfohlene Lichttherapie hatte in vergleichenden Studien gegenüber Scheinbehandlungen aber nur minimale positive Effekte auf das depressive Empfinden erbracht. Sinnvoller erscheint die Überprüfung des Vitamin D-Spiegels, da ein Vitamin D-Mangel in der dunklen Jahreszeit sehr wahrscheinlich ist und mit depressiven Symptomen einhergehen kann.

Nach einer Studie des Robert Koch-Instituts von 2012 mit rund 7000 erwachsenen Teilnehmern sind bereits schon im Herbst (September bis November) über fünfzig Prozent der Menschen in Deutschland mit Vitamin D unterversorgt, im Winter und Frühling (Dezember bis Mai) sind es sogar rund achtzig Prozent. Leiden Sie an depressiven Stimmungszuständen im dunklen Halbjahr, lassen Sie von Ihrem Hausarzt den Vitamin D-Status überprüfen und steuern Sie gegebenenfalls dagegen.

Ein weiterer wichtiger Punkt bei der Betrachtung des sogenannten Winter-Blues ist unsere starke innere Verbindung mit der Natur. Wir haben uns zwar zunehmend von der Natur entfremdet, werden uns ihren Einflüssen jedoch niemals entziehen können. Nach wie vor sind wir mit dem gesamten Naturgeschehen aufs Engste verbunden und mit seinen Abläufen synchronisiert. So wie wir im Tagesverlauf als tagaktive Wesen unsere aktive Zeit am Tage und die passive Ruhezeit bei Nacht haben, so haben wir auch im Jahresverlauf – ebenfalls im Einklang mit einem Großteil der Natur – unsere aktiven Phasen im Frühling und Sommer und die passiven Phasen im Herbst und Winter. Ein kurzer Blick nach draußen sagt uns, ob wir uns im aktiven oder im passiven Modus befinden. Als winziger Teil des großen Naturgeschehens sollten wir uns daher in der dunklen Jahreszeit, ebenso wie die Pflanzen und Tiere um uns herum, mit ruhigem Gewissen eine langsamere Gangart und mehr (Winter-)Ruhe erlauben.

In der dunklen Zeit des Jahres geht unsere innere Natur gemeinsam mit der äußeren Natur hinein in eine ruhende Lebensphase. Wer es akzeptiert und danach handelt, vermisst nichts und bleibt im Gleichgewicht. Kein kleiner Vogel hockt im Winter trübsinnig grübelnd im Baum und vergeht vor Selbstzweifel, weil ihm morgens so gar nicht zum Singen zumute ist. Das können nur wir. Das Leid entsteht erst dadurch, dass wir es anders haben wollen, als es ist und uns unter einen Leistungsdruck setzen, der uns mehr lähmt als belebt.

DAS WESEN DER DEPRESSION I: EIN VERARBEITUNGSPROZESS

Was ist die Depression ihrem innersten Wesen nach? Wie lässt sich ihre Symptomatik sinnvoll einordnen? Wie sollten wir mit dem neuen Wissen mit depressiven Zuständen umgehen, und was sollten wir unbedingt unterlassen?

Ich sagte bereits, dass die Depression ein Verarbeitungsprozess und eine Sinnsuche ist. Darauf will ich jetzt genauer eingehen. Zum besseren Verständnis betrachten wir erneut den Körper und dessen typische Heilungsabläufe. Nachdem wir uns ein paar wichtige Prinzipien bewusst gemacht haben, übertragen wir sie auf den seelischen Bereich und auf das Phänomen der Depression.

Unser Körper verfügt über ein komplexes und hocheffizientes Immunsystem. Es arbeitet rund um die Uhr und sorgt dafür, dass uns Einflüsse von außen nicht aus dem Gleichgewicht bringen und wir gesund bleiben. Unablässig beseitigt das Immunsystem Eindringlinge wie Bakterien, Pilze und Viren, und von alledem bekommen wir gar nichts mit. Würden wir unser Immunsystem ausschalten, könnten wir erkennen, was es leistet. Ohne seine Arbeit würden wir innerhalb kürzester Zeit sterben.

Die Existenz unseres Immunsystems bemerken wir erst, wenn wir krank werden. Nehmen wir erneut als Beispiel den grippalen Infekt.

Neben den üblichen Erkältungssymptomen wie Schnupfen, Husten und vielleicht auch Fieber, verlieren wir obendrein unseren Appetit. Wir haben keine Energie und verbringen bevorzugt den ganzen Tag liegend, zumindest sind wir lieber passiv als aktiv. Alles, was uns bisher locken konnte, ist uns gleichgültig. Von außen betrachtet ist mit uns nichts los, allerdings arbeiten in uns drin die Naturkräfte auf Hochtouren. Um das Maximum an Energie dem

Immunsystem zur Verfügung zu stellen, hat der Körper alle verfügbaren Kräfte nach innen konzentriert. Für die gewohnten Lebensaktivitäten bleibt nichts übrig, sie haben bis zur Heilung zu pausieren.

Auch die Psyche hat ein Immunsystem, welches ebenfalls unablässig an ihrem Gleichgewicht arbeitet. Das führt dazu, dass wir uns normalerweise stabil und ausgeglichen fühlen. Wie in unserem Körper, so werden auch innerhalb der Seele die alltäglichen kleinen Störungen unablässig repariert.

Wurden wir stark aus dem inneren Gleichgewicht gebracht, wird das seelische Immunsystem seine Arbeit intensivieren. Der Energiehaushalt wird infolgedessen entsprechend an die höheren Anforderungen angepasst. Im Ausnahmezustand wird sämtliche verfügbare Energie nach innen umgelenkt und dem seelischen Immunsystem bereitgestellt. Dort ist jetzt der Bedarf, alles andere hat zu warten, bis die innere Ordnung wiederhergestellt ist.

Woran können wir erkennen, dass die Seele auf Hochtouren an einer Heilung arbeitet? Es sind sehr ähnliche Merkmale wie bei der körperlichen Regeneration. Wir sind schlaff und lustlos, kaum etwas macht uns Freude, wir liegen am liebsten auf dem Sofa, haben keinen Antrieb, nichts macht uns Freude. Von außen betrachtet ist mit uns nichts los. Und innen drin? Der Kopf arbeitet, uns beschäftigen unentwegt Sorgen, Befürchtungen, Erinnerungen.

Womit würden wir den körperlichen Heilungsvorgang stören oder seine Gesundheit sogar noch weiter gefährden? Mit körperlicher Aktivität! Das Wichtigste für den kranken Körper wäre Ruhe. Was den Körper bei seine Heilungsarbeit hingegen überhaupt nicht beeinflussen würde, das wären geistige Aktivitäten wie Fernsehen, Musik hören, Lesen und andere Beschäftigungen, sofern wir überhaupt Lust dazu hätten.

Was stört die Seele bei ihren Verarbeitungsaktivitäten? Es ist geistige Ablenkung, egal in welcher Form. Körperliche Aktivität stört die Seele nicht bei ihrer Arbeit, sofern sie nicht als Ablenkungsstrategie eingesetzt wird.

Ungünstigerweise tendieren viele depressive Menschen dazu, sich von sich selbst abzulenken. Die innere seelische Verarbeitung ist unbequem und anstrengend, oft auch leidvoll. Sie wird leider als eine sinnlose Beschäftigung angesehen.

Jede psychotherapeutische Methode, die, in welcher Form auch immer, einem depressiven Menschen Ablenkungstechniken vermitteln will, hilft ihm nicht, sondern sie erreicht das genaue Gegenteil – sie schadet. Die Ablenkung wird als hilfreich und entlastend erlebt, aber nur vorübergehend. Auf den Grad der inneren Ordnung oder Unordnung hat Ablenkung keinen Einfluss, sodass sich die Seele immer wieder mit Symptomen meldet.

DIE AUSWIRKUNGEN MEDIKAMENTÖSER BEHANDLUNG

Falls die eingenommenen Antidepressiva tatsächlich die depressive Symptomatik lindern, was hat der Mensch damit erreicht? Den tieferen Schichten der Seele ist der Zugang zum Bewusstsein mit einem schweren Deckel versperrt worden, und der Verarbeitungsprozesse wurde chemisch unterbrochen.

Unter dem Deckel rumort es indes unvermindert weiter, nur spürt es der Mensch oben an der Oberfläche seines Erlebens nicht mehr in der alten Intensität. Er fühlt sich zwar einigermaßen erleichtert und dem »Monster« Depression nicht mehr völlig hilflos ausgesetzt; der Zustand der Seele bleibt unverändert. Zudem wird die erhoffte Dämpfung der Beschwerden nicht lange anhalten.

Es ist nicht verwunderlich, dass die wiederkehrende, also die sogenannte rezidivierende depressive Störung nicht die Ausnahme ist, sondern die Regel; wir erinnern uns an die hohe Rückfallquote. Das verwundert nicht. Der Mensch, der sich den seelischen Verarbeitungsbestrebungen in den Weg gestellt hat, hat sich mit nichts Geringerem angelegt als mit Naturgewalten. Die Natur ist aber unaufhaltsam.

Wer vor der inneren Auseinandersetzung flieht, wird feststellen müssen, dass die Seele über den längeren Atem verfügt und den Menschen bald wieder einholt. Es ist nur eine Frage der Zeit, wann sich der nächste depressive Einbruch ereignet.

Ist es wieder so weit, erfährt der erneut depressiv gewordene Mensch gewöhnlicherweise Schonung sowie private und professionelle Unterstützung. Im Falle eines starken depressiven Schubs wird vielleicht eine teilstationäre oder stationäre Behandlung eingeleitet und die bestehende Medikation angepasst.

Selbst wenn das stationäre psychotherapeutische Ziel nicht die Förderung der Verarbeitungsprozesse im Sinn hat, sondern nur an der Oberfläche der Symptome operiert, wird sich der leidende Mensch in dem klinischen Schonraum wieder stabilisieren. *Stabilisierung ist aber keine Verarbeitung.* Der positive Effekt ist daher nur vorübergehend.

Der stabilisierte Mensch hat in den entlastenden Schonräumen der Krankschreibung und eines eventuellen Klinikaufenthalts nur seine aufgebrauchten Energietanks auffüllen können. Der aufgebaute Energievorrat wird erneut dafür eingesetzt, um den Verarbeitungsstau und seine Folgesymptome zu managen. Gelingt das einigermaßen, zieht der stabilisierte Depressive wieder hinaus in seinen Alltag – und der Kampf mit der inneren Natur beginnt von vorne.

Die Energie wird für einen gewissen Zeitraum ausreichen. Falls die Lebensumstände nicht allzu stressig und fordernd sind, reicht sie auch für etwas länger. Aber die Energie wird sich ganz sicher wieder aufbrauchen. Die nächste depressive Krise folgt mit großer Wahrscheinlichkeit. Spätestens wenn das Leben den Menschen in Situationen führt, die ihrerseits stark an seinen Kräften zehren, ist das Risiko eines Rückfalls hoch. Auf die Frage, wodurch eine erneute depressive Episode ausgelöst worden ist, werden von den Menschen daher immer hoher Stress, unerwartete Belastungen oder andere Erschütterungen des Lebens angegeben. Da sich die Natur letztlich durchsetzt, startet die Seele ihre Verarbeitungsversuche zuverlässig dann, wenn die Widerstandskräfte geschwächt worden sind.

Folgendes müssen wir uns dringend verdeutlichen: Aus der Sicht der Seele ist es egal, womit die Verarbeitung blockiert wird. Ob durch ein Medikament aus der Apotheke, durch Alkohol und Drogen oder durch einen Spielautomaten, Computerspiele, ein Rätselheft oder durch einen rund um die Uhr laufenden Fernseher. Immer wird dadurch der Heilungsprozess verhindert.

Der blockierende Effekt ist bei allen diesen und ähnlich gearteten Vermeidungstaktiken stets der gleiche. Es unterscheiden sich lediglich die eingesetzten technischen Mittel, die chemischen Wirkstoffe, ihre etwaigen Nebenwirkungen – und natürlich die wirtschaftlichen Profiteure der eingesetzten Gegenmaßnahmen.

DAS WESEN DER DEPRESSION II: EIN SINNMANGEL

Depressive Störungen sollten wir nicht als Krankheiten bezeichnen, weil sie es genau genommen nicht sind. Mit dem

Begriff »Krankheit« verbinden wir reflexartig eine *sinnlose* Beeinträchtigung unserer Lebensabläufe oder gar einen hoch bedrohlichen inneren Prozess, der voranschreiten und sogar mit dem Tod enden könnte. Ein derart verzerrtes Verständnis von der Depression schürt unnötige Ängste. Die Klassifizierung der Depression als Krankheit schließt fast schon zwingend die Einnahme von Tabletten ein – schließlich gehört zu einer Erkrankung der Einsatz von Medikamenten.

Wir sollten unsere Sichtweise ändern. Eine Depression ist ebenso wenig eine Krankheit, wie Hunger eine Krankheit ist, obwohl wir an Hunger sterben können. Bis zum Hungertod würden wir unsere Lebensfreude und natürlich auch unsere Leistungsfähigkeit verlieren und – wie ein wirklich ernsthaft Erkrankter – unter zunehmenden Qualen leiden. Das, was unseren Hungerbeschwerden zugrunde läge, würde wohl niemand als eine Krankheit bezeichnen. Was würden Tabletten nützen, die unser Hungergefühl ausschalten? Würde sich die medizinische Behandlung einzig auf unsere Hunger-*Symptome* beziehen und nicht auf die eigentliche Ursache, so würden wir unter den Händen unserer Behandler zu deren großer Verwunderung dünn und dünner werden und schlussendlich versterben.

In dem seelischen Ausnahmezustand, dem wir den Namen Depression gegeben haben, offenbart sich ebenfalls kein Krankheitsgeschehen, sondern lediglich ein Hunger nach Sinn. Wie schon im Kapitel zuvor ausgeführt, ist die Depression ein Sinnmangel-Syndrom. Auf einen Verlust des Lebenssinns offenbart sich in der depressiven Symptomatik der ablaufende Suchprozess nach etwas Neuem, das die Sinnlücke schließen könnte. Der hohe Energiebedarf der Sinnsuche kann das äußere Leben unter Umständen zum vorübergehenden Stillstand bringen.

KANN JEDER MENSCH EINE DEPRESSION BEKOMMEN?

Die Frage könnte auch lauten, ob jeder Mensch in einen Verarbeitungsmodus geraten oder einen Sinnverlust erleiden könnte. Die Antwort: ein klares Ja! Verarbeitungsprozesse sind untrennbar mit dem Leben verbunden. Auch wird jeder Mensch irgendwann in seinem Leben mit Sinnfragen konfrontiert. Es kann sein, dass sie ihn derart in Anspruch nehmen, dass er dazu gezwungen ist, seine gewöhnlichen Verpflichtungen vorübergehend zu vernachlässigen. In derartigen Ausnahmezuständen steckt eine Riesenchance für die eigene Entwicklung. Vorausgesetzt, der Mensch geht mit den Ausnahmen seines Wohlbefindens in richtiger Weise um.

Es liegt ein unschätzbarer Gewinn darin, sich in Ruhe mit tiefer gehenden Fragen nach dem Warum und Wozu der eigenen Existenz zu beschäftigen. Welch eine Wohltat für das innere Gleichgewicht ist doch, sich die Zeit zu nehmen, auf die bisherigen Lebensentscheidungen zurückzuschauen und zu reflektieren, wohin sie geführt haben. Ist die damals gewählte Richtung immer noch stimmig, oder gehört sie korrigiert?

Wenn der Mensch nach jahrzehntelangem Dauermarsch innehält, um eine Zwischenbilanz seines Lebens zu ziehen, kann das Ergebnis seiner Überlegungen vielerlei Empfindungen auslösen. Möglich, dass ihm zum ersten Mal in seinem Leben bewusst wird, welch großen Teil seines Lebensweges er bereits zurückgelegt hat und wie klein und immer kleiner die noch vor ihm liegende Strecke mit jedem Tag wird. Wie kostbar wird plötzlich Zeit, wenn dem Menschen bewusst wird, dass das Leben verstreicht und das Ende seiner irdischen Existenz unaufhaltsam näher rückt. Eine derartige Einsicht darüber kann mit einem tiefen Schreck verbunden sein, der den Menschen zusammenzucken lässt – und ihn aufweckt.

Die ungewohnte Selbsterfahrung derart tiefgehender Gedanken, verbunden mit schmerzlichen Einsichten oder Gefühlen einer inneren Leere, vermag einen Menschen zu verunsichern. Glücklich der Mensch, der für solche Themen einen passenden Gesprächspartner hat. Fehlt der Austausch mit anderen, treten Empfindungen der Einsamkeit auf und die Selbstzweifel beginnen zu wachsen. Schlimmer ist es, wenn die nachdenkliche und reflektierende Gemütslage von den anderen verlacht, als »unnormal« oder gar als »psychisch krank« eingestuft wird.

Ein Klient berichtete mir davon, dass er schon seit geraumer Zeit oft und lange auf seiner Terrasse sitzt, in den Garten schaut und über das eigene Leben sinniert. Fragen dieser Art ziehen ihn unwiderstehlich an und geben ihm keine Ruhe. Für die gewöhnlichen Oberflächlichkeiten des Lebens verlor sich sein bisheriges Interesse, was natürlich auch seinem Umfeld nicht verborgen geblieben war und in Sorge versetzte. Er selbst hat nicht unbedingt das Gefühl, dass ihm etwas fehlt. Er fühlte sich nicht unwohl in den Phasen der Nachdenklichkeit, er war vor allem am Anfang nur irritiert, weil er diese Veränderung nicht einordnen konnte. Bei einem Gang zu seinem Hausarzt, der wegen einer anderen Angelegenheit stattfand, nutzte er die Gelegenheit und erzählte davon.

Der Arzt hörte ihm aufmerksam zu, und als er am Ende seiner Ausführungen angekommen war, bekam er die Empfehlung für ein Antidepressivum. Der schnelle Griff zum Medikament ist nachvollziehbar. Der Patient berichtet, dass er grübelt, er berichtet von einem Interessensverlust und einer Antriebsminderung – und darüber hinaus wurde in seiner Darstellung auch ein sozialer Rückzug deutlich. Aufgrund der Schilderungen wird jeder Profi, wie am Anfang des Kapitels dargestellt – je nach Dauer und Intensität derartiger Stimmungszustände –, eine Depressionsform diagnostizieren. Er bekam die Diagnose »leichtgradige depressive Episode«, dazu das Angebot entsprechender Tabletten und den Ratschlag, es nicht schlimmer werden zu lassen mit dem Grübeln. Er solle sich abzulenken versuchen, die alten Aktivitäten wieder aufnehmen, mehr unter Leute gehen und den Rückzugstendenzen widerstehen.

Für einen oberflächlichen Menschen, der für die Komplexität und Tiefe der menschlichen Existenz blind ist und der einzig auf die diagnostischen Kriterien schaut, gibt es nur diese eine logische Erklärung und dafür die entsprechende Behandlungsrichtlinie.

Doch was mein Klient in Wahrheit brauchte, das waren natürlich nicht Tabletten. Es war das vertiefte Verständnis seiner Veränderung und seines momentanen Zustands. Es war die Erkenntnis, momentan eine Reifungsphase zu durchleben, die ihm bisher noch fehlte. Das konnte er im Verlauf unserer Gespräche erreichen und auch bei seinen Familienangehörigen Verständnis für sich wecken. Es erleichterte ihn, als sich niemand mehr um ihn Sorgen machte und ihn zu verändern suchte.

Führen wir ein falsches Leben und vernachlässigen unsere wahren Bedürfnisse, macht uns unsere Seele irgendwann depressiv. Ein *falsches* Leben ist das Leben, das wir meinen, führen zu müssen, obwohl wir uns insgeheim nach einem anderen Leben sehnen. Oft führen Menschen nur das Leben, von dem sie meinen, dass ihr Umfeld es von ihnen erwartet. Halten wir an unserem Fassadenleben fest und steigern wir unsere Ablenkungsaktivitäten, werden wir nur noch »depressiver«. Die Seele wird die gewohnten Abläufe stören und eine Korrektur schließlich erzwingen.

Je nachdem, wie weit der Mensch von seinem eigenen Kurs abgewichen ist oder sich von anderen abdrängen ließ und je nachdem, wie viel oder wie schwerwiegend das zu Verarbeitende ist, wird der Heilungsverlauf entsprechend intensiv und zeitfordernd ausfallen. Abhängig von seiner Reaktion auf diesen Prozess wird er entweder zu einem gesunden Abschluss kommen oder aber bis zur Verzweiflung gegen ihn ankämpfen. Würde ein depressiver, verzweifelter Mensch mich fragen, wie sich seelische Entwicklung und Reifung anfühlen, dann würde ich ihm antworten: »Genau so, wie Sie sich gerade fühlen.«

DER WEG AUS DER DEPRESSION

Wie kommen wir aus der depressiven Empfindung auf natürlichem Wege wieder hinaus? Indem wir uns hineinziehen lassen in den Heilungsprozess und uns nicht gegen ihn wehren.

Wir dürfen darauf vertrauen, dass die inneren Aktivitäten *immer* zu einem erfolgreichen Abschluss führen. Ausnahmslos immer! Vorausgesetzt, wir stellen uns der Natur nicht in den Weg.

Auch wenn schon einiges dazu im vorhergehenden Kapitel gesagt worden ist, möchte ich hier erneut auf den Vergleich mit einem grippalen Infekt zurückkommen: Erkranken wir an einer Grippe, geben wir dem Drängen der Symptome völlig selbstverständlich nach. Wir legen uns ins Bett, und dort warten wir auf die Genesung. Welcher Grippekranke käme auf die Idee, sich zum Aufstehen zu zwingen, in der Hoffnung, damit seine Krankheit bekämpfen zu können? Oder sich zu überlegen, was ihm vor der Erkrankung Freude bereitete, um sich dann unter Aufbietung seiner letzten Kräfte zu diesen Aktivitäten zu überwinden? Einem Grippekranken würde auch kein Arzt anraten, sich einen

Aktivitäten-Stundenplan anzulegen, um damit so schnell wie möglich seine Grippe zu besiegen. Wer in dieser Weise mit einem Infekt umgeht, bringt sich in ernsthafte gesundheitliche Gefahren.

Interessanterweise werden all diese Ratschläge einem depressiven Menschen gegeben. Ihn zwingt ein seelischer Heilungsprozess in die Passivität, natürlich aus guten Gründen. Auf Anraten vieler Behandler soll er sich aber unter allen Umständen aktivieren und seine Unlust und Antriebslosigkeit mit allen Mitteln überwinden. Das ist nicht im Sinne der Natur und dient nicht der Heilung.

Ich spinne noch etwas weiter: Wer käme auf die Idee, seinen grippalen Infekt aus Stolz oder Scham zu verbergen und den anderen vorzutäuschen, er sei gesund? Wer das macht, anstatt im Bett seine Erkrankung auszukurieren, verstärkt sein Leiden.

Zu den vorhandenen Beschwerden kommen die Anstrengungen des Täuschungsmanövers hinzu, wodurch die Belastung weiter steigt. Darüber hinaus wird er von nun an in der Angst leben, seine Fassade könnte durchschaut werden.

Jeder Mensch deutet eine grippale Symptomatik als das, was sie ist, nämlich als einen Gesundungsprozess. Er vertraut auf die Selbstheilungskräfte des Körpers und wartet geduldig auf Besserung. Er lässt der Natur die Zeit, die sie zu der Herstellung der inneren Ordnung benötigt.

Es ist schon kurios, dass wir der Depression weniger Vertrauen entgegenbringen und sie mit falschen Methoden zu *vertreiben* versuchen, oder sie mit viel Kraftaufwand verbergen wollen. Doch wie im Fall des Infekts sollten wir es auch in dem Seelenzustand »Depression« machen. Zieht uns etwas in eine innere dunkle Tiefe, haben wir nachzugeben. Wir haben die Gedanken zu denken, die uns in den Sinn kommen und die Gefühle zu fühlen, die sich in uns ausbreiten. Wir haben zu weinen, wenn die Tränen kommen, und wir haben dem Blick zu folgen, wenn er in die Vergangenheit zielt, um sie aus jeder nur denkbaren Richtung zu beleuchten. Geht der Blick in die bedrohlich empfundene Zukunft, dann gehen wir mit.

Und wird es dabei zeitweise in uns so dunkel wie noch nie in unserem Leben, dann haben wir auch das widerstandslos durchzustehen. Es gibt keinen einzigen Grund für die Angst vor diesen großen Gefühlen.

Würden die Menschen die seelischen Heilungsprozesse genauso ungestört ablaufen lassen wie die körperlichen, wären die meisten Psychotherapeuten arbeitslos. Würden sie auf die körperlichen Heilungsprozesse in der gleichen Weise reagieren, wie sie es bei den seelischen Regungen tun, hätten wir nicht genug Ärzte.

Die Empfehlung lautet also ganz klar: Lassen Sie die Seele einfach machen und erzwingend Sie nichts von ihr! Unterstützten Sie den Heilprozess durch alles, was beim Durchleben der unangenehmen Gedanken und Gefühle hilft! Wer jetzt mit einem »Ja-aber« reagiert, der haftet noch immer an der irrigen Annahme, in unserer Seele wohne eine bedrohliche Kraft, vor der man sich tunlichst hüten müsse.

Sehr verbreitet ist die Sorge, man könne sich in diesem »depressiven« Zustand verirren und nie wieder aus ihm auftauchen. Solcherlei Befürchtungen entbehren jeder Grundlage. Das Leben, unsere innere Natur, ist nicht hinterhältig und hat keinen Selbstzerstörungsmechanismus im Repertoire. Auch geht von der Depression selbst keine Suizidgefahr aus. Die Selbsttötung ist die Erfindung des hoffnungsleeren Menschen, der kein Vertrauen in die Natur hat, sich vor ihr fürchtet und keinen anderen Ausweg mehr sieht. Weil er es nicht anders gelernt hat.

4. WENN ÄNGSTE STÖREN

SO WERDEN WIR MUTIGER, SICHERER UND FREIER

»Wenn die Wurzeln tief sind,
braucht man den Wind nicht zu fürchten.«
Altes chinesisches Sprichwort

Angst fühlt sich schlimm an, ist aber ein treuer und nützlicher Begleiter der Menschheit. Zu allen Zeiten hat dieses natürliche Grundgefühl, das allem Lebendigen innewohnt, sowohl die Sorgen des Menschen wie auch seine Erfindungsgabe beflügelt. Angst versetzte den Menschen zuverlässig in die Lage, in entscheidenden Situationen geeignete Maßnahmen zu ergreifen, um mit heiler Haut davonzukommen. Ohne unsere Fähigkeit zur Empfindung dieses Gefühls wären wir schon längst ausgestorben.

So alt die Angst des Menschen ist, so alt sind auch die Vorsichts- und Gegenmaßnahmen, die er entwickelte, um sein Leben gegen tatsächliche oder vermutete Gefahren abzusichern. Je größer seine Ängste, umso weitreichender und eigentümlicher fielen seit jeher seine getroffenen Vorkehrungen aus.

Kaum etwas blieb in der Menschheitsgeschichte von angstgeplagten Menschen unversucht, um das eigene Schicksal und die ungewisse Zukunft günstig zu beeinflussen. Das tiefe Bedürfnis nach Schutz zeigt sich auf vielfältigste Weise bis in die heutige Zeit. Ob es Glücksbringer in Form von Amuletten oder ob es Edelsteine sind, die man am Körper trägt, ob es religiöse Symbole und Kreidezeichen sind, mit denen man seinen Besitz markiert oder ob es Kraftworte, Schutzformeln oder Gebete sind, die in brenzligen Situationen zum Einsatz kommen – stets geschieht es mit dem Ziel, das Böse abzuwenden und das Gute anzuziehen, und immer offenbart sich darin eine tief sitzende Verunsicherung.

Angst kann uns körperlich lähmen, geistig blockieren oder uns kopflos flüchten lassen. Große Angst kann uns auch zu übermenschlichen Kräften verhelfen. Wodurch auch immer sie ausgelöst wird, immer setzt uns die Angst auf eine frühere evolutionäre Stufe zurück. Wir sind dann mehr Tier als Mensch. Im Angesicht realer Lebensgefahr findet in uns eine blitzschnelle Umschaltung statt. Vom eben noch besonnenen Mensch-Modus geraten wir in das Notprogramm eines irrationalen und instinktgesteuerten Wesens, in den Tier-Modus. Das ist unser evolutionärer, das Überleben sichernder Turbogang. Lästig wird es nur, wenn unser Turbo ein Eigenleben entwickelt und sich einschaltet, obwohl uns keine echte Gefahr droht.

Was wir bei dem Phänomen Angst ebenfalls beobachten können, ist die ungleiche Verteilung der Angstempfindung über die Menschen hinweg. An dem einen Ende der Skala sehen wir die sorglosen Menschen. Schwer zu sagen, ob solchen Menschen Naivität oder Weisheit ein nahezu angstfreies Leben beschert.

Am anderen Ende der Skala stoßen wir auf jene bedauernswerten Mitmenschen, die ohne ersichtliche Gründe von extremen Angstattacken überwältigt werden und sich wegen unzähliger Befürchtungen kaum noch vor die eigene Türe trauen. So nützlich es auch sein mag, ein gewisses Maß an Angst empfinden zu können, manche Menschen verzweifeln an der Überdosis.

Im mittleren Bereich unserer Skala treffen wir auf die breite Masse derer, die sich der potenziellen Gefahren des Lebens zwar sehr wohl bewusst sind, aber die dennoch davon überwiegend unbelastet ihren Weg gehen. Das Bewusstsein dessen, was alles passieren könnte, ermahnt sie zur Vorsicht, löst aber keine übermächtigen Ängste mitsamt der einschränkenden Begleiterscheinungen aus.

FORMEN UND QUELLEN DER ANGSTSTÖRUNGEN

Gewisse Ängste und Unsicherheiten kennt jeder von uns. Die krankhaft übersteigerte Variante, also die Angststörung, ist den meisten »normalen« Menschen jedoch unbekannt und aus ihrer Perspektive völlig unverständlich.

Man kann es sich kaum vorstellen, welch eine Lebenslast extreme Angstzustände für den betroffenen Menschen darstellen. Immer wieder ergreifen sie ihn, überfluten ihn mit Empfindungen, dass ihm schier die Sinne vergehen. Der Mensch bekommt in einer Angstattacke das Gefühl, als könne er jeden Moment in Ohnmacht fallen, oder als müsse er auf kürzestem Wege aus der Situation flüchten. Wer darunter leidet, kann sich wenigstens damit trösten, mit dieser Störung nicht allein zu sein. Die Häufigkeit von Angststörungen innerhalb der Bevölkerung wird auf zehn bis fünfzehn Prozent geschätzt.

Phobien

Fürchtet sich ein Mensch vor bestimmten Dingen oder Situationen, wird diese Angststörung als Phobie bezeichnet.

Diese Klasse von Ängsten ist weit verbreitet, und die Bandbreite der infrage kommenden Auslöser ist groß. Vieles von dem, was ein gewöhnlicher Bestandteil des menschlichen Daseins und des sozialen Miteinanders ist, kann zur Quelle der Angstqualen werden.

Das Fahren auf der Autobahn, durch einen Tunnel oder über eine Brücke kann unerträglich sein. Es kann aber auch die kleine Spinne oder ein anderes harmloses Tierchen sein, bei dessen Anblick der Mensch erstarrt. Das Fahren mit dem Aufzug kostet manche Menschen eine große Überwindung, oder es ist der Urlaubsflug, der nur mit Beruhigungstabletten oder im alkoholisierten Zustand ertragen wird. Anderen macht das alles nichts aus, dafür ist aber ein Zahnarztbesuch für sie ein absolutes No-Go.

Eine unüberwindbare Hürde kann das öffentliche Sprechen oder Schreiben sein oder irgendwas anderes, was man gelegentlich so zu verrichten hat in Anwesenheit der Mitmenschen. Die Liste der verbreiteten Angstauslöser ließe sich beinahe endlos fortsetzen.

Ausgelöst werden viele Phobien durch ein beängstigendes Schlüsselerlebnis. Ist die Phobie erst einmal da, lebt sie von dem Vermeidungsverhalten des Menschen. Einige Beispiele dazu: Ein Mensch wird von einem Hund gebissen und vermeidet daraufhin jeden Kontakt zu Hunden. Oder er wird im Keller von einer Spinne zu Tode erschreckt und geht fortan nicht mehr dorthin. Das Vermeidungsverhalten führt dazu, dass die eingeprägte Angst nicht mit neuen, neutralen Erfahrungen abgeschwächt und *überprägt* werden kann. Die Angst bleibt auf ihrem Niveau bestehen.

Panikattacken

Ganz plötzlich oder nach einer minimalen Vorwarnzeit ist sie da, die Panikattacke. Beim ersten Auftreten ist eine medizinische Abklärung unverzichtbar. Sie erfolgt auch in allen Fällen. Schließlich geht der Betroffene Mensch fest davon aus, einen Herzinfarkt zu erleiden und sorgt von sich aus für ärztliche Hilfe. Bleibt die Untersuchung ergebnislos, lautet die Diagnose »Panikstörung«. Der Nachteil der

Panikstörung für den Betroffenen ist die fehlende Einflussmöglichkeit. Spezifische Phobien lassen sich durch entsprechendes Vermeidungsverhalten noch unter Kontrolle kriegen. Da es bei der Panikstörung keine greifbaren Auslöser gibt, ist der betroffene Mensch machtlos.

Die Ursache der Panikattacken liegt meiner Erfahrung nach in einer lang anhaltenden seelischen Stressbelastung. Im siebten Kapitel werde ich ausführlicher darauf eingehen.

Ständige Ängste und Sorgen

Dieser Variante der Angst hat die Fachwelt den Namen »Generalisierte Angststörung« gegeben. Kennzeichen dafür sind anhaltende Sorgen und Ängste, die sich nicht auf bestimmte Objekte oder Situationen beziehen, sondern auf viele unterschiedliche Lebensbereiche. Ursache kann ein einschneidendes Erlebnis sein, das zu einer tiefen Verunsicherung führte.

Solche Ängste können aber auch – für einen selbst – eine hilfreiche Funktion haben. Mit den Sorgen um andere lässt sich gut von den eigenen Problemen ablenken. Wer mit den ängstlichen Gedanken ständig um Randthemen kreist, kann nicht gleichzeitig bei sich sein. Es ist eine kreative Lösung des Menschen, sich selbst aus dem Weg zu gehen und den Blick nach innen zu vermeiden. Doch genau das führt dazu, dass diese Menschen sich davor bewahren, ihre eigenen Themen zu bearbeiten.

DER GEMEINSAME NENNER

Alle krankhaften Ängste haben eine Gemeinsamkeit: Es ist ihre Unangemessenheit, ihre Übermacht und ihre manchmal unfassbar erdrückende Intensität. Der Mensch erlebt in harmlosen Alltagssituationen eine Bedrohung, als ginge es um nichts weniger als um sein schieres Leben. Fern jeder Verhältnismäßigkeit sind diese Angstgefühle, und mit keiner inneren Strategie ist ihnen dauerhaft beizukommen.

Kein Wunder also, dass der Mensch sich bei der Wahrnehmung seiner Angst auf das denkbar Einfachste besinnt, nämlich auf die Vermeidung der Angst auslösenden Situation.

Menschen, die sich ihrer grundlosen und irrationalen Ängste nach außen hin schämen, versuchen ihre Ängste vor anderen natürlich zu verbergen. Sie entwickeln zuweilen raffinierte Ausreden, nur um ja nicht in die Nähe der Angstquelle zu kommen.

VERMEIDUNG LÄSST DIE ANGST WACHSEN

Ängste haben leider zwei ungute Eigenschaften: Sie wachsen zum einen in die Höhe und zum anderen in die Breite.

Wer seiner Angst ausweicht, anstatt sich mit ihr zu beschäftigen, läuft Gefahr, dass sie in beide Richtungen wächst. Das Größenwachstum der Angst zeigt sich auf diese Weise: Löste in der Frühphase der Angstkarriere ausschließlich der direkte Kontakt mit der Situation Ängste aus, so reicht heute schon der bloße Gedanke daran und die Angst ist da. Oder so: Eine Höhenangst trat am Anfang erst ab einer Höhe von zwei Metern auf, jetzt, da sie größer geworden ist, wird selbst eine Haushaltsleiter nicht mehr bestiegen. Beim Wachstum in die Breite kommen zu dem ursprünglichen Angstauslöser noch weitere dazu und es können auch völlig neue Ängste auftreten. Das mögliche Ergebnis einer solchen Entwicklung kann ein Mensch sein, der eines Tages wegen seiner vielfältigen Ängste die Wohnung nicht mehr verlassen mag.

Aber warum wachsen Ängste in die Höhe, wenn der Mensch sie vermeidet? Ein Vergleich mit unserem Körper gibt uns die Antwort: Unsere Muskulatur versetzt uns in die Lage, die unterschiedlichsten körperlichen Aktivitäten zu vollbringen. Wir können laufen, springen, Gewichte in die Höhe stemmen und vieles mehr. Diese Fähigkeiten lassen sich mit dem passenden Training sogar enorm steigern. Der Körper ist anpassungsfähig und lässt die Muskulatur wachsen, wenn sie beansprucht wird. Werden Muskeln geschont, bilden sie sich zurück und verlieren ihre Kraft. Jeder, der schon mal für mehrere Wochen ein gebrochenes Bein in Gips hatte, kennt dieses Phänomen. Das Gleiche beobachten wir bei der körperlichen Ausdauer, dem Immunsystem und bei vielen anderen Systemen des Körpers. Was nicht benutzt wird, verkümmert.

Das Gleiche gilt uneingeschränkt für die Fähigkeiten unserer Seele. Stellen wir uns der Einfachheit halber vor, dass die Seele ebenso wie der Körper für jede Anforderung bestimmte Muskelgruppen hat. Diese unsere *Seelenmuskeln* können wir ebenfalls trainieren und stärken oder aber sie vernachlässigen und verkümmern lassen. Vermeidet zum Beispiel ein Mensch mit Höhenangst das Steigen auf eine höhere Leiter, so verkümmern jene Seelenmuskeln, die für die Fähigkeit »Höhentoleranz« zuständig sind.

Das Ergebnis kann eine allmählich größer werdende Höhenangst sein. Nimmt er hingegen die Mühe auf sich, seine Höhentoleranz zu trainieren, indem er gezielt auf Leitern steigt, wird er schnell Fortschritte bemerken. Der Mensch sagt in so einem Fall, er habe sich an die Höhe »gewöhnt«, genau genommen hat er seine Seelenmuskulatur für eben diese Herausforderung gestärkt.

Wie können wir uns das Breitenwachstum vorstellen; also die Eigenschaft der Ängste, sich auf weitere Situationen auszudehnen? Auch das lässt sich mit der Körpermuskulatur gut vergleichen.

Jede Muskelgruppe unterstützt eine Vielzahl von Fertigkeiten. Nehmen wir als Beispiel ein gebrochenes Bein, welches nach etlichen Wochen aus seinem Gipsverband befreit wird. Durch die Inaktivität hat sich die Muskulatur zurückgebildet, und der eingetretene Kraftverlust wird sich selbstverständlich auf viele Aktivitäten negativ auswirken. Nicht nur das Gehen wird schwerer fallen, sondern auch das Aufstehen aus einem bequemen Sessel, ebenso das Treppensteigen oder das Fahrradfahren. Denken wir weiter: Wie wäre die Entwicklung, wenn dieser Mensch wegen seiner Beinschwäche alles, was ihn anstrengt, fortan unterlassen würde? Wenn er statt der Treppe immer den Aufzug nimmt, statt des Fahrrads das E-Bike? Das Vermeidungsverhalten würde das Bein weiter schwächen und seinen Aktionsradius weiter verkleinern.

Bei der Seele ist es vergleichbar. Einzelne seelische Muskelgruppen befähigen uns, viele sich ähnelnde Anforderungen zu meistern. Verkümmern sie allmählich, führt das dazu, dass weitere Unsicherheiten und Ängste in bisher neutralen Situationen auftreten können. Bestand am Anfang die Angst einzig darin, in Supermärkten vor der Kasse in einer engen Warteschlange anzustehen, so wird sich die Angst bei zunehmender Verkümmerung der Seelenmuskeln ausweiten. Das kann dazu führen, dass sich die Angstgefühle plötzlich in ähnlichen Situationen zeigen. So zum Beispiel in einem kleinen Bäckerladen, während der Mensch inmitten anderer Kunden darauf wartet, bis er an der Reihe ist. Später meldet sich die Angst in öffentlichen Verkehrsmitteln oder im Restaurant. Der Radius der Angst zieht einen immer größeren Kreis.

Handelt es sich um eine gewöhnliche Phobie, lässt sich in sehr vielen Fällen mit gezielter Psychotherapie zuverlässig eine Heilung erzielen. Die Therapie der Wahl ist die Konfrontationstherapie. Es handelt sich um ein gezieltes Seelenmuskel-Training, bei dem genau der Seelenbereich trainiert wird, der für die Angst zuständig ist. Bei der Höhenangst steigt man schrittweise immer höher, bei der Spinnenphobie nähert man sich nach und nach einer Spinne.

Sollten Sie sich vornehmen, Ihre Seelenmuskeln zu stärken, können Sie das im Rahmen einer Psychotherapie machen, oder Sie trainieren eigenständig. Verlassen Sie sich darauf, dass Ihre wachsende Seelenfitness auch andere Lebensbereiche positiv beeinflussen wird, denn auch hier ist es wie beim körperlichen Training: Bauen wir durch regelmäßiges Jogging schrittweise unsere Kondition und Kraft auf, profitieren wir davon auch beim Fahrradfahren, Bergwandern und Treppensteigen. Trainieren Sie gegen einen bestimmten Angsttyp, werden sich andere Ängste ebenso reduzieren. Obendrein gewinnen Sie an allgemeiner Selbstsicherheit und Selbstvertrauen.

Fangen Sie mit leichtem Training an und steigern Sie sich langsam. Ungefähr so, als würden Sie für einen längeren Dauerlauf trainieren. Ebenso wie ein körperliches Training zunächst Kraft kostet und uns aus der Puste und zum Schwitzen bringt, so tut es auch das Seelentraining. Ebenso wie wir uns zum Körpertraining aufraffen müssen und manchmal den Hintern nicht hochbekommen, obwohl wir es dringend bräuchten, so ergeht es uns in gleicher Weise bei der Steigerung unserer seelischen Kräfte.

Führt diese Methode nicht zum Erfolg, dann liegen die Ursachen der Angst tiefer. In vielen Fällen liegt bei trainingsresistenten Ängsten eine frühere unverarbeitete

Belastung vor. Eigene traumatische Erlebnisse oder schmerzhafte Verluste liegen dem Menschen auf der Seele und drängen danach, verarbeitet zu werden. Die Bemühungen, die innere Dynamik zu kontrollieren, bindet Energie, die für den Umgang mit Alltagsstressoren nicht mehr verfügbar ist. Der Mensch fühlt sich bestimmten Herausforderungen nicht mehr gewachsen.

So ist er womöglich nicht in der Lage, ein Lokal zu betreten oder durch eine Fußgängerzone zu gehen. Beispiele für angstbesetzte Situationen oder Handlungen gibt es zuhauf. Es sind die unbedeutenden Anforderungen des Lebens, die für die Seele eine, wenn auch kleine, Anstrengung darstellen. Besitzt der Mensch eine ausreichende Kraftreserve, erledigt er die Dinge nebenher. Ist die Kraftreserve zu gering, können bereits die kleinsten Herausforderungen nicht mehr bewältigt werden.

Für den Fall, dass die Angst tiefer sitzt und das Trainieren des Seelenmuskeln nicht anschlägt: Ohne eine Verarbeitung der seelischen Altlasten werden die Ängste bestehen bleiben. Wer dann weiterhin auf Konfrontationsübungen setzt, ob in Eigenregie oder im psychotherapeutischen Rahmen, wird unter diesen Bedingungen nicht weiterkommen. Dasselbe gilt uneingeschränkt für den Einsatz von Ablenkungstechniken wie Atemübungen, gezielter Ablenkung oder anderen Hilfsmitteln. Bei hartnäckigen phobischen Ängsten ist nicht die Konfrontation mit den gefürchteten Situationen angezeigt, sondern die schonungslose Konfrontation mit unverarbeiteten Lebensereignissen – unabhängig davon, wie weit sie zurückliegen. Denn nur das führt weiter.

DIE ANGST VOR DER LEBENSKATASTROPHE

Ein phobischer Mensch kann, bei allem empfundenen Leid, seine Ängste immerhin selbst beeinflussen, indem er die

Angstauslöser meidet. In einer deutlich schlechteren Situation befinden sich diejenigen, die sich vor etwas fürchten, was dem Wesen nach *nicht* mit Vermeidungsstrategien unter die eigene Kontrolle zu bringen ist.

Wer einen Schicksalsschlag fürchtet, den er selbst oder ein Angehöriger erleiden könnte, kann sich nicht davor schützen. Vor Krankheit oder Tod kann sich ein Mensch nicht in Sicherheit bringen, indem er sich in seine Wohnung zurückzieht. Denn auch hier kann er krank werden oder an einem Herzanfall sterben. Ebenso kann er alles, was ihm lieb und teuer ist, für immer verlieren. Wer von diesen Befürchtungen durchdrungen ist, lebt in permanenter Angst und Anspannung.

Drehen sich die Ängste ausschließlich um das eigene gesundheitliche Wohlergehen, so wird der bange Mensch versuchen, sich unentwegt abzusichern. Ständig wird er in seinen Körper hineinhorchen, und sobald ihm etwas ungewöhnlich vorkommt, in größte Sorge geraten. Hinter jedem Bauchgrummeln wird er etwas Schlimmes vermuten, bei jedem seichten Kopfschmerz einen Hirntumor befürchten. Mit großer Wahrscheinlichkeit hat sich bei sämtlichen Fachärzten seiner Umgebung eine ansehnliche Patientenakte angesammelt. Parallel dazu werden nicht selten auch das gesundheitsbezogene Verhalten intensiviert sowie Hygienemaßnahmen auf die Spitze getrieben. Diese Form der Angst wird als Hypochondrie bezeichnet, die ergriffenen Schutzmaßnahmen können das Ausmaß einer Zwangsstörung erreichen.

Kommen zu den Ängsten um die eigene Gesundheit noch Verlustängste und Sorgen um Familienmitglieder hinzu, wird der Mensch unter Umständen seine Anverwandten mit Anfragen belästigen, ob sie heile zu Hause angekommen sind und wie es ihnen gesundheitlich gehe. Auch wird er ihnen signalisieren, sich doch bitte häufiger zu melden, damit er beruhigt sein könne.

Die Besonderheit solcher Ängste besteht darin, dass sie doch eigentlich sehr wirklichkeitsnah sind. Es lässt sich nicht von der Hand weisen, dass alles, was der Mensch befürchtet, sich auch tatsächlich in jeder Sekunde ereignen könnte. Was *irgendwem* geschehen ist, das kann doch auch *mir* geschehen. Was mir *irgendwann* geschehen kann, das kann mir doch auch schon *heute* widerfahren. Ein unerwarteter Anruf mit einer knappen Nachricht über den Tod eines geliebten Menschen, und das Leben verwandelt sich innerhalb von Sekunden in eine jammervolle Tragödie. Oder das eigene Herz gerät aus dem Takt, hört plötzlich auf zu schlagen – und das war's. So sieht die Realität aus, in der wir leben

Wer diese Ängste verspürt, der lebt nicht mehr in seiner kindlich naiven Welt, sondern hat realisiert, dass in Wirklichkeit alles jederzeit möglich ist.

Eine derartige Erkenntnis ist sehr wertvoll, ist sie doch ein großer Schritt in Richtung persönlicher Reifung. Bevor aber der Mensch seinen Nutzen daraus ziehen kann, muss er zunächst den Verlust seines alten Weltbildes verarbeiten. Notwendig ist die intensive Auseinandersetzung mit der eigenen Endlichkeit und mit der Tatsache, dass alles, was unser Leben ausmacht, nur eine freundliche Leihgabe an uns ist. Am Ende der erfolgreichen Verarbeitung wandelt sich die Angst davor, dass alles jederzeit enden kann, in Dankbarkeit um. Denn zwar ist alles vergänglich, aber umso wertvoller ist dadurch die Leihgabe, die wir jetzt genießen dürfen.

Der Mensch ist ein schöpferisches Wesen. Es wäre überraschend, wenn er keinen Weg gefunden hätte, um sein Schicksal nicht doch irgendwie beeinflussen zu können. Notgedrungen erschuf er sich zahlreiche, zumindest aus seiner Sicht, brauchbare und wirksame Gegenmittel, um dem Schicksal die Macht zu nehmen.

Möglichkeiten der (scheinbaren) Beeinflussbarkeit des eigenen Schicksals findet er, wie bereits oben erwähnt, in magisch anmutenden oder religiös inspirierten Schutzmaßnahmen. Gebete, Symbole, Amulette und vieles mehr werden gegen drohendes Ungemach in Stellung gebracht. Beruhigen können solche Maßnahmen aber nur denjenigen, der an ihre Kräfte glaubt. Leider können die Gegenmaßnahmen die bohrenden Ängste nicht völlig zum Schweigen bringen. Wie raffiniert die Maßnahmen auch sein mögen, es verbleiben im Hintergrund des Bewusstseins immer leise Zweifel. Dummerweise haben sie die Eigenschaft, allmählich lauter zu werden.

Es ist daher nur eine Zeitfrage, wann sich die Ängste durch den errichteten Schutzwall hindurchwühlen und erneut Einfluss auf das Leben erlangen. Ist die Angst wieder da, so besteht für den Angstgeplagten die Möglichkeit, das Schutzarsenal zu vergrößern – mit weiteren Hilfsmitteln oder zusätzlichen Ritualen.

Ein derartiger Gebrauch der Maßnahmen kann den Menschen in eine starke Abhängigkeit von seinen eigenen Vorkehrungen führen. Ohne entsprechende Hilfsmittel oder den vorherigen Einsatz der Rituale wird das Haus nicht verlassen, die Arbeit nicht begonnen, Unternehmungen nicht gestartet.

Eine Angststörung kann sich also in mannigfaltigen Formen zeigen. Sie kann sich auf Unbedeutendes wie eine kleine Spinne richten oder auf etwas Überdimensionales und Unausweichliches wie den Tod. Allen Angstauslösern, ob winzig klein oder monumental, ist eines gemeinsam: Bereits der gedankliche Kontakt mit ihnen versetzt den Menschen in eine innere Unruhe, und der direkte Kontakt kann eine unerträgliche Panik auslösen.

WAS WIR TUN KÖNNEN

Jeder Mensch ist in der Lage, seine ausufernden und somit unnatürlichen Ängste zu verlieren. Solche Ängste sind der Beweis einer inneren Unordnung. Da unser natürlicher Zustand die innere Ordnung ist und die Natur unablässig dafür sorgt, diesen Zustand aufrechtzuerhalten oder wiederherzustellen, hat der Mensch die stärkste Macht an seiner Seite, die es gibt – die Natur. Weil das seelische Immunsystem hierbei mitarbeitet, kann auf dem Weg aus der Angst nichts schiefgehen – wenn man den natürlichen Weg wirklich geht.

Unverzichtbar für die Erlangung der Angstfreiheit ist die Beachtung einiger weniger elementarer Punkte. Die werde ich im Folgenden der Reihe nach aufführen. Sie gelten nicht für jede Angstform gleichermaßen, aber Sie werden das für Sie Hilfreiche bestimmt herauslesen können.

DEN KONTAKT MIT DER ANGST NICHT VERMEIDEN

Die Notwendigkeit einer Konfrontation mit den Angstauslösern habe ich oben ausgeführt. Im Folgenden möchte ich das Thema vertiefen.

Vielleicht kennen Sie das verbreitete Sagenmotiv vom Drachen, der in einer Höhle wohnt und ein Königreich tyrannisiert. Der verzweifelte König verspricht demjenigen, der den Drachen tötet und die Menschen von der ständigen

Bedrohung befreit, als Lohn seine Tochter zur Frau. Das attraktive Angebot lockt etliche Glücksritter herbei, und einer nach dem anderen stellt sich dem ungleichen Kampf. Zur großen Enttäuschung des Königs ist keiner der Herausforderer erfolgreich. Einige von ihnen verlässt im entscheidenden Moment der Mut, sodass sie davonlaufen, manche lassen im erbitterten Kampf ihr Leben. Bei dem König und seinen getreuen Untertanen schwindet allmählich die Hoffnung auf die ersehnte Erlösung, denn selbst die stärksten und mutigsten versagen letztlich.

Mit den Jahren bringt das Königreich einen besonderen Helden hervor: einen, der so unscheinbar daherkommt, dass ihm niemand eine Heldentat solchen Kalibers zutraut. Ausgestattet mit einer Portion Übermut und reichlich Zuversicht macht er sich auf den Weg in den Kampf. Siegessicher stellt er sich vor den Eingang der Höhle und fordert den Drachen heraus. Zur großen Verwunderung aller gelingt ihm das Unmögliche. Er bezwingt den Drachen, allerdings nicht mit seiner Körperkraft, sondern unter Einsatz einer List. Alle sind erleichtert, und der Held heiratet die schöne Prinzessin. Manche Geschichten enden blutig für den Drachen, andere damit, dass Mensch und Drache beste Freunde werden.

Solche Erzählungen sollten schon in alten Zeiten den Menschen Hoffnung und Mut vermitteln – mit immer derselben Botschaft: Der Mensch muss sich der Herausforderung stellen, nur dann wird er sich aus seiner Not befreien.

Wir sollten die Sagen vom Drachen auf diese Weise begreifen: Wir selbst sind das bedrohte Königreich. Etwas in uns schränkt uns ein, wir selbst sind die bisher Gescheiterten, und wir sind es, die aus den Niederlagen lernen werden. Auf unserem Lebensweg mit seinen Auseinandersetzungen entwickeln wir unsere Fähigkeiten und erlangen schließlich aus eigener Stärke die Befreiung.

In einer anderen Verpackung finden wir die gleiche Empfehlung bei Jim Knopf von der Augsburger Puppenkiste und seinem Erlebnis mit dem Scheinriesen.

Der Scheinriese ist ein einsamer Mensch, weil er eine besondere Eigenart hat. Normale Menschen wirken kleiner, je weiter sie sich entfernen. Bei dem Scheinriesen ist es aber merkwürdigerweise genau umgekehrt: Je weiter er weg ist, umso größer erscheint er seinen Mitmenschen. Das führt dazu, dass jeder, der ihn von Weitem erblickt, ihn als einen Riesen wahrnimmt und vor lauter Angst die Flucht ergreift. Deshalb ist der Scheinriese so einsam und traurig. Nur Jim Knopf ist die Größe egal. Neugierig und frei von Ängsten geht er auf den Scheinriesen zu und stellt verwundert fest, dass, je näher sie sich kommen, der Riese kleiner und kleiner wird. Als sie sich gegenüberstehen, sind beide gleich groß. Sie kommen ins Gespräch, lernen sich kennen und werden Freunde.

ANGST IST EIN VAKUUM-GEFÜHL

Jede Auseinandersetzung stärkt die seelischen Kräfte, jede Vermeidung schwächt sie. Nur wenn wir den Flucht- und Vermeidungsimpulsen widerstehen, entwickeln wir uns weiter. Da die grundlegendste Eigenschaft der Natur die Entwicklung ist, handeln wir im Sinne der Natur, wenn wir den Entwicklungsweg wählen.

Wir dürfen die Konfrontationsübung jedoch nicht als einen Kampf gegen die Angst ansehen. Denn Angst hat keine eigenständige Energie. Angst ist ein Vakuum-Gefühl und zeigt eine Vertrauenslücke innerhalb unserer Seele an. Sie offenbart einen Mangel an innerem Halt und Selbstvertrauen. Indem wir uns von der Angst nicht abschrecken lassen, schaffen wir die Möglichkeit, das fehlende Vertrauen in uns aufzubauen.

Auf dem Weg in Richtung Vertrauen sollten wir immer einen Schritt weiter gehen, als uns die Angst rät. Ist ein ganzer Schritt noch zu viel für uns, dann gehen wir doch wenigstens einen halben. Selbst wenn wir nur bis zu der Grenzlinie kommen, an der die Angst einsetzt, und dabei das Gefühl bekommen, nicht weiterzukönnen, dann sollten wir nicht wie bisher sofort kehrtmachen. Besser ist es, an der Grenze etwas zu verweilen und dort länger stehen zu bleiben als das letzte Mal. Auch das fördert inneres Wachstum. Da jede Entwicklung ihre Zeit braucht, sollten wir uns nicht unter Druck setzen.

Es geht nicht darum, Ängste zu überwinden oder mit irgendwelchen Hilfsmitteln zu bändigen, sondern im Leben inneren Halt und Vertrauen aufzubauen. Die Zielsetzung des Lebens, einmal richtig verstanden, führt zu einer anderen Interpretation der Innenwelt und zu zielführenden Suchprozessen. Aus der Flucht, Vermeidung und Bekämpfung wird eine Suche und Hinwendung. Welch ein Unterschied! Der Mensch ist kein Getriebener mehr, sondern ein Suchender, und er ist ein Entdecker. Konzentriert sich der Mensch auf Angstvermeidung und -bekämpfung, so ist ständig Angst in seinem Sinn. Sucht er stattdessen Vertrauen, ist jede Körperzelle darauf ausgerichtet. Eine Suche lockt und öffnet den Menschen; die Konzentration auf Bekämpfung und Überwindung verschließt ihn und macht ihn hart. Die innere Ausrichtung erfolgt zudem auf etwas, was es tatsächlich als Veranlagung in uns gibt und nicht auf etwas Nichtexistentes. Wenn wir uns der Angst stellen, dient das nicht der Bekämpfung eines seelischen Mangelsyndroms, sondern es ist ausschließlich eine vertrauensbildende Aktion.

Sich der Angst zuzuwenden und in sie hineinzugehen ist auf den ersten Blick widersinnig. Es ist aber wie bei der Depression: Nur die Hinwendung zum Problem ist heilsam und führt in das innere Gleichgewicht zurück. Bei der

Depression ist das Ergebnis der Hinwendung die Verarbeitung und die Sinnfindung. Bei der Angst ist es der Vertrauensaufbau.

Beiden, der Depression wie der Angst, ist gemeinsam, dass die paradoxe Aktion erst die notwendigen Voraussetzungen für eine Heilung schafft. Solche Widersprüche gibt es nicht nur im Innenleben. Sie begegnen uns auch in der äußeren Welt, wir nehmen sie nur nicht bewusst zur Kenntnis. Stellen Sie sich vor, Sie stehen sicher auf ihren Beinen. Durch einen plötzlichen Stoß verlieren Sie Ihr Gleichgewicht und drohen umzufallen. Wie fangen Sie sich wieder auf? Indem Sie einen Ausfallschritt in die Richtung machen, in die Sie zu kippen drohen. Dadurch gewinnen Sie wieder einen sicheren Stand.

Diese Wahrheit wäre banal, wenn sie nicht funktionieren würde. Dasselbe beim Fahrradfahren: Wie kriegen wir es hin, beim Radfahren das Gleichgewicht zu halten? Wir steuern ununterbrochen mit sehr feinen Lenkbewegungen jeweils in die Richtung des Fallens. Nur so bleiben wir im Gleichgewicht. Beobachten wir ein kleines Kind bei seinen ersten Fahrversuchen, können wir erleben, wie es intuitiv in die entgegengesetzte Richtung lenkt und natürlich hinfällt. Hat es das Prinzip verstanden, was recht schnell geht, fährt es wie ein kleiner Weltmeister. Um seelisch im Gleichgewicht zu bleiben, müssen wir das Gleiche tun.

Wer von einer einfachen Phobie geplagt wird, für den ist diese Vorgehensweise völlig ausreichend, um seine Angst zu verlieren. Prinzipiell funktioniert das auch ohne psychotherapeutische Unterstützung, also ganz in Eigenleistung. Schließlich gelingt es auch jedem Menschen, seine Körperkraft zu steigern, ohne die Hilfe eines speziell ausgebildetem Fitness-Coach in Anspruch zu nehmen. Im Zweifelsfall ist eine Psychotherapie aber eine große Hilfe. Sie motiviert und sichert den Erfolg.

Wie kann ein ängstlicher Mensch selbstsicher und selbstbewusst werden? Was lässt ein verkümmertes Selbstwertgefühl zu seiner vollen Größe wachsen? Das Wissen darum, wie wir unsere inneren Veranlagungen entfalten können, ist unverzichtbar und ist eng mit dem Thema Angst verknüpft.

Selbstbewusstsein, Selbstsicherheit, Selbstwertgefühl und vor allem Selbstvertrauen, sie alle sind Persönlichkeitseigenschaften, die dem Menschen Standhaftigkeit verleihen. Sie sind die Wurzeln, die ihm festen Halt geben, selbst bei extremer Windstärke. Wer Selbstvertrauen hat, mag wohl wanken, aber er fällt nicht um.

Von den oben aufgeführten vier Selbstqualitäten ist meiner Erfahrung nach das Selbstvertrauen entscheidend und liegt allen anderen zugrunde. Selbstbewusstsein, Selbstwert und Selbstsicherheit bauen auf diesem Fundament auf. Wie aber bauen wir Selbstvertrauen auf?

Dazu gibt es eine Vielzahl an Selbsthilfeliteratur, und falls Sie diese Fragen schon länger beschäftigen, werden Sie sicherlich einiges zu der Thematik bereits gelesen haben. Es wurden Ihnen verschiedenste Empfehlungen gegeben, die Sie mit unterschiedlichem Erfolg ausprobiert haben. Das Problematische an den empfohlenen Techniken ist, dass sie den Eindruck erwecken, Selbstvertrauen könne man »machen«. Es ist wahr, mit der richtigen Technik kriegt man vieles hin – aber manches eben nicht. Einen Pullover zu stricken oder einen Holztisch zu bauen, das ist ganz sicher eine Frage der Technik. Aber einem Apfelbaum aufblühen zu lassen oder das eigene Selbstvertrauen, dafür braucht es eine andere Art des Know-hows. Sein Selbstvertrauen muss man langfristig kultivieren und wachsen lassen.

Der Keim für ein gesundes Selbstvertrauen ist in jedem Menschen bereits angelegt. Mit dem Selbstvertrauen verhält es sich wie bei jeder Pflanze, wie bei jedem lebendigen System. In allem, was lebt, existieren Veranlagungen, die nur auf günstige Bedingungen warten, um sich zu entfalten. So ist es auch mit dem Selbstvertrauen.

Und jetzt kommen wir ins Spiel. Das einzige, was wir tatsächlich »machen« können, ist nicht besonders kompliziert. Wir müssen nur für die nötigen Voraussetzungen sorgen. Das Wachstum des Selbstvertrauens setzt augenblicklich ein, sobald wir die richtigen Wachstumsbedingungen hergestellt haben.

Was aber sind die günstigsten Bedingungen für das Wachstum von Selbstvertrauen? Um das zu beantworten, wenden wir uns zunächst einer etwas einfacheren Frage zu. Wir fragen uns, was die notwendigen Voraussetzungen für das Wachstum von *Fremd*vertrauen sein könnten. Unter welchen Voraussetzungen entwickelt sich also Vertrauen zu einem anderen Menschen?

Haben Sie Vertrauen zu Ihrer besten Freundin oder Ihrem besten Freund auf *technischem* Wege aufgebaut? Haben Sie es sich antrainiert? Haben Sie Listen angelegt mit den positiven Eigenschaften ihres Mitmenschen, mit seinen Stärken und Schwächen? Haben Sie sich zigmal am Tag eingeredet, dass Sie sich auf ihn verlassen können sollten, weil er doch absolut okay ist? In Bezug auf den Vertrauensaufbau zu einem anderen Menschen klingen solche Ratschläge reichlich schräg, mechanisch und unnatürlich. Sie sind es auch. Und sie bleiben es, wenn Menschen versuchen, diese Tipps auf sich selbst anzuwenden, um ihr Selbstvertrauen zu stärken. Wie wächst Vertrauen zu einem anderen Menschen auf natürliche Weise?

Um Vertrauen zu einem Menschen aufbauen zu können, müssen wir ihn zuvor kennenlernen. Dafür müssen wir mit ihm viel Zeit verbringen, mit ihm in Kontakt kommen, uns mit ihm austauschen und uns mit ihm beschäftigen. Wir lernen ihn nicht kennen, wenn wir mit ihm gemeinsam fernsehen. Neben ihm her zu joggen und dabei Musik zu hören bringt uns ihm auch nicht näher. Gehen wir so vor, wird uns der andere noch nach Jahrzehnten fremd sein. Wie könnten wir einem Fremden vertrauen?

Übertragen wir diese Überlegungen auf das Selbstvertrauen, wissen wir, was zu tun ist. Wollen wir, dass unser Selbstvertrauen wächst und sich entfaltet, müssen wir Zeit mit uns selbst verbringen. Mit der Zeit lernen wir uns besser kennen. Nur dadurch wächst das Vertrauen zu uns selbst. Ebenso wie wir uns sicher fühlen in der Gesellschaft eines Menschen, dem wir vertrauen, werden wir uns *selbst vertrauen*, wenn wir allein anderen gegenübertreten. Oder wenn wir in neue Situationen gehen.

In manchen der oben kritisierten technischen Methoden steckt bei all ihrer Unnatürlichkeit dennoch ein hilfreiches Detail: Sie bringen wenigstens den Menschen dazu, sich mit sich selbst zu beschäftigen und über sich nachzudenken. Für manche sind Fragen wie »Welche Stärken und Schwächen habe ich?« der erste intensive Kontakt zu sich und können daher hilfreich sein.

Was ist aber, wenn der Mensch sich selbst ablehnt? Je mehr sich der Mensch näher kommt und sich kennenlernt, umso näher kommt er seinen unliebsamen Eigenschaften. Könnte da nicht statt des Selbstvertrauens eher die Selbstablehnung wachsen?

Damit kommen wir auf das Thema Selbstakzeptanz und Selbstliebe. Auch diese Eigenschaften lassen sich nicht mit Übungen zur Entfaltung bringen. Oder könnte es jemandem gelingen, die Liebe zu irgendeinem Mitmenschen mithilfe eines Übungsprogramms zu »erlernen«? Wenn überhaupt, dann entwickelt sich auch die Liebe zu einem anderen nur, wenn wir in gemeinsame Zeit investieren. Bei einem fremden Menschen ist das Ergebnis allerdings mit einigen Unsicherheiten behaftet. Man wird vielleicht feststellen, dass es nicht passt.

Ganz anders verhält es sich bei uns und der Selbstliebe. Auch dafür ist ein Keim als natürliche Veranlagung in uns eingesetzt. Wenn wir Zeit mit uns verbringen, werden wir selbstverständlich Phasen der Selbstablehnung durchleben. Das sind aber nur vorübergehende Zustände. Bleibt der Mensch unbeirrt bei sich, führt ihn der Weg weiter. Die Selbstablehnung verliert ihr Gewicht und schwächt sich zu Selbstzweifeln ab, aus diesen erwächst die Selbstakzeptanz und reift zur Selbstannahme und -liebe.

Dazu wieder ein Beispiel. Stellen Sie sich vor, Ihnen ist ein armes Tier zugelaufen und Sie beschließen nach einigem Hin und Her es zu behalten. Die Entscheidung fällt Ihnen schwer, da es sich um ein ausgesprochen ungewöhnliches Exemplar handelt. Es ist struppig, tollpatschig und alles andere als die Krone seiner Gattung. Sie beobachten es neugierig und lernen seine Eigenheiten und seine Persönlichkeit allmählich kennen. Bereits nach kurzer Zeit bemerken Sie, dass Sie mit immer wärmerem Blick Ihr neues Haustier betrachten. Es entsteht Sympathie für das kleine Wesen. Auch müssen Sie immer öfter schmunzeln, wenn dieser komische Vierbeiner wieder irgendeinen Unsinn angestellt hat. Es dauert nicht lange und Ihnen wird bewusst, dass Sie es lieb gewonnen haben.

Nur einen kleinen Teil von sich selbst lernt der Mensch im Kontakt und in der Auseinandersetzung mit seiner Umwelt kennen. Das ist aber nicht genug, um sich selbst umfassend kennenzulernen. Was zu kurz kommt beim Kennenlernen im Außen, ist der tiefe Kontakt mit sich selbst.

Unverzichtbar ist eine bewusste Hinwendung zu sich und Achtsamkeit sich selbst gegenüber. Dazu benötigt der Mensch Zeit und vor allem Stille.

Hat sich das Selbstvertrauen schließlich entwickelt, verändert sich das gesamte Lebensgefühl des zuvor verunsicherten Menschen. In seiner neuen Lebensführung kommen keine angelernten stabilisierenden Techniken zum Einsatz. Der Mensch in seiner natürlichen Beschaffenheit agiert aus einer neu erschlossenen Tiefe seines Wesens mit einer ihm zuvor unbekannten Selbstverständlichkeit. Da die Angst keine eigenständige Energie darstellt, wird es auch keinen Widerstand geben, wenn das Selbstvertrauen zu wachsen beginnt. Wo kein Widerstand ist, ist auch kein Kampf nötig.

WISSEN: Was Angst (nicht) ist

Die Angst ist ihrem Wesen nach kein existenter Gegner, sondern nur das Ergebnis eines Mangelzustands. Angst ist die natürliche Folge der Abwesenheit von Halt und Vertrauen. Durch den Aufbau des Selbstvertrauens baut sich innerer Halt auf und die Angst verflüchtigt sich.

DIE BEDEUTUNG DER INNEREN HALTUNG

Welche Ängste hätte ein Phobiker, der krankheitsbedingt nur noch ein Jahr zu leben hätte? Hätte er Angst vor einem Aufzug oder Flugzeug oder anderen Menschen? Ich lernte Menschen kennen, die alle Ängste verloren, sobald sie mit wirklich lebensentscheidenden Themen konfrontiert wurden.

Die gleiche Veränderung trat ein, wenn die Lebensbedrohung nicht sie selbst betraf, sondern geliebte Menschen. Schon eine ergreifende tiefe Sorge um einen anderen, zum Beispiel nach dessen schwerem Unfall oder im Vorfeld seiner schwierigen Operation, war mühelos in der Lage, phobische Ängste regelrecht auszulöschen – meist nur vorübergehend, manchmal aber, nach einer tragischen Lebenswendung und persönlichen Reifung, auch dauerhaft. Diese Menschen verloren ihre phobischen Ängste nicht deshalb, weil sie durch andere Sorgen *abgelenkt* wurden. Es hat sich etwas in ihrer inneren Haltung verändert.

Zu einer Veränderung der inneren Haltung kommt es nicht nur durch eine Lebensbedrohung. Ich habe immer wieder selbstunsichere Menschen kennengelernt, die mir von überraschenden Ausnahmen ihrer Ängste erzählten. Fühlten sie sich krank oder völlig erschöpft oder absolut lustlos, dann waren die Ängste deutlich reduziert oder sogar völlig verschwunden. Auch im Gespräch wirkten sie im körperlich angegriffenen Zustand gelassener und »mehr bei sich«. Fühlten sie sich hingegen »normal«, erlebten sie die auftretenden Ängste häufiger und stärker. Wie können wir uns dieses Phänomen erklären?

Angst tritt auf, wenn wir uns einer Gefahr ausgesetzt sehen. Es ist klar, dass in uns Unbehagen oder sogar Ängste ausgelöst werden, wenn uns etwas droht, von dem wir nicht wollen, dass es eintritt. *Wollen* tun wir nämlich das genaue Gegenteil. Wir wollen, dass der Kelch an uns vorübergeht. Somit machen all die Ängste nur deutlich, was wir in Wirklichkeit wollen und was uns wichtig ist. Je größer eine Angst, desto wichtiger ist uns deren Gegenteil. Je größer die Prüfungs- und Versagensangst, desto größer der Wille, Erfolg zu haben.

Denken Sie zurück an den Pantomimespieler. Das Wollen wirkt immer blockierend auf den inneren Fluss der Kräfte. In einer Prüfung kann es dazu führen, dass es zu einem geistigen Blackout kommt, der alles Gelernte vorübergehend auslöscht. Wie durch ein Wunder ist das angelernte Wissen direkt nach der Prüfung wieder verfügbar. Das ist verständlich, denn jetzt will man ja nichts mehr. Der Krampf hat sich gelöst, und alles fließt wieder ungehindert.

Auf generelle Lebensängste und auf Phobien übertragen folgt daraus, dass überzogene Angst das Ergebnis einer überzogenen Willensbildung ist. Wenn der Mensch Angst hat, dann deshalb, weil er etwas will. Entweder will er etwas behalten, oder er will etwas erreichen. Immer wenn wir leiden, wollen wir etwas. Sind wir frei von Wollen, und wenn auch nur für kurze Zeit, so sind wir frei von jeglichem Leid und erleben Zufriedenheit. Das gilt auch für das Müssen. Gelingt es uns, uns sogar vom Wünschen zu lösen, dann sind wir frei von Wollen und Müssen und frei vom Wünschen. Wir sind dann »wunschlos glücklich«.

Das Wollen ist kraftaufwändig. Verfügt der Mensch nicht über diese Kraft, weil er krank und erschöpft ist, dann ist nicht mehr genug Energie vorhanden für das Wollen und Gut-sein-Wollen. Der Mensch wirkt gelassener, fast schon gleichgültig. Ähnlich verhält es sich, wenn die Energie durch »echte« Sorgen gebunden wird. Konzentriert sich das Wollen auf einen alles überragenden Lebensbereich, statt auf Kleinigkeiten wie Erfolg, werden zuvor angstbesetzte Dinge und Situationen ebenfalls unbedeutend.

Wenn wir uns Sorgen um die Zukunft, unsere Gesundheit, um das Wohlergehen anderer Menschen oder um etwas anderes außerhalb unseres Einflussbereiches machen, sollten wir lernen, ganz bewusst auf die Sicherheit, die wir uns so sehnlichst wünschen, zu verzichten. Gleiches gilt für die häufige Sorge, was die anderen über uns denken könnten. Was uns von solchen Ängsten und Sorgen befreien kann, ist der bewusste Akt der Hingabe an das Leben.

Wir sollten lernen, die Unsicherheit und Nichtkontrollierbarkeit des Lebens zu akzeptieren und die Bereitschaft entwickeln, alles, was uns widerfährt, anzunehmen.

Der innere Verzicht auf Sicherheit und die Hingabe an das Leben ist keine Frage des Mutes. Wir verzichten ja nicht tatsächlich auf Sicherheit, sondern nur auf die kindliche Illusion, mit Kontrolle das Leben sicherer zu machen. Verzichten wir darauf, wird unser Leben nicht unsicherer und die Zukunft nicht ungewisser, als sie es zuvor ohnehin schon war. Sind wir diese Illusion los, kann nach einer Phase der Leere an dieser frei gewordenen Stelle Vertrauen wachsen.

Es geht darum, sich leer zu machen und sich zu befreien. Nicht, wie meist propagiert, sich von Sorgen und Ängsten zu befreien durch deren Bekämpfung, sondern vom Haben-Wollen und vom Sein-Wollen. Denn die Kehrseite dessen sind die Ängste.

Erwarten Sie nicht von sich selbst Erfolg, Ansehen oder Standhaftigkeit, erwarten Sie nicht vom Leben, es solle Sie verschonen und nur den anderen die schlimmen Dinge zufügen. Gehen Sie leer in die gefürchteten Situationen, versuchen Sie nicht, sich selbst oder anderen etwas vorzumachen. Lernen Sie, jegliches Wollen loszulassen.

Sie haben doch die Natur auf Ihrer Seite. Was also kann Ihnen passieren? Verzichten Sie auf stabilisierende Atemübungen, auf eine Gedankenakrobatik zur Stärkung Ihres Selbstbewusstseins, auf Fingermudras, Talismane und dergleichen. Damit halten Sie nur eine Illusion am Leben, die einer echten Probe doch nicht standhält.

Haben wir etwa tatsächlich so wenig Einfluss auf unser Seelenleben? Ja, so ist es, aber das Verbleibende reicht für ein zufriedenes Leben.

Wir haben sehr wenig Einfluss, und das Wenige, was wir haben, nutzen wir noch nicht mal. Stattdessen verlassen wir uns auf Maßnahmen und Verhaltensweisen, die Glücksbringern gleichen und mit denen wir versuchen, das Gute zu beschwören und Unglück zu vermeiden. Oder wir lassen uns erklären, wie man sich am besten »verkauft«, auf welche

Körpersprache zu achten ist, und wie wichtig die Rhetorik und eine aufrechte Körperhaltung sind. Das mag manchmal nützlich sein, aber nicht für ein angstfreies Leben.

Möchte sich der verunsicherte Mensch eine ansehnliche und schützende Fassade aufbauen, wird ihm dafür eine Unzahl an Techniken angeboten. Die Angst wird aber immer am Fenster hinter der Gardine stehen und die Lage beobachten.

Leider können wir mit dem Wollen nicht einfach *willentlich* aufhören. Wollen und Fürchten entspringen der Haltungsebene. Sie liegt jenseits der Reichweite unserer planbaren Vorsätze. Das Nichtwollen kann man daher nicht auf technischem Übungswege »machen«.

Auch hier können wir nur für die nötigen Voraussetzungen sorgen, damit sich die Natur entsprechend ihrer Veranlagung von selbst entfaltet. Die Voraussetzungen bleiben dieselben, wir kehren immer wieder auf die Stille zurück und auf die Zeit, die der Mensch mit sich selbst verbringt.

Phasen des ablenkungsfreien Rückzugs und des Innehaltens sind unverzichtbar für unser seelisches Gleichgewicht und unser inneres Wachstum. Nur auf diesem Wege kann Gelassenheit entstehen. Das klingt nach einem sehr simplen Prinzip, und das ist es auch tatsächlich. Dieses einfache Prinzip soll aber nicht darüber hinwegtäuschen, dass die Umsetzung mühevoll und von Rückschlägen begleitet sein kann – mitunter mit großer Sicherheit sogar sein *wird*.

Auch im nächsten Kapitel wird es unter anderem darum gehen, wie wichtig es ist, seine Verarbeitungskompetenz zu entwickeln, um auf psychische Belastungen besser zu reagieren. Das Thema Schizophrenie geht dabei jedoch nicht nur bestimmte Leserinnen und Leser etwas an. Scheinbar extreme Krankheitsbilder lieferten schon immer sehr hilfreiche Erkenntnisse über die allgemeinen Funktionen der menschlichen Seele. Insofern ist auch das nächste Kapitel etwas für jede und jeden.

5. SCHIZOPHRENIE? KEINE PANIK!

AUSWEGE AUS DEM ORIENTIERUNGSVERLUST

»Krise kann ein produktiver Zustand sein,
man muss ihr nur den Beigeschmack
der Katastrophe nehmen.«[11]
Max Frisch (1911–1991)

Die Schizophrenie wird zu den schwerwiegendsten seelischen Störungen gezählt. Darüber, was diese Störung ihrem Wesen nach ist, herrscht eine ähnliche Unklarheit wie im Fall der Depression. Entsprechend bleiben die Erklärungsmodelle auch für diesen seelischen Ausnahmezustand sehr vage.

Die Schizophrenie ist ein buntes Sammelbecken unterschiedlicher seelischer Reaktionen. Ich werde im Folgenden nur auf die wichtigsten davon eingehen und dabei zeigen, dass sie keineswegs eine anhaltende Katastrophe sein muss – ganz im Sinn des Max-Frisch-Zitats oben. Unterteilt werden die Symptome der Schizophrenie in *positive* und *negative Symptome*.

SYMPTOME

Bei einer positiven Symptomatik kommt zur Wahrnehmung des Betroffenen etwas hinzu, was vorher nicht vorhanden war. So treten beispielsweise Wahnvorstellungen auf, Halluzinationen, körperliche Missempfindungen oder das Gefühl, von anderen Personen oder Mächten beeinflusst zu werden.

Negative Symptome bezeichnen hingegen eine Verarmung des normalen Erlebens und einiger Fähigkeiten. Hierbei geht etwas verloren, was vorher da war. Die negative Symptomatik kann sich in einer reduzierten Mimik, in Konzentrations- und Gedächtnisproblemen, in einer verminderten Kommunikationsbereitschaft und in depressiven Symptomen (etwa in einem Verlust des inneren Antriebs) äußern. Eher selten tritt eine verlangsamte Körpermotorik auf, die sich bis zur völligen Regungslosigkeit steigern kann.

Bezeichnenderweise beginnt eine Schizophrenie meistens mit einer positiven Symptomatik und geht im weiteren Verlauf in eine negative über. Die Schizophrenie ist eine eher seltene Erscheinung. Lediglich ein Prozent der Bevölkerung entwickelt im Laufe des Lebens dieses Störungsbild. Bei der Depression geht man allgemein von immerhin sechzehn bis zwanzig Prozent aus.

WAS MACHT EINE SCHIZOPHRENIE AUS?

Ein oft vorkommendes Symptom sind Halluzinationen. Dabei nimmt der Mensch etwas wahr, was niemand sonst wahrnimmt. Für den Betroffenen sind seine Eindrücke unbestreitbar real. So real wie die Wörter und Buchstaben, die Sie jetzt lesen und wahrnehmen.

Das Halluzinieren kann jeden Sinneskanal betreffen, kommt aber am häufigsten als *Stimmenhören* vor. Der Mensch vernimmt eine oder mehrere Stimmen, die sich abwertend über ihn äußern, sein Verhalten ununterbrochen negativ kommentieren oder sich über ihn lustig machen. Es können aber auch Stimmen sein, die den Betroffenen beschimpfen, ihm Vorwürfe machen oder ihm Befehle erteilen. Das kann so weit gehen, dass er aufgefordert wird, sich selbst oder anderen Schaden zuzufügen.

Ist der Geruchssinn betroffen, so wird der Mensch einen üblen Geruch wahrnehmen, der in der Luft liegt oder von ihm oder anderen Menschen ausgeht. Oder es kann zu einem veränderten Geschmacksempfinden kommen, sodass dem Betroffenen alles bitter oder faulig schmeckt. Bei visuellen Halluzinationen nimmt der Mensch Objekte, Personen oder Wesenheiten wahr. In den meisten Fällen fühlt sich der Mensch von Halluzinationen gestört, verfolgt oder bedroht.

Der Wahn ist eine besondere Kategorie, aber dem Halluzinieren sehr ähnlich. Während Halluzinationen den Körpersinnen etwas vorgaukeln, erschafft der Wahn dem Bewusstsein eine umfassende Scheinrealität. Die Welt des Betroffenen erhält durch den Wahn ein neues Bedeutungssystem, das sich von dem der normalen Menschen stark unterscheidet. In der Regel wähnt der Betroffene Gefahren aus gewöhnlicherweise unverdächtigen Lebensbereichen. Zum Selbstschutz entwirft er bizarre Gegenmaßnahmen. Wie bei Halluzinationen sind auch beim Wahn dessen Inhalte für den Menschen in den meisten Fällen bedrohlich.

Der Wahn kann die unterschiedlichsten Formen annehmen. Sehr verbreitet ist der Verfolgungswahn. Der Betroffene kann zum Beispiel die Überzeugung entwickeln, von einem Nachbarn abgehört und beobachtet oder vom Geheimdienst verfolgt zu werden. Handelt es sich um einen Beziehungswahn, wird der Mensch das Erlebte in unverhältnismäßiger Weise auf sich selbst beziehen. So kann er der Überzeugung sein, der Nachrichtensprecher übermittle ihm verschlüsselte Botschaften, die kirchliche Sonntagspredigt ziele einzig auf ihn ab und beziehe sich auf seine Missetaten – oder die Wolkenformation am Himmel sei eine an ihn gerichtete geheime Botschaft göttlicher Mächte.

Hat der Betroffene einen Liebeswahn entwickelt, empfindet er für einen meist unerreichbaren sozial höhergestellten

Menschen, oft für einen Star, eine übergroße Liebe. Fortan wird das Leben einzig darauf ausgerichtet sein, Kontakt zum Liebesobjekt herzustellen. Die angebetete Person wird mit Liebesbriefen und Geschenken überhäuft, manchmal auch massiv bedrängt und verfolgt, also gestalkt.

Der körperbezogene Wahn bezieht sich auf die Überzeugung, mit dem eigenen Körper stimme etwas nicht. Verbreitet ist innerhalb dieser Wahnkategorie die Auffassung, einen unangenehmen Mund- oder Körpergeruch zu verbreiten oder körperlich unattraktiv oder gar verunstaltet zu sein. Auch kann der Wahn zur Vorstellung führen, im Körperinneren könnten schädliche Prozesse ablaufen oder Parasiten ihr Unwesen treiben.

Sehr vieles kann zum Wahninhalt werden. Der Mensch kann einen Eifersuchtswahn entwickeln, einen Verarmungswahn oder kann größenwahnsinnig werden. Die Gemeinsamkeit aller Wahnsysteme ist ihr hartnäckiger Widerstand gegen alternative Erklärungsangebote. Mit keinem Argument ist der Betroffene von seinen Überzeugungen und Befürchtungen abzubringen.

WIE FÜHLT SICH EINE SCHIZOPHRENIE AN?

Eine ausgeprägte Schizophrenie ist für einen »normalen« Menschen ebenso schwer vorstellbar wie ein abgründiger depressiver Zustand oder eine lähmende Angststörung. Wen das Leben noch nicht auf den tiefen Grund der menschlichen Empfindungsfähigkeit geführt hat, wird das volle Ausmaß der Verwirrung nicht nachempfinden können. Von Depressionen und Ängsten haben wir zumindest eine vage Vorstellung. Jeder von uns kennt schlechte Tage mit Lustlosigkeit, Trübsinn und Sinnfragen, und jeder hat sich in seinem Leben schon mal vor Angst fast in die Hose gemacht.

Aber wer kann einen inneren Orientierungsverlust nachvollziehen?

Zuweilen, eher selten, gewährt uns das Leben einen flüchtigen Einblick in den rätselhaften Seelenzustand eines einsetzenden Orientierungsverlustes. Das ist noch nicht die ausgewachsene Schizophrenie, es sind nur die ersten Schritte dorthin.

KENNEN SIE DAS AUCH?

Wie sich eine beginnende Schizophrenie anfühlen kann, haben viele Menschen bereits erlebt. Auch Sie hatten vielleicht in Ihrem Leben schon einmal für einen kurzen Moment die Empfindung, Sie würden »neben sich stehen«, oder Sie hatten die Empfindung, aus der Situation herauskatapultiert und »wie in einem Film« zu sein. Möglicherweise kennen Sie das flüchtige Gefühl, das Leben fände auf einer Bühne statt und Sie seien nur ein Zuschauer. Oder Sie sprachen mit anderen Menschen, und Ihre eigene Stimme und Ihre Gesten erschienen Ihnen für ein paar Sekunden nicht so vertraut wie sonst.

In solchen Momenten ist alles um uns herum sonderbar, das Altvertraute wirkt plötzlich befremdlich. Genau das sind Augenblicke eines kurzzeitigen Orientierungsverlustes. Es sind Augenblicke eines schizophren getönten Erlebens.

Derartige Entfremdungsgefühle erleben wir in der Regel in Phasen hoher Stressbelastung oder bei Reizüberflutung. Für kurze Zeit fallen wir aus dem Rahmen der gewohnten Realität heraus. Treffender gesagt ist es weniger ein Herausfallen als vielmehr ein Herauspendeln. Denn bereits nach kurzer Zeit schwingt das Pendel zurück, und unser gewohnter Realitätsbezug stellt sich von selbst wieder ein.

Solange das Pendel noch frei schwingen kann, gerät der Mensch nur kurzzeitig aus der vertrauten Welt. Aber wenn es passiert, verbleibt die Wahrnehmung des Orientierungslosen noch in einem Als-ob-Modus: Man erlebt Dinge, empfindet sie aber als unwirklich. Es fühlt sich an, als ob der eigene Körper nicht richtig zu einem selbst gehören würde. Solange man im Als-ob ist, steht man noch mit einem Bein in der vertrauten Welt und bleibt in Kontakt mit ihr.

Wie aber muss es sich anfühlen, wenn der Mensch aufgrund einer anhaltenden schweren Überlastung immer öfter, immer weiter und immer länger aus seiner gewohnten Wahrnehmung herauspendelt? Wie muss es sich anfühlen, wenn das Pendel den Weg zurück nicht mehr findet?

DER LANGE WEG IN DIE STÖRUNG

Der schizophrene Einbruch erfasst einen Menschen nicht über Nacht. Keine Krise fällt urplötzlich vom Himmel. Die durchschnittliche Vorlaufzeit beträgt im Falle der Schizophrenie im Schnitt fünf Jahre. Immer sind es Jahre der Überforderung. Bevor die schizophrene Symptomatik führend wird, ist das Leben geprägt von anwachsenden Depressionen, Ängsten und Entfremdungserfahrungen.

Unter den einwirkenden Belastungen schwinden die Widerstandskräfte des Menschen, seine Probleme wachsen, und der Punkt des Zusammenbruchs rückt immer näher. Im Fall der Schizophrenie kollabiert am Ende des Weges das Orientierungsvermögen. Das Pendel schwingt nicht mehr zurück, sondern bleibt in der anderen Realität hängen. Es ist, als wäre der Mensch in einem verwirrenden Traum gefangen, aus dem kein Weg herauszuführen scheint. Um nicht unterzugehen, versucht er verzweifelt, sich auf alles einen Reim zu machen. Denn nur so gewinnt er seine Orientierungsfähigkeit zurück.

Um dieses Ziel zu erreichen, werden die ungewohnten Eindrücke in einen – für den Betroffenen – durchaus logischen Zusammenhang gebracht. Mit diesem mentalen Prozess baut sich der Orientierungslose ein neues Koordinatensystem auf. Das Unerklärliche wird durch eine aus der Not geborene Neuinterpretation wieder erklärbar.

Logische Brüche innerhalb des neuen Koordinatensystems stellen bedrohliche Lücken dar, weil sie die Orientierung erschweren. Auf dieses Problem gibt es eine erfindungsreiche Lösung: den Wahn.

Mit dem konstruierten Wahn werden die Orientierungslücken gefüllt. Das bietet dem verirrten Menschen eine große Erleichterung. Mit einem Schlag lichtet sich der Nebel und gibt den Blick frei auf die noch fehlenden Antworten. Das distanzierte Verhalten seiner Mitmenschen und noch vieles mehr wird ihm endlich verständlich. Jetzt erst »begreift« er, dass sie allesamt unter einer Decke stecken und einem feindlichen Geheimdienst zuarbeiten. Und natürlich sind sie es – wer auch sonst? – die seinen Gedankenfluss stören, ihm den Schlaf rauben und seine körperlichen Missempfindungen verursachen. Jetzt hat er die Welt endgültig durchschaut. Jetzt endlich ist ihm alles klar. Dann ist ja jetzt alles wieder gut, könnten wir meinen. Leider trifft das nicht zu. Denn an seiner grundsätzlichen Befindlichkeit hat sich nichts geändert. Er verbleibt weiterhin in einem Zustand der Überlastung und Übererregung, meint nun aber wenigstens zu wissen, warum und wodurch.

Die wahnhaften Überzeugungen sind für den betroffenen Menschen so eindringlich, dass er nur sehr schwer eine andere Deutung zulassen kann. Die empfundene Logik seiner Interpretation ist für ihn dermaßen bestechend aus dem einfachen Grund, weil er darauf angewiesen ist. Die endlich gefundene (konstruierte) Erklärung der neuen und fremden Realität ist derart erleichternd, dass der Wahnhafte sich davon kaum trennen mag. Denn jenseits seiner kreierten Wahrheit gibt es nur ein unverständliches Durcheinander, eine Welt, die ihn zusammenbrechen ließ und ihn fast zerstörte. So bedrohlich seine wahnhaften »Erkenntnisse« auch sein mögen, so erleichternd ist die plötzlich einsetzende Ordnung des inneren Chaos und die scheinbare Klarheit der neu entdeckten Zusammenhänge. Jetzt, wo die Gefahrenquellen identifiziert sind, können sie kontrolliert oder umgangen werden.

Ein Fallbeispiel: Herr Barthold erzählte mir von einem zurückliegenden Erlebnis. Vor einigen Jahren kehrte er nach einem längeren Urlaub an seinen Arbeitsplatz zurück. Auf seinem Weg durch den langen Flur zum Büro grüßte er wie immer freundlich seine Kollegen. Die gewohnte und erwartete Reaktion blieb zu seiner Überraschung jedoch aus. Niemand grüßte zurück. Entweder wurde der Blickkontakt vermieden oder er fühlte sich abschätzig gemustert. In seinem Büro endlich angekommen fragte er seinen direkten Kollegen, was hier los wäre. »Na, du hast ja Nerven, Klaus! Da fragst du noch? Ach ja, du darfst auch gleich beim Chef vorsprechen, viel Spaß dabei!«
Mehr war aus dem Kollegen nicht rauszuholen.

Das Gespräch mit seinem Chef ergab, dass Herr Barthold in seiner Abwesenheit unter den Verdacht geraten war, Firmengelder veruntreut zu haben. Da sich innerhalb seiner vierzehntägigen Abwesenheit der Anfangsverdacht in den Köpfen aller zu einer felsenfesten Gewissheit verdichtet hatte, wurde er noch am selben Tag wieder nach Hause geschickt. »Suchen Sie sich einen guten Anwalt«, gab ihm sein Chef noch mit auf den Weg.

Bei er Schilderung der Gesprächssituation kommen meinem Klienten die Tränen. »Als ich das hörte, da dachte ich:

Gleich sterbe ich. Oder irgendwas anderes passiert mit mir.« Wie in Trance habe er das Zimmer verlassen, habe die Treppe genommen. »Irgendwann saß ich im Auto. Keine Ahnung, wie ich dort hingekommen bin.«

In den darauffolgenden Tagen und in schlaflosen Nächten entwickelte Herr Berthold einen Verfolgungswahn. Er traute sich nur noch zum Einkaufen auf die Straße. Auf seinem Weg zum Supermarkt fühlte er sich von den Passanten kritisch gemustert und von Privatdetektiven verfolgt.

In den nächsten Wochen wurde er von dem Vorwurf der Veruntreuung freigesprochen. Seine Symptomatik hielt sich aber noch sehr lange. Jetzt mit den Tabletten komme er ganz gut klar, wie er versicherte.

Unsere Gespräche ergaben eine belastete Kindheit, die von Zurückweisungen und Abwertungen geprägt war. Diesem Thema ist er bis zum heutigen Tag ausgewichen. Zu schmerzhaft seien die Erinnerungen an die frühen Jahre.

Aus Angst vor Enttäuschungen hatte er keine Familie gegründet und führte ein sozial zurückgezogenes Leben. Die Firma war nach einigen beruflichen Rückschlägen zu seinem Lebensmittelpunkt geworden. An das dort Erlebte will er nicht zurückdenken. »Ich will doch nicht wieder verrückt werden.«

DER GEZIELTE ANGRIFF AUF DAS ORIENTIERUNGSVERMÖGEN

Uns Menschen ist gar nicht bewusst, welch hohen Stellenwert Orientierung für unsere seelische Stabilität hat. Tatsächlich reagieren wir äußerst empfindlich sogar auf scheinbar unbedeutende Störungen unserer Orientierungsfähigkeit. Das ist einer unserer Schwachpunkte und innerhalb der Psychologie schon lange bekannt. Das Wissen darum wurde schon früh beim Einsatz psychischer

Foltermethoden missbraucht – mit dem Ziel, die Gefangenen seelisch zu brechen.

Eines der eingesetzten Mittel ist so simpel, dass es Sie überraschen wird. Um schizophrenes Erleben bei einem Gefangenen auszulösen, genügt bereits das willkürliche und von ihm unbemerkte Vor- und Zurückdrehen der Zellenuhr. Bereits diese banale Störung, die allein die zeitliche Orientierung angreift, stört das seelische Gleichgewicht in höchstem Maße. Ausreichend lang angewandt führt diese Methode zu einer wachsenden Verunsicherung, Ängsten und schließlich zu schizophrenen Symptomen.

Eine andere Möglichkeit, das Orientierungsvermögen anzugreifen, bietet der konsequente Reizentzug. Der Mensch wird mit entsprechenden Hilfsmitteln seiner sensorischen Empfindungen weitestgehend beraubt. Die Augen werden verbunden, die Ohren mit handelsüblichem Gehörschutz abgedämmt und der Tastsinn mit Handschuhen behindert. Untersuchungen dazu fanden schon in den 1950er Jahren statt, und sie zeigten, dass bei den Probanden bereits nach 48 Stunden Halluzinationen und Verwirrtheit auftraten. Wurde der Versuch fortgeführt, trat in der Folge oft ein psychischer Zusammenbruch ein.
Eine raffiniertere Methode des Reizentzuges ist es, den Probanden in einem fensterlosen weißen Raum unterzubringen. Alles in diesem Raum ist weiß und glatt. Es gibt keine Geräuschquellen. Die Beschaffenheit der Raumbeleuchtung sorgt dafür, dass nichts einen Schatten wirft. Die Nahrung besteht aus weißem Reis, die Getränke sind ebenfalls weiß. Der Mensch hat nur sich selbst. Wem das nicht ausreicht, der entwickelt unter derartigen Umständen eine schizophrene Symptomatik.

Halten wir fest: Den inneren Orientierungsverlust kann eine Reizüberflutung oder aber eine Reizarmut verursachen. Schließlich können wir uns im Urwald genauso verlaufen wie in der Wüste. Das Ergebnis wäre für uns das Gleiche.

WISSEN: Das Wesen der Schizophrenie
Das Kernleiden der Schizophrenie sind Zustände der Verwirrung und Übererregung.

Die zugegebenermaßen kompakten Ausführungen sollen Ihnen lediglich einen Eindruck von der Natur der Schizophrenie vermitteln. Viel wichtiger ist, wie wir diesen Seelenzustand verhindern können.

DER WEG ZURÜCK

Auch bei dieser seelischen Gleichgewichtsstörung begegnet uns, wie bereits zuvor bei der Depression, der gleiche Rechtfertigungsreflex auf der Behandlerseite. Die bescheidenen Heilungsprognosen werden der Eigenart der Störung zugeschrieben und nicht dem eigenen theoretischen und therapeutischen Ansatz.

Die Kombination aus verstörenden Kernbeschwerden, dramatisierenden[12] Erklärungsmodellen und fehlenden, an der Wurzel der Störung ansetzenden psychotherapeutischen Ansätzen, hat tragische Folgen für die Betroffenen und deren Umfeld. Tritt eine schizophrene Symptomatik auf, wird sie auch hier mit einer Entschiedenheit bekämpft, als gelte es, eine Katastrophe abzuwenden. Zwangsläufig muss der Betroffene zu dem Schluss kommen, in größter gesundheitlicher Gefahr zu sein. Die Folgebeschwerden wachsen entsprechend dieser Vorstellung in den Himmel und verstärken die Beschwerden.

Wüsste der »Verirrte«, dass er lediglich über beide Ohren in einer (ungefährlichen, weil natürlichen) Krise steckt, wäre er erleichtert. Wüsste er darüber hinaus, dass in ihm nur eine innere Struktur nachgegeben hat, die bereits vor der Problematik geschwächt war, und wäre ihm bewusst, dass sich gerade jetzt in seiner Seele aus den Trümmern etwas Neues und Kräftigeres formiert, ginge es ihm bedeutend besser! Für solche entlastenden Informationen sind auch wahnhafte Menschen empfänglich. Schließlich ist der Leidensdruck extrem und der Wunsch nach Entlastung deutlich vorhanden.

Eine Krise können wir bekämpfen oder, was eher im Sinne der Natur ist, ihr den Weg zum Ziel ebnen. Eine schizophrene Entgleisung ist kein Grund zur Sorge. Es ist ein Grund für eine Veränderung.

Günstigerweise sollten wir schon lange vor einer Krise damit beginnen, unser seelisches Immunsystem zu stärken. Am effektivsten und am natürlichsten gelingt es uns, wenn wir eine innere Orientierung entwickeln.

Insbesondere bei der Schizophrenie zeigt sich die herausragende Wichtigkeit einer inneren Orientierung. Je mehr der Mensch aus sich selbst schöpfen kann, umso stabiler bleibt er selbst unter ungewöhnlichen Bedingungen.

Einen außenorientierten Menschen vermag das Verstellen der Uhr an den Rand des Wahnsinns zu bringen, der innenorientierte Mensch wäre gegen diesen Angriff resistent. Ein meditationserfahrener, also innenorientierter Mensch würde eine reizarme Umgebung gleichermaßen ohne Schwierigkeiten tolerieren können. Schließlich ist die konsequente Abkehr der Sinne von äußeren Reizen das Ziel seiner meditativen Übungen. Im zehnten Kapitel werde ich auf diesen Aspekt genauer eingehen.

Wir sollten spätestens dann beginnen, für uns zu sorgen, wenn sich bei uns ein seelisches Ungleichgewicht einstellt. Die langsame Entwicklung der Schizophrenie bietet jedem Menschen eine beruhigend lange Zeitspanne, um für die

Bedürfnisse der Seele zu sorgen, die eigene Lebensgestaltung zu überdenken oder sich Hilfe zu organisieren.

Vernachlässigen wir über Jahre die Selbstfürsorge, wächst die Gefahr, in eine schmerzhafte Krise hineinzugeraten. Entsprechend unserer persönlichen Schwachstelle und der Konstellation unserer Lebensbedingung kann der Weg nach unten in eine schizophrene Symptomatik münden.

Ist es so weit und es treten erstmalig Verwirrtheitszustände auf, sollten sie grundsätzlich zuerst medizinisch abgeklärt werden. Das ist unverzichtbar. Sind körperliche Ursachen ausgeschlossen worden, kann man sich der Seele zuwenden.

Bei irritierenden Entfremdungsgefühlen und anhaltender Überforderung muss der Mensch mit einer bewussten Distanzierung reagieren. Was für die Depression und die Angststörung gilt, gilt auch uneingeschränkt hier: Rückzug, Ruhe, Verzicht auf Ablenkung, innere Sammlung, Kontakt mit den Problemthemen, Gespräche und bei Bedarf eine professionelle Begleitung, die Informationen zum Störungsbild gibt und unbegründete Ängste auflöst, anstatt sie aus Unwissenheit zu schüren.

6. VERMEIDUNG ALS STÖRUNG

WENN ABLENKUNG ZUM PROBLEM WIRD – AM BEISPIEL VON SUCHT UND ZWANG

»Du hast schwerlich
jemanden zu Gesicht bekommen,
der unglücklich geworden wäre,
weil er sich mit dem, was in der Seele
eines anderen vorgeht, nicht befasst hat;
der aber muss unweigerlich unglücklich sein,
der den Regungen der eigenen Seele nicht nachgeht.«
Marc Aurel (121–180), römischer Kaiser und Philosoph

Im Rahmen natürlicher Verarbeitungsprozesse oder durch Sinn-, Halt- oder Orientierungsverlust können wie gesagt seelische Gleichgewichtsstörungen auftreten. Diese drücken sich in Symptomen aus, die als Depressionen (Sinnverlust), Angststörungen (Haltverlust) oder Schizophrenie (Orientierungsverlust) bezeichnet werden. Das Charakteristische dieser Seelenzustände ist der unmittelbar stattfindende Heilungsprozess. Diese Reorganisation der seelischen Strukturen kann mitunter extrem belastend sein. Was seinem Wesen nach dem Wiederaufbau der inneren Ordnung dient, wird aus Unwissenheit als ein gefährlicher Störfall missdeutet, löst Befürchtungen aus und wird daher aktiv umgangen oder bekämpft.

In der Psychologie gibt es zahlreiche Störungsbilder, deren erkennbare Besonderheit darin besteht, gegen schmerzhafte Heilungsprozesse anzukämpfen beziehungsweise vor ihnen zu fliehen. Ich fasse sie unter dem Begriff »Vermeidungsstörungen« zusammen.

Zu den Vermeidungsstörungen gehören die unterschiedlichen stofflichen und nichtstofflichen Süchte, die Zwangsstörungen, Essstörungen und manischen Zustände. Jegliches Verhalten ist dazuzuzählen, welches offensichtlich dafür eingesetzt wird, um sich *dicht* zu machen, um seinen Problemen aus dem Weg zu gehen und sich von dem abzulenken, was einen im Innersten beschäftigt.

In der Ausgestaltung der eigenen Vermeidungsstrategie ist jeder Mensch frei und wählt sich die zu ihm passende Methode. Die gewählten Abwehrmaßnahmen können eine Intensität annehmen, die das gesamte Leben beeinflusst – bis hin zum totalen körperlichen oder seelischen Zusammenbruch.

Eine detaillierte Darstellung der einzelnen Vermeidungsstörungen würde zu weit führen. Es würde den Rahmen des Buchs sprengen. Einzig die Sucht- und die Zwangsstörung werde ich am Ende des Kapitels genauer beleuchten, da beide recht verbreitet sind.

Ungleich wichtiger als die persönliche Ausgestaltung einer Vermeidungsstörung ist es, das dahinter stehende Prinzip zu begreifen. Nur aus dem neu gewonnenen Verständnis heraus kann sich die notwendige Entschlossenheit herausbilden, um die Abwehrmaßnahmen zu beenden und sich endlich dem wahren Kern des Leidens zuzuwenden.

Die Vermeidungsstörungen sind eine kreative Schöpfung zur Spannungsreduktion und Ablenkung. Sämtliche Bemühungen sind darauf ausgerichtet, die innere Dynamik mit all ihren Erinnerungen, Bildern und Gefühlen von dem Eintritt in das Bewusstsein abzuhalten. Der Mensch will nicht an etwas denken, was ihn in größte Unruhe versetzen würde.

Zu erkennen sind Vermeidungsstörungen daran, dass sie den Menschen in Bewegung halten. Mit einem Übermaß an körperlichen Aktivitäten, aber auch mit geistiger Ablenkung betäubt er sich. Oder er ist außergewöhnlich geschäftig und hat für alles und jeden Zeit, außer für sich selbst. Für beide Gruppen sind Untätigkeit und Stille eine nicht auszuhaltende Zumutung. Wird der Mensch in seinen Ablenkungsaktivitäten gestoppt, gerät er in große Unruhe. Es setzt eine Entzugssymptomatik ein, die ihn mit großer Macht dazu drängt, seine Gewohnheiten wieder aufzunehmen.

Für welche spezielle Ablenkungsstrategie sich der Flüchtende entscheidet, wird von seinen früheren Lernprozessen und vom verfügbaren Angebot beeinflusst. Gelernt wurden die Ablenkungsstrategien in der Familie oder im Freundeskreis. Die Verhaltensweisen populärer Idole können ebenfalls als Modell dienen. Oder es werden aktuelle gesellschaftliche Trends aufgegriffen. Vielleicht kreiert sich der Mensch auch etwas völlig Neues. Der Zweck jeglicher Wahl wird aber immer eine Form der Ablenkung von sich selbst sein.

Der Süchtige betäubt sich mit Suchtstoffen oder mit exzessiven Verhaltensweisen, der zwanghafte Mensch fokussiert seine Gedanken unter höchstem Einsatz seines Geistes auf einen selbst geschaffenen Pseudolebensinhalt. Der manische Mensch flieht in eine extrem positiv überzeichnete Selbstwahrnehmung und berauscht sich an seinen Größenfantasien. Andere wiederum versinken tage- und nächtelang in Computerspielen, in Rätselheften, in Büchern oder in TV-Serien.

Der Mensch ist ein schöpferisches Wesen und findet oder erfindet dasjenige, was zu ihm passt oder was das Naheliegendste und damit Bequemste ist. Menschen mit einer perfektionistischen Prägung werden mit großer Wahrscheinlichkeit in eine Zwangssymptomatik flüchten. Der auf sein Äußeres bedachte Mensch wird die Aufmerksamkeit übermäßig auf sein Aussehen und seine Figur konzentrieren und vielleicht eine Essstörung entwickeln. Menschen, in deren

Umfeld Suchtverhalten zum Alltag gehörte, werden diesen Weg besser kennen als andere Wege und in diese Richtung tendieren. Sie alle sind auf der Flucht vor dem natürlichen Drängen der inneren Kräfte.

Die Naturkräfte lassen sich nicht bezwingen. Die seelischen Bedürfnisse zeigen sich immer wieder, immer häufiger und immer eindringlicher – vorzugsweise nachts im Bett. Der Mensch hat sich auf einen Kampf mit einem unbezwingbaren Gegner angelegt, der einfach mit nichts abzuschütteln ist. Notwendigerweise wird er daher sein Fluchttempo steigern und die Dosis unaufhörlich erhöhen müssen.

Aus einem notgeborenen Lösungsansatz, einer zunächst schrägen Angewohnheit, kann sich schließlich eine massive Störung ausbilden. Auf den mittelalterlichen Arzt Paracelsus geht das Zitat zurück, allein die Dosis eines Stoffes mache das Gift. Bei den Vermeidungsstörungen können wir ergänzend sagen, neben der Dosis der Verhaltensweise macht auch ihr Zweck das Gift.

Ist die zugrunde liegende seelische Unordnung sehr groß, werden die Vermeidungsstrategien von den Leidgeplagten zwangsläufig intensiviert. Irgendwann werden sie ein Ausmaß erreicht haben, welches das gesamte Leben zum Erliegen bringen kann. Am Ende des Weges wird die Vermeidungsstrategie zum Hauptinhalt des Daseins geworden sein, dem sich alles unterzuordnen hat.

Konkret bedeutet es, dass der Süchtige seinen Suchtmittelkonsum stetig steigert, dass bei Essgestörten Menschen die Gewichtsab- oder zunahme die Gesundheit oder gar das Leben gefährden und dem zwanghaften Menschen die Zwänge keinen Freiraum mehr für sonstige Aktivitäten übrig lassen. Auch der manische Mensch wird mit steigendem inneren Elend auf eine höhere Dosis Grandiosität angewiesen sein und sie sich immer öfter einreden müssen.

Die unablässige und anstrengende Abwehr der seelischen Heilungsbestrebungen bindet und verbraucht Energie – zum Nachteil der übrigen Funktionen des Körper-Seele-Systems. Schon allein dadurch ist der Zusammenbruch vorprogrammiert.

Die Übergänge von unverdächtig wirkenden Vermeidungsaktivitäten bis hin zu extrem einschränkenden Vermeidungsstörungen sind fließend. Wie bereits im ersten Kapitel aufgeführt, ist die innere Ruhelosigkeit, die den Menschen ständig zu Aktivitäten antreibt, bereits eine, wenn auch kleine Vermeidungsstörung. Da das Leben in allen seinen Aspekten noch reibungslos funktioniert, wird eine solche Eigenart nicht als Störung wahrgenommen. Oft ist das Gegenteil der Fall. Nach außen zeigt der Mensch eine große Betriebsamkeit, die von seinem Umfeld eher als Fleiß gedeutet wird und Wertschätzung erfährt.

An der Art der Vermeidungsaktivität lässt sich mitunter recht deutlich ablesen, welcher zentrale Seelenbereich in Unordnung geraten ist. So lässt sich in manchem Vermeidungsverhalten ein Sinnersatz erkennen, andere Beschäftigungen geben dem Menschen einen gewissen Halt oder aber eine solide Struktur, die ihm Orientierung bietet.

Ebenso wie die drei Beine unseres Beispieltisches aus unterschiedlichen Materialien aufgebaut sein können, so kann jede Vermeidungsstrategie ein passendes Behelfsmaterial für jedes der Tischbeine liefern.

Ob der Vermeidungsdeckel ein Sinn-, ein Halt- oder ein Orientierungsvakuum abdichtet, zeigt sich spätestens, sobald der Mensch auf die gewählte Vermeidungsstrategie verzichtet. Das macht er freiwillig im Rahmen einer Psychotherapie, oder er wird dazu gezwungen durch eine Erkrankung oder einen eingetretenen Erschöpfungszustand. Wird das Vermeidungsverhalten auf dem einen oder anderen

Weg aufgegeben, wird der Mensch entweder vorrangig Ängste oder depressive Symptome entwickeln – oder, was sehr viel seltener ist, mit schizophrenem Erleben reagieren.

Natürlich sind Vermeidung und Flucht beschwerlich und verursachen seelisches Leid. Dennoch werden solche Strategien aufrechterhalten, weil mit ihrer Hilfe, so die irrige Überzeugung, ein viel größeres und bedrohlicheres Leid in Schach gehalten wird. Denn in der Vorstellung des Menschen ist das bekämpfte innere Leiden kein unverzichtbarer Ordnungsprozess, sondern eine schmerzhafte und unkalkulierbare Gefahr. Bei Verzicht auf sein Vermeidungsverhalten befürchtet er einen Absturz ins Haltlose, in ein tiefes Loch, gar in einen möglichen Wahnsinn – und das alles mit ungewissem Ausgang.

WISSEN: Vermeidungsstörungen

Hier zeigen die Symptome vor allem die Bemühung zur Verdrängung und zur Flucht vor der Verarbeitung an. Zu den Vermeidungsstörungen zählen unter anderem Süchte, Zwänge, Essstörungen und manische Zustände. Untätigkeit, Stille und Ruhe werden aufwendig gemieden, weil dadurch eine Verarbeitung und Konfrontation mit dem Problem eingeleitet würde.

CHRONISCHE VERLÄUFE

Die falsche Deutung der seelischen Leidenszustände führt dazu, dass sie durch falschen Umgang der Betroffenen und unangemessene Behandlungsversuche über Jahrzehnte andauern können. Mit jedem Jahr ihres Fortbestehens sinken die Heilungserwartungen bei dem Betroffenen und seinen Behandlern. Woher soll die Hoffnung auch kommen, wenn alle bisherigen Behandlungsversuche erfolglos blieben? Das

Vermeidungsverhalten und mit diesem auch die Vermeidungsstörung sind zum Dauerzustand geworden. Es heißt dann, die Störung sei »chronifiziert«. »Chronisch« ist gleichzusetzen mit schwer oder gar nicht mehr behandelbar, also letztlich unheilbar. Angeblich. Die Natur hätte es schon längst erledigt, wenn ihr nicht ständig jemand den Weg blockieren würde.

Zur Chronifizierung möchte ich eine persönliche Erfahrung schildern, die mich erst viele Jahre später zu einer hilfreichen Erkenntnis brachte. Im Alter von ungefähr dreizehn Jahren half ich regelmäßig einem alten Ehepaar bei der Pflege ihres Schrebergartens. Zu meinen Aufgaben gehörte unter anderem der regelmäßige Rückschnitt der Hainbuchenhecke. Hoch war sie nicht, sodass ich ohne Leiter auskam. Ihren dicken Stämmen nach zu urteilen schien sie aber dennoch ziemlich alt zu sein.

Nach ungefähr zwei Jahren verlor ich meinen Job wieder, weil auf der Fläche der Schrebergärten ein Wohngebiet entstehen sollte. Innerhalb kurzer Zeit wurden die Gärten von ihren Besitzern aufgegeben und sich selbst überlassen. Das Wohngebiet aber ließ noch einige Jahre auf sich warten.

In den darauffolgenden Jahren fuhr ich mit dem Fahrrad unzählige Male an der brachliegenden Gartenanlage vorbei. Da der Radweg direkt an meiner alten Hecke vorbeiführte, beobachtete ich neugierig, was aus ihr wurde. Ich kannte mich mit Hecken noch gar nicht aus, daher hatte ich keine Vorstellung davon, was Hecken so machen, wenn man aufhört, sie kurz zu halten. Über die Jahre staunte ich nicht schlecht. Die einzelnen Heckenpflanzen wuchsen und wurden immer größer. Irgendwann war die Hecke nicht mehr wiederzuerkennen. Sie hatte sich in eine Reihe stattlicher Bäume verwandelt.

Fast vier Jahrzehnte später erinnerte ich mich wieder an meine Beobachtung. In meinem Beruf machte ich immer wieder die Erfahrung, dass langjährig leidende Menschen therapeutisch aufgegeben werden, weil die Störung sich ja bereits zu stark verfestigt habe, weil sie wie gesagt »chronifiziert« sei. Als Berufsneuling übernahm ich diese Ansicht, konnte mich aber nie richtig mit ihr anfreunden. Später erkannte ich, warum. Die hoffnungsleeren Aussagen widersprachen einfach allen meinen Naturbeobachtungen. Wenn aus einer alten »chronischen« Heckenpflanze ein Baum werden kann, sobald niemand mehr ihr Wachstum behindert, warum soll sich der Mensch nicht ebenso entfalten können, sobald die Bedingungen sich ändern? Mit meiner jetzigen Berufserfahrung kann ich mit Überzeugung sagen: Bei uns ist es genauso. Wie jede Hecke weiterwächst, sobald niemand mehr an ihr herumschneidet und endlich das verwirklicht, was sie im Innersten in sich trägt, so entfaltet sich auch der Mensch, wenn er die Freiheit dazu erhält – oder wenn er sie sich selbst erobert. Geht er diesen Weg, werden sich nach einer vorgeschalteten Ordnungsphase seine Veranlagungen zu entfalten beginnen.

Solange jemand in sich einen Leidensdruck verspürt, solange sind in ihm die natürlichen Wachstumskräfte ungebrochen aktiv, quicklebendig und drängen mit Macht danach, sich zu entfalten und zu verwirklichen. *Leidensdruck ist Wachstumsdruck!* Solange der Mensch meint, vor irgendetwas in sich fliehen zu müssen, gegen irgendetwas in sich ankämpfen zu müssen, so ist das der Hinweis darauf, dass seine innere Natur Wachstum und Heilung anstrebt.

DIE SUCHT

»Es ist ein Brauch von alters her, wer Sorgen hat, hat auch Likör!« Zu lesen ist diese zeitlose Wahrheit bei Wilhelm Busch. Mühelos lässt sie sich auf alle verfügbaren Rauschmittel ausweiten. Sucht ist nicht nur verbreitet, sondern auch der Klassiker der Vermeidungsstörungen. Der Konsum von Suchtstoffen ist im Grunde nichts anderes als eine Selbstmedikation mit äußerst wirkungsvollen Mitteln. Selbst der leichte Rausch stellt einen emotionalen Abstand zum Problem her, was das Bewusstsein erleichtert. Hinzu kommt noch das Wohlgefühl des Suchtmittels selbst. Beides ist sehr verlockend.

Leider macht es diese Kombination dem Abhängigen besonders schwer zu erlernen, dass es sich besser anfühlt, ein Problem oder eine innere Spannung auf natürlichem Weg zu lösen, als das Problem zu vernebeln und Entspannung zu finden mit dem Einsatz wohltuender chemischer Stoffe. Routine entwickelt er lediglich in der Pflege seiner Sucht und in der Tarnung seiner Schwächen. Seine ungenutzten Veranlagungen zur Problembewältigung verkümmern.

Bleibt der Mensch auf dem Sucht-Weg, so entsteht ein Entwicklungsrückstand innerhalb der Fähigkeiten, mit inneren und äußeren Spannungen umzugehen, und er wird mit den Jahren größer.

Innerhalb des mitunter jahrzehntelangen Konsums wird der Süchtige älter, das Leben um ihn herum komplexer und die allgemeinen Erwartungen an ihn mit zunehmendem Lebensalter umfangreicher. Das Missverhältnis zwischen seinen unterentwickelten Fähigkeiten und den an ihn gestellten Erwartungen wächst ungehindert – und die Wahrnehmung dieser Entwicklung wird für ihn immer qualvoller.

Gibt ein vierzigjähriger Mensch, der mit sechzehn Jahren in eine Sucht hineingeraten ist, seine Sucht auf, so wird er daher in vielen seelischen Bereichen noch im Alter von vierzig Jahren lediglich die Reife eines Sechzehnjährigen aufweisen. Die enorme Überforderung, im nun nüchternen Zustand mit dem Leben klarzukommen, ist verständlich – die Ängste, die damit verbunden sind, und die hohe Rückfallgefahr sind es ebenfalls.

Der rein körperliche Entzug ist schnell erledigt, das innere Nachreifen hingegen ist der eigentliche beschwerliche Weg in das neue Leben. Es geht in der Abstinenz nicht darum, die Sucht »im Griff« zu behalten und den Suchtdruck immer erfolgreicher zu bekämpfen, indem man sich mit anderen Methoden ablenkt oder sich positive Dinge einredet, die über den inneren Zustand hinwegtäuschen. Wie bei den Vakuum-Gefühlen, so wäre auch das ein Kampf mit der Leere – mit den zu erwartenden geringen Erfolgsaussichten.

Der erfolgreiche Entzug des Suchtstoffs füllt nicht die über Jahre gewachsenen Schwächen. Allen voran wird es an Selbstvertrauen und Selbstwertgefühl fehlen. Der Mangel wird aber anfangs nur selten wahrgenommen, eher das Gegenteil geschieht. Der Stolz, seine Sucht besiegt zu haben, wird zunächst überwiegen.

Die empfundene Stärkung des Selbstwertgefühls durch die Überwindung der Sucht ist aber nur ein Strohfeuer und verliert ihre stützende Wirkung, sobald der Applaus verhallt und der Alltag wieder da ist. Auch sind innerhalb der Seele mit großer Wahrscheinlichkeit noch immer die Ursachen vorhanden, die den Menschen einst dazu veranlassten, in die Sucht zu gehen – alte Themen, die nach ihrer Verarbeitung verlangen.

Für einen Außenstehenden und auch für so manchen Profi ist nur schwer zu begreifen, was es ist, das einen jahrelang abstinenten Menschen wieder in die Sucht fliehen lässt – welches Ausmaß die Hilflosigkeit und die Angst annehmen können angesichts der sich unaufhaltsam nähernden inneren Themen. Und welch eine himmelsgleiche Erleichterung dagegen eintritt, wenn wenigstens für die kurze Zeit des Rausches alle schweren und bitteren Themen ihren Einfluss verlieren.

Bleibt während einer Suchttherapie der Fokus eingeengt auf Suchtkontrolle, Ablenkung und die oberflächliche Stärkung des Selbstwerts, bei gleichzeitiger Vernachlässigung der Verarbeitung biografischer Altlasten, kommt der Mensch nicht wirklich weiter und die Rückfallquote wird entsprechend hoch sein. Ähnlich wie der erneute Rückfall in eine Depression wird auch der Rückfall in die Sucht der Eigenart der Störung zugerechnet und nicht der therapeutischen Sichtweise bezüglich dieses seelischen Phänomens. Und wie bereits bei der Depression und den anderen Störungen treffen wir bei Recherchen zum Thema Sucht ebenfalls auf die uns schon so vertraute und naturferne Kriegsrhetorik.

DIE ZWANGSSTÖRUNG

Beim Zwang konstruiert sich der Mensch eine zwingende Notwendigkeit, sein Bewusstsein auf eine stark eingegrenzte Thematik zu konzentrieren. Er wendet viel Zeit auf, sich mit ihr zu beschäftigen. Der Kunstgriff besteht darin, ein gefährliches Problem zu kreieren und sich an dessen möglicher Lösung nicht nur festzubeißen, sondern sich darin zu verlieren.

Verbleibt der Zwang auf der gedanklichen Ebene, sprechen wir von Zwangsgedanken. Es kann unentwegtes Grübeln sein oder angstvolle Gedanken, sich selbst oder jemand anderem etwas anzutun. Es können permanente Gedanken an drohende Infektionen das Denken beherrschen oder aber das Verlangen, alles, was vor die Augen kommt, zu zählen. Jeder Aspekt des Lebens taugt grundsätzlich dazu, zum Zentrum der gedanklichen Anomalie auserwählt zu werden.

Entwickelt der betroffene Mensch über das bloße Denken hinaus spezielle Aktivitäten, um die fantasierte Gefahr abzuwenden, handelt es sich um Zwangsverhalten. Allen voran steht der Reinlichkeitszwang wie zum Beispiel das Händewaschen im Vordergrund, oder es sind diverse Kontrollzwänge in Form von ständiger Überprüfung von Herd, Bügeleisen, Türen und ähnlich bedeutsamen Dingen. Im Rahmen der Ausgestaltung des Zwangsverhaltens können im Laufe der Zeit magisch anmutende Rituale entstehen, die der zwanghafte Mensch zwar selbst kritisch beäugt, sich aber nicht von ihnen lösen kann. Generell erleben die Betroffenen ihren Zwang als irrational, geraten aber in allergrößte Unruhe, wenn sie an der Ausübung gehindert werden.

Gerade bei der Zwangsstörung zeigt sich so überdeutlich das innere Leid, insbesondere wenn es auf die Spitze getrieben wird. Wenn der Betroffene keinen Termin mehr einhalten kann, weil er beispielsweise zig Mal die Klinke der Haustür drückt, um sicherzugehen, dass die Tür verschlossen ist. Wenn er im entscheidenden Moment doch nicht in den Bus einsteigt, sondern zur Wohnung zurückeilt, um erneut unzählige Male die Klinke zu drücken und an der Tür zu rütteln. Wenn er selbst nachts sich nicht von seinen Befürchtungen lösen kann, dass er etwas nicht gut genug kontrolliert hat. In der offenkundigen Sinnlosigkeit der ausufernden Maßnahmen zeigt sich – wie bei sonst kaum einer anderen Störung – die Seelennot des Menschen.

WAS ZU TUN IST

Im chronischen Verlauf einer wie auch immer gearteten seelischen Störung zeigt sich lediglich, dass alle bisherigen Behandlungsversuche von falschen Annahmen ausgingen und dass der betroffene Mensch nicht die richtigen Informationen zum heilungsfördernden Umgang mit seinem seelischen Zustand erhielt.

Falls Sie sich auf einen Vermeidungsweg begeben haben, sei es etwa durch Sucht, Zwänge, exzessiven Sport oder übertriebenen Medienkonsum, und sich sehnlichst wünschen, dass *es* vorbeigeht, gibt es keine andere Möglichkeit für Sie, als stehen zu bleiben. Bleiben Sie endlich stehen und lassen Sie sich von dem, was Sie schon so lange verfolgt, endlich einholen. Während es an Ihnen vorbeizieht – und das wird es, wenn Sie sich Ihren Themen stellen –, wird es wahrscheinlich ziemlich rumpeln in Ihrer Seele. Möglicherweise so sehr, dass Ihnen Hören und Sehen vergeht. Aber jetzt wissen Sie ja, was es zu bedeuten hat: nur Gutes!

7. MIT STRESS RICHTIG UMGEHEN

URSACHEN UND FOLGEN UNSERER BLINDHEIT HINSICHTLICH UNSERER BELASTUNGSGRENZE

»Wasser erhitzt sich langsam
und kocht plötzlich.«
Aus dem Zen-Buddhismus

Unser seelisches Ungleichgewicht kann unterschiedliche Ausmaße annehmen. Unter ungünstigen Umständen kann es über die Jahre zu einer alles überschattenden Größe heranwachsen und schließlich zu körperlichen Erkrankungen oder in einen seelischen Zusammenbruch führen. Bis zur gesundheitlichen Krise ist es aber ein weiter Weg. Er lässt uns genügend Zeit, um unseren Lebenskurs zu korrigieren. Von entscheidender Bedeutung ist das frühzeitige Erkennen unserer seelischen Schieflage und das frühzeitige, *naturgerechte* Gegensteuern. Damit lästige Alltagsstörungen wie Stress und Schlafprobleme unser Leben zwar gelegentlich begleiten, aber nicht rund um die Uhr beeinflussen.

WISSEN: Alltagsstörungen

Probleme wie Stress und Schlafstörungen gelten zuweilen als harmlose Alltagsphänomene, die mit einer oberflächlichen Lebensumstellung oder Entspannungsmethoden angeblich schnell zu lösen seien. Doch auch hier gilt: Durch die Missachtung der seelischen Verarbeitungsprinzipien werden die Last und das Leid vergrößert, die Bereitschaft zur Verarbeitung führt hingegen zurück in das seelische Gleichgewicht.

Seit meiner Jugend litt ich unter regelmäßig auftretenden Magengeschwüren. Behandelt wurden sie stets mit den üblichen Tabletten, sodass die Beschwerden erfreulicherweise nach ein paar Tagen zuverlässig verschwanden. Einige Monate später allerdings traten sie in gewohnter Intensität erneut wieder auf.

Natürlich stellte ich mir schon zu Beginn meiner Krankheitsgeschichte und erst recht später als angehender Psychologe immer wieder die Frage, ob übermäßiger Stress der Auslöser der Magenbeschwerden sein könnte. Meine spontane Antwort war jedes Mal ein eindeutiges Nein. Mein Leben betrachtend, fand ich keine Anzeichen dafür. Nichts deutete auf eine derartig hohe Stressbelastung hin, die eine Magenerkrankung hätte erklären können. Ganz im Gegenteil erschien mir mein Alltag völlig normal und unauffällig.

Natürlich gab es immer wieder Phasen der erhöhten Belastung, es gab aber ebenfalls entspannte Zeiten. Selbst wenn die altvertrauten Beschwerden erneut auftraten, konnte ich keinen überhöhten Stress als Ursache identifizieren. Es war alles so wie immer. Die Gründe für die Magenprobleme blieben für mich also ein Rätsel. So ging es über viele Jahre und gipfelte schließlich – ich stecke gerade in den Abschlussprüfungen des Studiums – in einem Magendurchbruch inklusive Krankenhausaufenthalt und Bauch-OP.

Kurze Zeit später trat ich meine erste Arbeitsstelle als Psychologe in einer psychosomatischen Klinik an. Die Patienten, auf die ich traf, berichteten mir von ihren Lebensbelastungen, ihrem Stress im Berufsalltag und Privatleben. Durch ihre Erzählungen erhielt ich die Gelegenheit, Zusammenhänge rund um Stress zu erkennen, die ich bis dahin noch nicht kannte.

Was ich bis zum heutigen Tag über Stress gelernt habe, möchte ich Ihnen im Folgenden vorstellen.

Beginnen wir zuerst mit der naheliegendsten Frage: Was genau verbirgt sich hinter dem Begriff »Stress«? Um sich diesen besonderen Zustand und seine Auswirkungen auf unsere Gesundheit zu veranschaulichen, stellen Sie sich eine Autofahrt auf der Landstraße vor: Sie fahren seit geraumer Zeit hinter einem LKW her, und als sich eine passende Gelegenheit bietet, beschließen Sie, ihn zu überholen.

Da es bis zur nächsten Kurve nicht mehr weit ist, müssen Sie jetzt schnell sein. Also schalten Sie einen Gang herunter und treten das Gaspedal durch. Mit der nun erheblich höheren Motordrehzahl holen Sie die maximale Leistung aus ihrem Wagen und fahren zügig an dem Brummi vorbei. Sie wissen, dass solche kurzzeitigen Drehzahlspitzen dem Motor nicht schaden, da er dafür ausgelegt ist. Sobald Sie am LKW vorbeigezogen sind, schalten Sie wieder einen Gang höher, um die Drehzahl auf ein normales Niveau zu senken. Schließlich schont das den Motor, und Benzin spart es auch.

WAS HAT DAS MIT STRESS ZU TUN?

Geraten wir in eine herausfordernde Situation, stehen wir durch ein Übermaß an Verantwortung unter Druck, fühlen wir uns gar einer Gefahr ausgesetzt, geraten wir in Stress. Die Reaktion unseres Körper-Seele-Systems auf die Herausforderung ist vergleichbar mit der Steigerung der Motordrehzahl während eines Überholvorgangs. Denn auch wir sind bei Bedarf zu weitaus höheren »Drehzahlen« fähig, und ebenso wie der Automotor bringen auch wir im hohen Drehzahlbereich die maximale Leistung. Was aber für den Automotor gilt, das gilt auch für uns: Bei einer anhaltend hohen Drehzahl sind Schäden vorprogrammiert.

WAS GESCHIEHT IN UNS, WENN UNSERE INNERE DREHZAHL STEIGT?

Um Gefahren möglichst effektiv abwenden zu können, werden in uns eine ganze Reihe von Körperfunktionen blitzschnell verändert und angepasst. Der Zweck dieser Reaktion ist, uns in die Lage zu versetzen, wirkungsvoller kämpfen oder schneller flüchten zu können.

Um das zu ermöglichen, wird sinnvollerweise denjenigen Organen und Körperfunktionen, die bei Kampf und Flucht eine wichtige Rolle spielen, ganz gezielt sehr viel Energie zugeführt. Doch woher nimmt unser Körper diese Energie? Unter anderem entzieht er sie Körperbereichen, die für den anstehenden Befreiungsschlag bedeutungslos sind. Dieser Vorgang ist ein biologisches Notfallprogramm aus uralten Zeiten. Es wird bei Tier und Mensch in einer Gefahrensituation sofort aktiviert und versetzt den gesamten Organismus in einen energetisch hochaktiven Ausnahmezustand.

Blicken wir doch einmal zurück in die Steinzeit: Saßen unsere zotteligen Vorfahren gemütlich beim Abendbrot an einem Lagerfeuer und es tauchte ein hungriges Raubtier auf, so hatten sie nur zwei Möglichkeiten: entweder um ihr Leben rennen oder um ihr Leben kämpfen – und das so schnell und wirkungsvoll wie nur möglich. Aus dem Ruhemodus beförderte sie die Stressreaktion in den Überlebensmodus. War die Gefahr vorüber, entspannten sie sich wieder und erholten sich von dem Schreck. Nach einer kurzen Stressphase war das auch entsprechend schnell erledigt.

Es gab aber auch langwierige Belastungsphasen in der Frühzeit der Menschheit: Brach am nächsten Morgen ein Waldbrand aus, versetzte das biologische Stressprogramm unsere Vorfahren in die Lage, ihre körperlichen und seelischen Kräfte über einen größeren Zeitraum zu mobilisieren, um sich auf einer langen und anstrengenden Flucht aus dem Gefahrenbereich zu retten. Nach einer solch langen Herausforderung bedurfte es natürlicherweise auch einer ausgedehnteren Erholungsphase. Waren alle Körpersysteme wieder im Normalzustand, konnte das Leben im gewohnten Trott weitergehen.

WIE SIEHT DAS IM EINZELNEN AUS?

Was sich in uns bei Überforderung und Gefahr verändert, hat jeder in stressigen Situationen schon erfahren: Blutdruck und Pulsschlag steigen (der Motor läuft sich warm, die Drehzahl steigt), wir beginnen zu schwitzen (das ist unsere Kühlung), wir werden reizbarer und aggressiver (wir sind kampfbereit) und die Muskelspannung steigt (jetzt haben wir einen Schutzpanzer). Doch es geschieht noch viel mehr innerhalb der Vorbereitung auf eine Höchstleistung: Konzentration und Gedächtnisleistung lassen nach (Nachdenken ist zeit- und energieaufwendig) und unsere Verdauung läuft auf Sparflamme (auch sie ist ein Energiefresser). Darüber hinaus verändert sich die Blutverteilung innerhalb unseres Körpers dergestalt, dass die Durchblutung des Verdauungstraktes, der Geschlechtsorgane und der Haut reduziert wird, während die Blutversorgung der Muskulatur deutlich ansteigt. Auch steigen Cholesterin- und Blutzuckerspiegel (diese werden nämlich als Energieträger gebraucht), und unser Blut gerinnt schneller (das schützte unsere Vorfahren bei Verletzungen vor dem Verbluten).

Hat unser Organismus all diese Veränderungen in die Wege geleitet, sind wir auf Hochtouren und zu körperlichen Höchstleistungen fähig.

In der heutigen Zeit und in unseren Breiten werden wir glücklicherweise nicht mehr von wilden Tieren oder anderen Lebensgefahren bedroht, und doch reagiert unser inneres Stressprogramm nach den alten Steinzeitregeln – als ginge es ums blanke Überleben.

Jede Situation, die uns überfordert, aktiviert die Kampf-oder-Flucht-Reaktion und treibt unsere Motordrehzahl in die Höhe. Das geschieht selbst in banalen Alltagssituationen. Wir stellen uns folgende Situation vor: Sie haben in einem Supermarkt ihren Einkaufswagen vollgeladen, und schnell soll es weitergehen, denn der nächste Termin wartet bereits. Jetzt gilt es nur noch, das letzte Hindernis in Bestzeit zu überwinden: die Kasse. Und nun stehen Sie in der Schlange. Kaum sind Sie von hinten eingekeilt worden, fällt Ihnen auf, dass es an den Nachbarkassen wesentlich flotter vorangeht.

Selbst in dieser harmlosen Situation bereitet sich unser Organismus in alter Steinzeitmanier auf Flucht und Kampf vor.

Geraten wir innerlich ausgeglichen in solch eine Zwangslage, so amüsiert es uns vielleicht und wir können über uns und unser Scheitern schmunzeln. Kommen wir aber bereits *vorangespannt* in diese Situation, geraten wir leicht an unsere Grenze. Die Drehzahl schnellt nach oben und erreicht bei so manchen unserer Zeitgenossen ein höchst kritisches Level. Waren wir bereits beim Betreten des Supermarktes nahe des roten Drehzahlbereichs, dann kann dieser kleine zusätzliche Stresstropfen unser Fass zum Überlaufen bringen. In diesen banalen Lebenslagen zeigt sich, wie es um uns und unser Stressniveau bestellt ist.

Was ist das Problematische an Stress? Eigentlich nichts. Mutter Natur hat sich das schon ganz gut ausgedacht. Sie spult automatisch ihr Notfall-Überlebensprogramm ab, das zwar unseren gesamten Organismus in Alarm versetzt, ihm aber nicht schadet, da er natürlicherweise für kurze

Einsätze ausgelegt ist. Wenn allerdings der Alarmzustand lange Zeit anhält, wird es doch zum Problem. Leben wir dauerhaft im roten Drehzahlbereich, sind einige Bereiche unseres Körpers unentwegt zum Bersten voll mit Energie, was ihnen schadet, während andere Bereiche unter einer Mangelversorgung leiden, was sie ebenfalls schädigt. Auf Dauer *muss* dieses innere Ungleichgewicht zu gesundheitlichen Problemen führen – und das tut es auch.

WIR SIND BETRIEBSBLIND IN SACHEN STRESS

In meiner beruflichen Tätigkeit lerne ich immer wieder Menschen kennen, die stark angespannt oder gehetzt wirken. Darauf hingewiesen und nach der Ursache der inneren Unruhe gefragt, fallen die Reaktionen unterschiedlich aus, je nach Ausmaß ihrer Betriebsblindheit.

Menschen mit einer geringen Selbstblindheit, die also gut auf die eigenen Bedürfnisse achten, sind eher in der Lage, ihre Lebenssituation realistisch einzuschätzen und detailliertere Angaben zu machen. Häufig wird der Vergleich vom überfließenden Fass zur Beschreibung der eigenen seelischen Verfassung herangezogen und mit der entsprechenden Geste und den Worten »mir steht es im Moment bis Oberkante Unterlippe« unterstrichen.

Ist die persönliche Betriebsblindheit stärker ausgeprägt, so erklären die Menschen ihre hohe innere Anspannung in etwa damit, dass sie schon seit jeher ein so verspanntes oder nervöses Temperament hätten, ihr Leben aber völlig normal sei. Einen ungewöhnlich hohen Stress hätten sie nicht.

Jeder Mensch hat seine ganz persönlichen blinden Flecken, die, je nach Größe und Lage im Leben, so manches Mal dazu führen, dass eine ungute Entwicklung erst dann erkannt wird, wenn es bereits zu spät ist.

So übersehen manche Menschen, wie auch ich damals, dass sie bereits seit Jahren oder Jahrzehnten mit einer gefährlich hohen inneren Drehzahl leben. Sie halten ihren Zustand und ihr angespanntes Lebensgefühl für normal, weil sie es nicht mehr anders kennen. Längst haben sie vergessen, wie es früher einmal war und wie es heute noch sein könnte. Sie sind dauerhaft überlastet und bemerken es nicht. Sie wundern sich, dass gesundheitliche Beschwerden zunehmen und sich sogar verstärken, können sich aber nicht erklären, woher das kommt. Oder sie bemerken, dass ihnen die Lebensfreude ganz langsam verloren geht und schieben es aus Ratlosigkeit auf das Älterwerden.

DAS STRESSFASS – AUF DEN PEGELSTAND KOMMT ES AN

Unser »Stressfass«, um im beliebten Bild des überlaufenden Fasses zu bleiben, darf natürlich nicht leer sein. Ist es das, dann enthält das Leben wenig Spannung. Das Fass darf aber auch nicht überfließen.

Gehen wir mal davon aus, dass ein zur Hälfte gefülltes Fass unseren optimalen Zustand anzeigt. Das Leben hat bei diesem mittleren Pegelstand einen gesunden Anforderungsgehalt, bietet daneben noch genügend Zeit für Erholung und Raum für die persönliche Entwicklung. Das Leben wird als interessant, anregend und abwechslungsreich empfunden, aber nicht als permanent belastend und erschöpfend.

Der Füllstand unseres Fasses ist natürlich nicht konstant, schließlich ist nicht jeder Tag gleich. Mal haben wir etwas mehr um die Ohren, mal etwas weniger. Das ist auch gut so. Denn Mühe muss uns das Leben ab und zu schon machen, sonst lernen wir nichts dazu. Auch würden wir nie das zufriedene Gefühl erleben, etwas geschafft zu haben, wenn nicht manchmal auch ein wenig Angstschweiß und Selbstzweifel mit im Spiel wären.

Stellen Sie sich die normale und gesunde Füllung des Fasses aus unterschiedlich großen Schichten vor. Eine Anforderung oder Verpflichtung, die der Mensch nur alle zwei Wochen zu verrichten hat, bildet eine dünne Schicht der Füllung. Eine Verpflichtung, die den Menschen häufiger fordert und ihn zudem körperlich oder seelisch stark belastet, fällt natürlich stärker ins Gewicht und bildet in dem Fass dementsprechend eine dickere Schicht. Verschiedenste Anforderungen und Verpflichtungen des Lebens füllen also mit ihren großen und kleinen Belastungen unser Stressfass. Aber solange alles noch im grünen Bereich bleibt, ist es in Ordnung – und das Leben kann genossen werden.

Betrachten wir, was sich darüber hinaus noch in so einem Fass ansammeln kann und was die Gesamtbelastung steigen lässt. Es sind all die kleinen und großen Aufgaben im privaten und beruflichen Bereich, die der Mensch sich *zusätzlich* aufhalst, obwohl er es nicht zwingend *müsste* und es eigentlich auch nicht *bräuchte*.

Aber aus ihm unerklärlichen Gründen geraten die Zusatzbelastungen trotzdem in sein Leben, und ihre Zahl nimmt stetig zu. Sie füllen das Fass, je nach der Größe der Belastung. Eine kleine Belastung fügt dem Fass vielleicht nur die kleine Menge eines Bechers hinzu, eine andere, große Belastung entspricht hingegen der Menge eines Eimers. Mit ihrer wachsenden Zahl und mit den Jahren füllt sich langsam das Fass – und es wird immer voller: Der Mensch startet in sein Berufsleben, er gründet eine Familie; der gemeinsame Haushalt und die Kinder erfordern weitere Energie, Kredite bereiten Sorgen, unausweichliche kleine Reibereien innerhalb der Familie oder am Arbeitsplatz zerren gelegentlich an den Nerven; in der Freizeit übernimmt er Verantwortung im Verein, hilft nebenbei im

Freundeskreis aus, die Eltern werden älter und benötigen vermehrt Unterstützung und vieles mehr, was dazukommt und den Pegel steigen lässt.

Der Mensch wird in unterschiedlichste Rollen eingebunden, und mit jeder einzelnen ist eine weitere Erwartung und Verpflichtung verknüpft. Jede weitere Rolle stellt eine kleine oder große Last dar und erfordert eine erneute Anpassungsleistung an neue Umstände. Und dann sind da noch die geliebten Freizeitaktivitäten, die den Terminkalender (oder das Fass) zusätzlich füllen.

Typischerweise vollzieht sich ein solcher Anstieg schleichend und über viele Jahre. Der Mensch entfernt sich langsam, aber stetig von einem gesunden Maß der Lebensanforderungen, nähert sich einer kritischen Marke an und bemerkt es nicht.

Die kritische Marke ist nicht, wie man naheliegenderweise meinen könnte, der Rand des Fasses, sondern sie liegt um einiges tiefer. Was macht diese rote Linie so bedeutsam, wenn doch bis zur Oberkante des Fasses noch genügend Platz ist?

Überschreitet unsere Lebensbelastung diese unsichtbare Grenze, setzt eine kaum zu kontrollierende Eigendynamik ein. Das System »Mensch« beginnt zu kippen, ganz so wie ein Teich anfängt umzukippen, wenn seine Selbstreinigungskräfte es nicht mehr schaffen, die schädlichen Einflüsse auszugleichen. Ist die Betriebsblindheit des Menschen stark ausgeprägt, gerät er ahnungslos in einen Strudel, der ihn mit sich fortreißt und immer tiefer nach unten zieht.

Das kann zum Beispiel so vor sich gehen: Der chronisch überlastete Mensch stellt irgendwann fest, dass er zunehmend schlechter schläft und vermehrt grübelt. Das zieht weitere Sorgen nach sich, denn er beginnt um seine

Leistungsfähigkeit zu bangen, schließlich wird er doch an allen Ecken und Enden gebraucht. Er wird reizbarer, Konflikte mit den Mitmenschen häufen sich. Er ändert aber nichts in seinem Leben, er beißt die Zähne zusammen und macht weiter wie bisher. Es treten vermehrt gesundheitliche Beschwerden auf, es kommt zu einer ersten längeren Krankschreibung. Hoffentlich wird das nicht schlimmer, denkt er sich, ich will und muss noch ein paar Jahre in meinem Job durchhalten.

Die Beschwerden erweisen sich als ungewöhnlich hartnäckig, sie gehen zwar, kommen aber immer wieder, und sie widerstehen den Behandlungsmaßnahmen immer häufiger. Die Folge sind sich häufende Krankschreibungen, denn die Arbeit fällt zunehmend schwerer, trotz intensivierter Behandlung. Spaß macht das Leben schon lange nicht mehr, der Mensch funktioniert nur noch. Erste Ängste um den Arbeitsplatz steigen bedrohlich auf. Zukunftsängste ergreifen allmählich auch den Rest der Familie und führen zu vermehrten Spannungen und Streitigkeiten. Die Wahrscheinlichkeit für einen Arbeitsplatzverlust steigt rapide an, und die Hoffnung auf eine baldige Rückkehr zum alten Leben sinkt im gleichen Tempo.

Und so führt eine Belastung zur nächsten, diese wieder zur nächsten – wie bei einem Dominoeffekt –, bis der Rand des Fasses schlussendlich erreicht ist. Und nun, an diesem Punkt angekommen, genügt nur noch ein letzter kleiner Tropfen – und das Fass läuft über.

Der Mensch ist jetzt in einer derart kritischen und instabilen inneren Verfassung angekommen, dass ihn jedes laue Lüftchen zu Fall bringen kann. Alles kann ihm jetzt den letzten Rest geben: der unerwartete Stau auf der Autobahn oder vor der Supermarktkasse, ein falsches Wort in einer Auseinandersetzung, eine zusätzliche kleine Aufgabe, ein ausbleibender Erfolg, eine negative Nachricht, ein unbedeutendes Missgeschick.

DER ZUSAMMENBRUCH

Läuft das Fass über, ist die Krise da. Der Mensch erleidet einen seelischen oder körperlichen Kollaps. Da wir neben unserer generellen Betriebsblindheit auch eine ganz persönliche Sollbruchstelle haben, bricht jeder Mensch entsprechend seiner persönlichen Veranlagung zusammen. Auch die stärkste Kette reißt immer am schwächsten Glied.

Da der Begriff »Sollbruchstelle« nicht jedem Menschen geläufig ist, will ich ihn im Folgenden kurz erklären: In einem technischen System hat eine Sollbruchstelle die Funktion, im Falle einer Überlastung in irgendeiner Weise nachzugeben, kaputtzugehen. Durch den kleineren Defekt an der Sollbruchstelle wird das Gesamtsystem vor größerem Schaden geschützt. Das Stromnetz Ihrer Wohnung hat beispielsweise Sollbruchstellen in Form der elektrischen Sicherungen im Stromverteilerkasten. So sind Sie bei Störungen innerhalb der Stromkreise vor Kabel- und Wohnungsbrand geschützt. Ihr Auto hat ebenfalls eine Vielzahl von gezielt eingebauten Schwachstellen. Im Falle einer Überlastung oder eines Unfalls geben sie zuverlässig nach, um andere Bauteile oder die Insassen des Fahrzeugs vor Schlimmeren zu bewahren.

Der Einsatz von Sollbruchstellen ist aber keine Erfindung des Menschen, sondern eine Erfindung der Natur. Wir finden sie sowohl im Tier- als auch im Pflanzenreich. So zum Beispiel bei der Zauneidechse, die im Falle einer Bedrohung einen Teil ihres Schwanzes abwerfen kann, um sich in Sicherheit zu bringen. Oder bei der Bruch-Weide, deren Zweige bei Hochwasser an einer bestimmten Stelle sauber abbrechen, um vom Wasser mitgerissen an einer anderen Stelle wieder wurzeln können.

WISSEN: Stress und unsere natürliche Sollbruchstelle

Sollbruchstellen sind eine sehr sinnvolle Erfindung der Natur und dienen dem Lebenserhalt. Glücklicherweise sind auch wir von Natur aus mit dieser Schutzvorkehrung ausgestattet. Unter anhaltendem Druck werden wir krank, jeder von uns an seiner persönlichen Schwachstelle. Ist das eingetreten, müssen oder dürfen wir uns aus dem kraftraubenden Geschehen herausziehen, bevor wir noch größeren Schaden nehmen.

Urplötzlich versagen auf körperlicher Ebene entweder die energie*überladenen* Körpersysteme aufgrund des ständigen Überdrucks (etwa das Herz-Kreislauf-System, die Muskulatur und der Bewegungsapparat) oder die energie*unterversorgten* Körpersysteme aufgrund des anhaltenden Energiemangels (etwa die Organe des Verdauungstraktes). So kann es je nach persönlicher Veranlagung zum Herzinfarkt, Schlaganfall, Hörsturz, Bandscheibenvorfall, Magendurchbruch kommen – oder zu anderen Erkrankungen als Folge des ausgebrannten Immunsystems.

Auf der seelischen Ebene können unerklärliche Angstzustände (meist Panikattacken), Verwirrtheitszustände, Tobsuchtsanfälle oder ein depressiver Zusammenbruch (Erschöpfungsdepression beziehungsweise Burn-out) auftreten.

Bricht es bei uns immer wieder an einer bestimmten Stelle, produziert also immer wieder dasselbe Organsystem die gewohnten Beschwerden, so ist das ein deutlicher Hinweis auf unsere Schwachstelle, auf die eingebaute Sicherung in uns, die bei einer Überlastung nachgibt.

Im nächsten Abschnitt kommen wir noch einmal auf unsere Betriebsblindheit zurück, die uns daran hindert, besser auf uns selbst aufzupassen. Die Kenntnis dieses weit verbreiteten Phänomens und seiner möglichen Ursachen kann uns dabei helfen, eine bedrohliche Lebensentwicklung frühzeitig zu erkennen und in geeigneter Weise gegenzusteuern.

URSACHEN UNSERER BETRIEBSBLINDHEIT HINSICHTLICH STRESS

1. Ursache: Die Last wächst langsam an

Wir haben die naturgegebene Eigenart, dass wir sehr langsame Veränderungen nicht bewusst wahrnehmen können. Würde ein Mensch, der sich im Schneckentempo über viele Jahre in eine Überforderung hineinmanövriert hat, seine derzeitige Last über Nacht auferlegt bekommen und mit einem Mal das gesamte Gewicht auf den Schultern spüren, er würde alles sofort erschrocken abschütteln. Schnell wäre dem Betroffenen klar, dass eine derart hohe Belastung ihm Schaden zufügt. Steigt jedoch die Belastung ganz langsam und über viele Jahre an, bemerkt er ihre Auswirkung erst, wenn es zu spät ist.

2. Ursache: Unser Fass wird mit der Zeit kleiner

Werden wir älter, verändern wir uns. Langsam lassen die Kraft, die Widerstandsfähigkeit, die Leistungsbereitschaft und noch vieles mehr nach. Auch das vollzieht sich in einem Tempo, das unterhalb unserer Wahrnehmungsschwelle liegt. Erschwerend kommt hinzu, dass wir diese Entwicklung ohnehin ganz gerne übersehen, denn wer wird schon gerne älter? Der aktuelle Belastungspegel mag ja vor zwanzig Jahren, als das Fass noch ein weit größeres Fassungsvermögen hatte, stimmig gewesen sein, heute aber nicht mehr. Wer seine Last nicht anpasst an die sich ändernde Gesamtverfassung, der gefährdet seine Gesundheit.

3. Ursache: Die Gesamtlast setzt sich aus sehr vielen kleinen Belastungen zusammen

Unzählige kleine Lasten vernebeln den Blick für die Wahrnehmung der tatsächlichen Gesamtbelastung. Der Mensch sieht den Wald vor lauter Bäumen nicht. Es fällt ihm schwer, die Ursache für die nachlassende Gesundheit und seine getrübte Lebensfreude ausfindig zu machen, denn wohin er auch schaut, keine seiner Einzelbelastungen erscheint gewichtig genug, um ihm eine Erklärung für die verschlechterte Lebensverfassung zu bieten.

4. Ursache: Wir vergleichen uns gern mit anderen und übersehen dabei uns selbst

Ungünstigerweise haben manche Menschen die Tendenz, sich »nach oben« zu vergleichen. Von Selbstzweifeln bewegt, richten sie ihren Blick auf Mitmenschen, die in irgendeiner wichtigen Lebensdisziplin besser, schneller, leistungsfähiger sind oder mehr besitzen als sie selbst. Also versuchen sie, mit ihnen Schritt zu halten. Solche Vergleiche führen meist zu Frust und Enttäuschung – doch was schlimmer ist: Sie lenken den Menschen ab. Er ist mit seiner Aufmerksamkeit nicht bei sich, sondern bei anderen, er übersieht seine wahren Bedürfnisse und bekommt nicht mit, wie es um ihn selbst steht.

5. Ursache: Des Guten zu viel, des Richtigen zu wenig

Das ist eher ein Sonderfall, aber dennoch erwähnenswert. Bei manchen Menschen ist das Fass randvoll mit angenehmen und interessanten Aktivitäten. Sie haben einen prallen Terminkalender, genießen ein hohes Ansehen und feiern Erfolge auf der ganzen Linie. In ihrem beruflichen und privaten Wirkungsbereich sind sie sehr gefragt, vielleicht sogar *der Star schlechthin*. Dennoch stellt sich bei ihnen eine rätselhafte Unzufriedenheit ein. Da sie in ihren Erfolgen keine Erfüllung finden, versuchen sie, die innere Leere durch noch größere Erfolge zu füllen, was ihnen jedoch nicht gelingt. Also wird die Anstrengung immer weiter gesteigert. Der entstehende Teufelskreis führt geradewegs in die Krise.

DIE DREI STRESSRISIKOGRUPPEN

Jeder Mensch ist durch seinen einzigartigen Lebensweg geprägt worden. Schon früh wurde ihm beigebracht, was wichtig ist im Leben und worauf er unbedingt achten sollte. So entwickelten sich von klein auf sein Blick und seine Fähigkeiten für diese angeblich wichtigen Bereiche des Lebens sehr gut, während sie im Gegenzug für die in den Hintergrund geratenen Lebensbereiche mangels fehlender Übung verkümmerten. Auf diesem Wege konnten unter bestimmten Umständen Wesenszüge entstehen, die das Risiko für einen chronischen Dauerstress drastisch erhöhen.

1. Der Jasager

Meiner Erfahrung nach haben die meisten überlasteten Menschen in erster Linie diesen entscheidenden »Sprachfehler«: Sie können nicht Nein sagen. Schon früh in ihrem

Leben lernten sie, die Bedürfnisse ihrer Mitmenschen in den Vordergrund zu stellen. Vielleicht wurden sie selbst in besonderer Weise innerhalb ihrer Familie gebraucht, weil Mutter oder Vater krank, fort oder tot waren, ersetzt werden mussten und die Geschwister zu versorgen waren.

Die Fähigkeit, die eigenen Bedürfnisse wahrzunehmen, konnte sich nur unzureichend entwickeln. Wurden eigene Bedürfnisse verspürt, wurden sie zurückgestellt, denn der Einsatz für die Familie war erheblich wichtiger als die persönlichen Wünsche. Denn bräche die Familie auseinander, ginge man selbst mit ihr unter. Die über Jahre eingeprägte Ausrichtung auf die Bedürfnisse der anderen führt diese Menschen nicht selten in helfende Berufe. Dort setzen sie fort, was sie von Beginn an gelernt haben: für andere da zu sein und sich selbst hintenanzustellen.

Vielleicht war der Grund, ein Jasager zu werden, auch ein anderer. Die Familie war intakt, besaß aber ein eigenwilliges und einseitiges Regelwerk. Für ein Ja gab es Dank und Anerkennung, für ein Nein dagegen mürrische Blicke, lästige Warum-nicht-Fragen, Vorwürfe, Ablehnung oder gar Bestrafung. Was meist ausblieb beim Versuch, für sich selbst zu sorgen, waren Verständnis, Unterstützung und Liebe. »Nicht lange überlegen und Ja sagen«, das war die Devise, so blieb man auf der angenehmeren Seite des Lebens.

Vielleicht hatte diese Familie auch eine übertriebene Sorge, was die anderen Menschen über sie denken könnten. Dann sagte man lieber Ja bei jeder Anfrage und sicherte sich einen guten Ruf als hilfsbereiter und unkomplizierter Mensch.

Das Ja kommt bei Jasagern immer automatisch. Auf ein »Könntest du mir mal ...« folgt wie bei einem Körperreflex automatisch ein »Ja«. Eine Bedenkzeit räumt sich der Jasager gar nicht ein. Nur kurze Zeit später beschleicht ihn das drückende Gefühl, mal wieder einen altbekannten Fehler gemacht zu haben. Partnerin oder Partner verdrehen in gewohnter Weise die Augen, wenn sie von der neuesten Hilfszusage erfahren. »Mit unseren eigenen Sachen kommen wir nicht weiter, und du musst ständig woanders aushelfen«, ist daher ein häufiger Vorwurf.

Am Arbeitsplatz kommt der Vorgesetzte ebenfalls am liebsten zu dem Jasager, wenn es um Überstunden, Sonderschichten oder Wochenendarbeit geht. Warum auch sollte er mit anderen Mitarbeitern lange diskutieren, wenn es beim Jasager so einfach geht?

Immer nur für andere da sein, von fremden Bedürfnissen hierhin und dorthin gezogen zu werden, zu hoffen, dass niemand nach einem Gefallen fragt, ist auf Dauer extrem anstrengend. Schnell ist es vorbei mit der Ruhe. Ein selbstbestimmtes Leben sieht anders aus. Aber immerhin spricht man von Jasagern gut: »Der würde für andere sein letztes Hemd hergeben«, »den kannst du auch nachts anrufen«, »der leiht dir das sofort«. So äußert man sich über besonders aufopferungsvolle Menschen.

Wen wundert es also, dass Jasager sich einer großen Beliebtheit erfreuen. Erst recht, wenn sie über gefragte Fähigkeiten verfügen oder ein allseits geschätztes Handwerk beherrschen. Jasager haben meist einen auffallend großen Freundes- und Bekanntenkreis. So erscheint es ihnen zumindest, und das ist ihnen ein Trost. Die Ernüchterung tritt jedoch dann ein, wenn sie, am Ende ihrer Kräfte angelangt, nichts mehr zu geben haben. Irgendwann ist nämlich auch ihr Fass voll und der Akku leer. Denn eines ist ganz sicher: Wer nicht sagen kann, »Ich will nicht mehr!«, wird irgendwann sagen *müssen:* »Ich kann nicht mehr!«

Und wenn der ewige Helfer selbst Hilfe benötigt? Mit einem Schlag, wie auf Kommando, beginnt sich die große Schar von Freunden und Bekannten zu lichten, sehr zur

Verwunderung und zu noch größerer Enttäuschung des stets Hilfsbereiten.

2. Der Perfektionist

Gewissenhaftigkeit ist nicht dasselbe wie Perfektionismus, und Perfektionismus ist nicht dasselbe wie Zwanghaftigkeit. Die Übergänge sind jedoch fließend. Das eine hat der Mensch im Griff, das andere hat ihn im Griff. Bei Gewissenhaftigkeit ist er der Herr im Haus, beim Perfektionismus ist er der Sklave, bei der Zwanghaftigkeit ist er ein Roboter.

Der Perfektionist schafft es nicht, Arbeiten abzugeben. »Wenn ich schon sehe, wie nachlässig die anderen es machen, dann mache ich es doch lieber selber«, ist eine häufige Denkweise, die dafür sorgt, dass der Belastungspegel augenblicklich noch weiter ansteigt. Oft kommt es auch zu unnötigem Streit, da der Perfektionist die Arbeit anderer beobachten und sie – meist kann er es sich nicht verkneifen – korrigieren muss.

Seine Erklärung hierfür: »Warum lässt du dir nicht von mir helfen? Ich will doch bloß vermeiden, dass du völlig unnötige Fehler machst. Herrgott, wenn ich es nun mal besser weiß, muss ich es doch auch sagen dürfen. Wie kann man nur so stur sein?!« So drücken sie sich oft aus – in allen möglichen Lautstärken und Klangfarben, stets gefolgt von den immer gleichen, fruchtlosen Auseinandersetzungen, die allen das Leben schwer machen und den eigenen Stresspegel weiter steigen lassen. Oder sie beißen sich auf die Zunge, sagen *nicht*, was sie denken, bis ihnen der Kragen schließlich doch noch platzt.

Es mag ein nur schwacher Trost sein für das leidtragende Umfeld des Perfektionisten, dass er mit sich selbst auch nicht nachsichtiger umgeht. Denn Perfektionisten treiben sich selbst auch mit Stränge an, arbeiten mehr und akribischer als andere und werfen sich ihre Fehler lange vor. Sie schlafen meist schlecht, da es ihnen schwerfällt, den vergangen Tag abzulegen, erst recht wenn es Fehler gab – und an welchem Tag begeht man keine Fehler? Oft liegen sie stundenlang wach und zermartern sich ihr Hirn über die Aufgaben des nächsten Tages. Ihr pausenlos suchender und prüfender Blick entdeckt überall in der Welt nur Unvollkommenheit und Dummheit, egal ob sie gerade die Zeitung aufschlagen, einen Spielfilm schauen oder bloß aus dem Fenster gucken – all das umso mehr, je höher der Stresspegel steigt.

Es lässt sich erahnen, welch hoher innerer Druck in ihnen herrscht, welch großes inneres Getriebensein die Lebensfreude trübt, wie erschöpfend ein »perfektes« Leben doch sein muss.

Eine perfektionistische Lebensausrichtung ist ein interner Energiefresser allererster Güte, ein nimmersattes kleines Monster, das unablässig am Selbstwert nagt und den versklavten Menschen vor sich her treibt. Es leuchtet ein, dass ein Mensch, der sich ständig 150 Prozent Aufmerksamkeit und Leistung abnötigt, von seiner Substanz lebt und sie irgendwann aufgebraucht haben wird. Auch hier ist es meist nur der kleine Tropfen zur richtigen Zeit, der das Fass überlaufen lässt und den Menschen schlagartig handlungsunfähig macht. Das trifft den perfektionistischen Menschen besonders hart, da es mit einem völligen Kontrollverlust einhergeht. Das Loslassen und Seinlassen, das Warten und das Kontrolleabgeben waren noch nie seine Stärke – und nach dem Zusammenbruch wird er in quälender Weise ausgerechnet zu dem gezwungen, wovor er zeitlebens die größte Angst hatte: zur Untätigkeit und zum Akzeptieren der eigenen Schwächen.

Der Weg in den Perfektionismus könnte so aussehen: Haben Eltern ihr Kind häufig getadelt und kaum gelobt und selbst bei sehr guten Leistungen nach dem Haar in der Suppe gesucht, kam das einer krassen Ablehnung gleich. Mit der Zeit hämmerte sich die Botschaft »Du bist nicht gut genug (für uns)« tief in den kleinen Kopf.

Da Elternliebe für ein abhängiges Kind »gefühlt« die einzige Lebensversicherung ist, die es auf Erden hat, war sein Leben nicht von Sicherheit, sondern von latenter Bedrohung geprägt. Elterliches Desinteresse und Liebesentzug ist für jedes abhängige kleine Wesen, ob Mensch oder Tier, gleichbedeutend mit Lebensentzug, also der Vernichtung. »Ich bin erst in Sicherheit, wenn ich liebenswert bin, und liebenswert bin ich erst, wenn ich frei von Fehlern bin«, lautete irgendwann die logische Schlussfolgerung. Das klang zunächst erlösend. Konsequenterweise wurde die Wahrnehmung nicht erfolgs-, sondern fehlerorientiert. Um doch noch an Lob und Liebe zu kommen, begann der ängstliche Blick, über das Gute in sich selbst und in den eigenen Taten hinwegzusehen, als gäbe es dort nichts Gutes. Er richtete sich zu stark auf das Fehlerhafte und Unvollkommene aus.

Machen wir uns diese innere Not des Perfektionisten bewusst, so kann es uns helfen, auf ihn mit Nachsicht und Geduld zu reagieren und ihm beharrlich in den nun mittlerweile erwachsenen Kopf die Botschaft »Selbst wenn du gar nichts könntest, wärest du klasse« einzutrichtern. Er wird es langsam begreifen.

Bei einer Besichtigung der Alhambra in Granada erzählte uns der Reiseleiter, der uns die Burg zeigte, es sei für die am Bau beteiligten Handwerker und Künstler jener Zeit selbstverständlich gewesen, in jedem ihrer großen Meisterwerke ganz bewusst einen kleinen Fehler einzuarbeiten. Es galt nämlich als gotteslästerlich, nach Perfektion zu streben, da nur Gott allein frei von Fehlern sei. Diese Arbeits- und Lebenseinstellung hat unsere Reisegruppe tief beeindruckt. Mit dieser Haltung ist man besser gegen Perfektionismus gefeit.

3. Der Immerstarke

Der Immerstarke ist vergleichbar mit dem Perfektionisten. Doch sein Grundproblem ist ein anderes. Während dem Perfektionisten bei jeder Gelegenheit und auf jedem Kommunikationskanal ein »Sei gut, sei besser!« vermittelt wurde, folgt der Immerstarke dem Motto »Sei stark!«. Auch erlebte er oft in seiner Familie, dass starke Menschen stets lobend hervorgehoben wurden, während man schwache Menschen der Lächerlichkeit preisgab und abwertete. So lernte er, seit er laufen konnte, dass schwach zu sein gleichbedeutend sei mit wertlos zu sein.

Die Eltern meinten es vielleicht gut mit ihm, wenn sie ihre eigenen Schwächen vor ihm verbargen. Vielleicht wollten sie ihn damit nicht belasten, oder vielleicht dachten sie, nur unter stark wirkenden Eltern könne er selbst auch stark werden und eine gute Lebenstüchtigkeit erlangen. Es kann aber auch sein, dass sie sich ihrer eigenen Schwächen schämten und sie nicht nur vor ihm verbergen wollten, sondern auch vor allen anderen.

Dank seiner täglichen Beobachtungen erkannte er schnell, dass er auch so werden muss, schließlich war er das Kind dieser starken Eltern und auf Gedeih und Verderb auf sie angewiesen. Den einzigen Umgang mit Schwächen, den er von ihnen lernte, war das Tarnen und Verbergen.

Wie sollte er deshalb jemanden um Hilfe bitten, wenn er ratlos war? Mit einem Schlag wäre die Tarnung dahin. Also machte er alles mit sich selbst aus, egal wie viel und wie schwer es auch war.

Vielleicht hatte er das zusätzliche Pech und war von großer, kräftiger Statur. Solche Menschen hören nämlich ständig ein »Du schaffst das bestimmt!«. Sie waren der robusteste unter den Geschwistern und der größte in ihrer Schulklasse. Das führte oft dazu, dass gerade sie für die besonders schwierigen Arbeiten auserwählt wurden und im Sportunterricht jeder darauf erpicht war, sie in seiner Mannschaft zu haben. Um die Erwartungen der anderen nicht zu enttäuschen, wurden natürlich alle Kräfte mobilisiert. Versagte er doch einmal, schämte er sich sehr dafür.

So verging Jahr um Jahr. Schon längst ist aus dem »*Du* musst stark sein« ein »*Ich* muss stark sein – ich schaffe das *allein*« geworden. Im Umfeld ist man mittlerweile für die anderen die starke Eiche, die nichts umhaut; daher holen alle gerne Rat bei ihm ein. Wie es ihm selbst geht, weiß aber niemand. Zu fragen traut man sich auch nicht so recht, denn das hätte doch etwas von Majestätsbeleidigung. Wie soll es auch jemandem gehen, der sich allem gewachsen fühlt? Gut natürlich! Die Immerstarken fühlen sich daher oft einsam und verlassen, erst recht wenn es ihnen mal wieder schlechter geht und sie von Sorgen geplagt werden.

Gehen ihnen durch körperliche Krankheiten oder innere seelische Kämpfe die Kräfte aus, ist es für sie ein unendlich schwerer Schritt, den Mitmenschen ihren wahren inneren Zustand anzuvertrauen. Als müssten sie ein Verbrechen beichten, die größte Schande ihres Lebens gestehen, so kommt es ihnen vor. Durch steigenden Druck kommt es irgendwann ganz sicher zu einem Fassadeneinsturz, und der aufgestaute Druck und die Tränen von Jahrzehnten brechen hervor.

Manche von ihnen laufen aus Scham lieber weg, statt zu offenbaren, wie sie in Wirklichkeit sind und wie sie sich fühlen. Bei besonders tragischen Verläufen nehmen sie sich sogar das Leben, nur um dieser unendlichen Schmach zu entgehen. Setzen sie ihrem Leben tatsächlich ein Ende, dann oft ohne Abschiedsbrief und in einer Weise, die alle zunächst an einen Unfall glauben lässt. Oder war es vielleicht doch keiner? Ungläubig suchen die Hinterbliebenen nach einem möglichen Grund. Erst eine genauere Untersuchung der Lebenssituation des Entflohenen befördert ein verworrenes Problemgemenge oder ernsthafte gesundheitliche Schwierigkeiten ans Tageslicht. Dann erst erahnt man die Hintergründe.

WORAUF ES SICH ZU ACHTEN LOHNT

Untersuchen Sie genau den Füllstand Ihres persönlichen Stressfasses. Vielleicht wäre eine schriftliche Auflistung aller Aufgaben und Verpflichtungen hilfreich, um sich selbst die tatsächliche Lebenslast deutlich zu machen. Falls Ihnen das Fass zu voll erscheint, bauen Sie seinen Inhalt langsam ab. Haben Sie dabei aber Nachsicht und Geduld mit den anderen: Einige Mitmenschen werden es nicht wahrhaben wollen, dass sie nun mehr Zeit für sich selbst und die eigenen Bedürfnisse brauchen, haben sie doch schließlich von Ihrer Betriebsblindheit und Freigiebigkeit lange profitiert. Nehmen Sie in Kauf, dass Ihr Bekanntenkreis kleiner wird, wenn Sie einst übernommene Aufgaben wieder zurückgeben.

Von anderen Menschen können Sie viel lernen, aber vergleichen sollten Sie sich mit ihnen nicht. Es gibt die Sportwagen unter den Menschen, und es gibt die Diesel-Kombis und noch einiges andere dazwischen. Was der eine kann, schafft der andere nicht und umgekehrt. Verdeutlichen Sie sich, dass alle Menschen sich voneinander in allen nur denkbaren Eigenschaften unterscheiden und dass es Sinn macht, dass es so ist. Sie würden doch auch keinen kleinen Terrier vor den Schlitten spannen und keinen Bernhardiner auf eine Treibjagd mitnehmen. Manche tun aber genau das mit sich selbst, sie verlangen sich etwas ab, wofür sie nicht geschaffen sind, nur weil sie gerne anders wären, als sie von Natur aus sind. Akzeptieren Sie sich so, wie Sie sind, und entwickeln Sie sich auf *Ihre eigene Weise* und im *eigenen Tempo*.

Vergleichen Sie sich nicht mit Ihrem früheren Ich. Jeder Mensch muss sich mit zunehmendem Lebensalter ganz selbstverständlich erlauben, langsamer, schwächer, gemütlicher, bequemer, nachdenklicher, fauler, ruhiger und was auch immer zu werden, wenn sich entsprechende Wesenszüge mit dem Älterwerden zu zeigen beginnen. Wenn Sie machen müssen, was Sie nicht mehr wollen, oder wenn Sie machen wollen, was Sie nicht mehr können, dann führen Sie ein Leben gegen Ihre innere Natur. So etwas macht auf Dauer jeden krank!

Sagen sie Nein zur rechten Zeit. Beim Autofahren denken Sie auch nicht erst an das Tanken, wenn Sie mit leerem Tank liegen geblieben sind, sondern haben die Tankanzeige ständig im Blick. Reagieren Sie also frühzeitig, wenn sie mit Ihren Kräften auf Reserve fahren.

Versuchen Sie nicht weiter, es allen recht machen zu wollen. Was den größten Heiligen der Menschheitsgeschichte nicht gelang, werden auch Sie nicht schaffen. Da dieses Ziel also unerreichbar ist, suchen Sie sich ein besseres. Versuchen Sie, es sich selbst recht zu machen.

Achten Sie auf Ihre Selbstfürsorge. Die meisten überlasteten Menschen würden anderen niemals das antun, was sie sich selbst abverlangen. Anderen können sie verzeihen, haben mit anderen Geduld, versuchen andere liebevoll zu bremsen (»Jetzt denk doch auch mal an dich, du hast doch schon genug um die Ohren« usw.). Sich selbst aber treiben Sie immer weiter an, erlauben sich kaum eine Verschnaufpause, werfen sich Fehler lange vor. Wieso eigentlich?

Falls sie das berühmt-berüchtigte „Helfersyndrom“ in sich tragen, behalten Sie es, denn es ist eine wertvolle Herzensqualität. Seien Sie für Ihr gutes Herz dankbar – und lassen Sie es sich selbst auch endlich zugutekommen. Also: Sorgen Sie für sich wie für den liebsten Menschen, den Sie haben. Nicht besser als für andere, aber auf keinen Fall schlechter.

Gestatten Sie sich mehr Freiräume in Ihrem Leben – auch für Fehler. Das Leben ist keine Fernseh-Quiz-Show, in der man mit jedem Fehler irgendetwas verliert. Das Leben gleicht vielmehr einem Übungsparcours, auf dem jeder Fehler den Menschen etwas Neues lernen lässt und ihn zu tieferen Erkenntnissen führen kann. Fehler sind immer lästig und unangenehm, aber für die persönliche Entwicklung leider unverzichtbar.

Sprechen Sie über Ihre Sorgen mit vertrauten Menschen; dann grübeln Sie weniger und schlafen auch besser. Akzeptieren Sie Ihre Leistungsgrenzen und lassen Sie sich helfen. Ein Mensch kann gut alleine sein, wenn es ihm gut geht. Geht es ihm jedoch schlecht oder fühlt er sich überfordert, dann braucht er naturgemäß andere Menschen zum Reden oder zum Anpacken. Menschen, die meinen, alles alleine bewältigen zu müssen, gehen auf andere immer weniger zu, je größer ihre Last wird. Dies führt in die Einsamkeit und vergrößert das Leid.

Wir können vieles tun, um uns zu entlasten. Vielleicht ist heute ein guter Tag für Sie, um damit anzufangen.

8. UM DEN SCHLAF GEBRACHT

WIR KÖNNEN UNS RUHE UND ENTSPANNUNG NICHT ERKÄMPFEN

»In der Dunkelheit der Nacht so allein,
da wird das Tiefste, was man will, recht deutlich!«
Bettina von Arnim (1785–1859)

In Therapiesitzungen sind Schlafstörungen ein sehr häufig vorgebrachtes Problem. Wessen Seele im Ungleichgewicht ist, der schläft schlecht. Das ist die Regel.

Zwei Umstände sind es, die den belasteten Menschen nicht einschlafen lassen. Zum einen ist es die Abwesenheit jeglicher Ablenkung in der Dunkelheit und Stille der Nacht. Der andere Punkt ist dieser: Um überhaupt einschlafen zu können, muss der Mensch zuvor innerlich loslassen. Unter diesen beiden Umständen, Stille und Loslassen, findet die Seele die optimalen Bedingungen vor, um mit Verarbeitungsprozessen zu beginnen.

Die so oft beklagten Schlafstörungen spiegeln immer eine innere Spannung wider. Sie äußert sich meistens im nächtlichen Grübeln, im Nichtabschaltenkönnen. Häufig ergreift den Menschen eine unerklärliche innere Unruhe, die sich nirgends am Tag so ausgeprägt gezeigt hat wie nun gerade im Bett, wo der Mensch seine Ruhe erhofft.

EINSCHLAFSTÖRUNGEN

Stundenlang im Bett zu liegen und vergeblich auf das Einschlafen zu warten – diese Erfahrung machen so ziemlich alle. Haben wir einen aufregenden Tag endlich hinter uns gebracht, kann es mit dem Einschlafen schwierig werden. Der Kopf kommt nicht zur Ruhe. Immer wieder laufen dieselben Grübelschleifen, oder aber der Kopf ist leer und es passiert dennoch nichts – der Schlaf kommt nicht. Nicht selten vergehen drei bis vier Stunden, bis sich endlich die lang ersehnte Nachtruhe einstellt.

Ab und an eine schlafarme Nacht ist hinnehmbar und gehört zum Leben. Zu einer Tortur kann es sich entwickeln, wenn aus der Ausnahme die Regel wird. Nicht von ungefähr ist Schlafentzug eine Foltermethode.

DURCHSCHLAFSTÖRUNGEN

Probleme des Durchschlafens werden ebenfalls sehr häufig beklagt. Das Einschlafen bereitet keine Schwierigkeiten, jedoch wacht der Mensch während der Nacht häufig auf, und das erneute Einschlafen zieht sich in die Länge.

Durchschlafstörungen sind oft bei körperlich sehr aktiven Menschen anzutreffen. Von den Anstrengungen des Tages erschöpft lässt der Schlaf nicht lange auf sich warten. Doch nach ungefähr vier Stunden wacht der Durchschnittsmensch wieder auf und hat ab jetzt sein Schlafproblem. Entweder bleibt er liegen und wartet geduldig darauf, wieder einzuschlafen, oder die Erfahrung sagt ihm, dass es zwecklos ist, und er steht auf. Nicht selten wird aus Langeweile oder innerer Unruhe der Rest der Nacht auf dem Sofa vor dem Fernseher verbracht, oder es muss eine andere Beschäftigung herhalten, um die öde Zeit zu verkürzen.

ÜBERMÄSSIGES SCHLAFEN

Weitaus seltener reagieren Menschen auf seelische Probleme mit einem exzessiven Schlafverhalten. Die seelische Not mag noch so groß sein, sie legen sich ins Bett, ziehen sich die Decke über den Kopf und schlafen. Das funktioniert unabhängig von der Tageszeit äußerst zuverlässig. Die Schlafdauer kann, falls niemand den Schläfer zum Aufstehen nötigt, gut und gerne bis zu zwanzig Stunden betragen. Offenbar gelingt es manchen Menschen, vor ihren Sorgen *davonzuschlafen*. Sie setzen Schlaf als Fluchtmöglichkeit ein – und das sehr erfolgreich.

DIE ARCHITEKTUR DES SCHLAFS

Der Schlaf ist keine Bewusstlosigkeit. Wir fallen mit dem Einschlafen nicht in eine Art Ohnmacht, die uns fest durchschlafen lässt und aus der wir nach einer gewissen Anzahl von Stunden wieder erwachen. Tatsächlich ist der Schlaf eine sehr turbulente Angelegenheit, was uns jedoch verborgen bleibt. Denn entweder schlafen wir und bekommen vom Schlaf selbst nichts mit (außer wenn wir uns an die Traumphasen erinnern), oder wir liegen wach.

Könnten wir den Schlaf bewusst beobachten, würden wir ihn am ehesten mit einer Achterbahn vergleichen. Die gesamte Nacht geht es bergauf und bergab. Gemeinsam begeben wir uns auf die Schlaf-Achterbahn, fahren die gesamte Strecke ab und verdeutlichen uns ihre Charakteristik.

Liegen wir schon im Bett, sind aber noch wach, dann befinden wir uns oben auf dem Scheitelpunkt der Strecke. Vor uns liegt unsere erste Talstrecke. Sobald wir eingeschlafen sind, rauschen wir, natürlich in Zeitlupe, hinab in die Tiefe. Unser Schlaf wird immer tiefer, je weiter wir hinabfahren.

Unten angekommen befinden wir uns während der Durchfahrt durch das Tal in unserer Tiefschlafphase. Daraufhin geht es wieder bergauf. Kurz vor dem Scheitelpunkt unserer Bergfahrt setzt bei jedem Menschen der Traumschlaf ein. Wir träumen immer »oben« auf der Achterbahnfahrt. Da wir während des Träumens die Augen unter den geschlossenen Lidern schnell hin und her bewegen, wird diese Schlafphase REM-Schlaf genannt. REM ist die Abkürzung für *rapid eye movement*, was übersetzt »schnelle Augenbewegungen« heißt. Der Traumschlaf ist ein ziemlich leichter Schlaf, weswegen körperliche Bedürfnisse es nicht schwer haben, uns zu wecken. Falls sich über die Nacht ein Blasendruck aufgebaut haben sollte, macht er sich in der Traumphase bemerkbar.

Wenn wir über den Berg gefahren sind, hören die Träume auf und wir bewegen uns erneut dem tiefen Tal entgegen. Dort angekommen durchfahren wir unsere nächste Tiefschlafphase. Danach geht es wieder hinauf in den nächsten REM-Schlaf. Ab hier gibt es eine kleine Veränderung im Streckenverlauf. Nach den zwei Tiefschlafphasen werden nämlich die folgenden Talfahrten unserer Achterbahn stetig flacher und damit auch unser Schlaf zunehmend leichter. Ungeachtet dessen träumen wir aber trotzdem jedes Mal, wenn wir über den Berg rollen. Irgendwann, im Schnitt nach sieben bis acht Stunden, hat unsere Schlaf-Achterbahn ihren Auslauf erreicht. Wir wachen auf, und ein neuer Tag beginnt.

Einige Details unseres Schlafverlaufs sind hilfreich, um bestimmte Eigenarten der gängigen Schlafstörungen zu verstehen. Da wären zum einen die beiden Tiefschlafphasen. Der Tiefschlaf ist von herausragender Bedeutung für die Aufrechterhaltung der körperlichen Funktionsfähigkeit. Aus diesem Grund holt sich der Körper das für ihn Wichtigste zuerst.

Im Tiefschlaf wächst das Kind, heilen die Wunden und es gesundet der Körper durch eine intensive Aktivität des Immunsystems. Nebenbei regeneriert er. Es kommt nicht von ungefähr, dass Kranke ein erhöhtes Schlafbedürfnis haben.

Der Körper will sich im Tiefschlaf reparieren, sich gesundschlafen.

Unter normalen Umständen hat sich der Körper nach ungefähr vier Stunden ausreichend erholt. Die verbleibende Zeit gehört hauptsächlich der Seele und *ihrem* Reparaturbedarf. Herrscht in den Tiefen der Seele eine problematische Unordnung, wird der Mensch nach dem abgeschlossenen Tiefschlaf automatisch wach. Der Mensch würde gerne weiterschlafen, aber die seelischen Aktivitäten lassen es nicht zu. Die Seele lässt den Kopf auf den Sorgen herumkauen, um sie zu verarbeiten.

Der Körper benötigt für seine grundlegendsten Bedürfnisse den Tiefschlaf, die Seele braucht für die Verrichtung ihrer Arbeiten ein glasklares Bewusstsein.

Mit dem achterbahnartigen Aufbau des Schlafes können wir uns weitere Eigenarten des Schlafs verstehbar machen und unnötige Sorgen vertreiben. Der Abstand zwischen den REM-Phasen (Traumschlaf), also den Bergen unserer Fahrstrecke durch den Schlaf, liegt bei ungefähr jeweils neunzig Minuten. Wir träumen im Abstand von etwa anderthalb Stunden, und während dieser Traumphasen ist unser Schlaf relativ leicht störbar. Daher wachen wir während der Traumphasen immer wieder kurz auf, im Schnitt ungefähr 30-mal pro Nacht. Am nächsten Tag können wir uns nur an die etwas längeren Wachzeiten erinnern.

Das häufige Erwachen hat die Natur als Sicherheitsvorkehrung eingerichtet. In längst vergangenen Zeiten, als wir in einer Gruppe um das Feuer schliefen und die Nächte noch gefährlich waren, boten die kurzen Wachphasen eine zusätzliche Sicherheit. Stets war jemand kurz wach und bekam mit, wenn das Feuer drohte auszugehen oder Raubtiere in der Nähe umherschlichen. Das, was wir uns für gewöhnlich unter Durchschlafen vorstellen, gibt es nicht. Es besteht also kein Grund zur Sorge, wenn wir nachts wach werden und einige Minuten wach liegen.

Ein weiteres Phänomen hat ebenfalls mit den Achterbahn-Kurven zu tun. Wenn wir auf dem Berg geweckt werden, in der Phase des leichten Traumschlafs, dann fühlen wir uns munterer, als wenn der Schlaf in einer tieferen Schlafphase abgebrochen wird. Das ist unabhängig davon, wie lange wir bereits geschlafen haben. Schlafen wir um 23 Uhr ein und der Wecker erwischt uns um 5.30 Uhr »auf dem Berg« unserer Achterbahn, fühlen wir uns munterer, als wenn er uns um 6.15 Uhr »im Tal« aus dem Schlaf klingelt. Obwohl wir länger geschlafen haben, fühlen wir uns müder. Unser morgendliches Gefühl kann uns daher keinen Hinweis darauf geben, ob unser Schlaf gut oder schlecht war.

DIE URSACHEN VON SCHLAFSTÖRUNGEN

Jede Form der Schlafstörung (ebenso wie jede Form der psychischen Störung) kann organische Gründe haben und sollte medizinisch abgeklärt werden.

Generell gilt, dass sich unsere wahre seelische Verfassung erst in der Stille zeigt. Spätestens in der Nacht zeigt es sich unverhohlen, wie es um die eigene Verfassung steht. Bleibt der Mensch im Gleichgewicht, oder gerät sein Körper-Seele-System in der Phase der äußeren Ruhe in Bewegung? Schlafstörungen sind, sofern keine körperlichen Ursachen vorliegen, ein klarer Hinweis auf ein gestörtes seelisches Gleichgewicht. Viele Ursachen kommen dafür infrage.

Es können aktuelle Probleme sein, die uns den Schlaf rauben und Angst machen. Oft sind es überfüllte Tage und fehlende Ruhezeiten am Tage und vor dem Zubettgehen, in denen wir das Tagesgeschehen langsam aus den Händen legen konnten.

Auch können es alte unverarbeitete Belastungen sein, vor denen wir vergeblich flüchten. Es kann Überverantwortlichkeit, Überforderung oder eine Überlastung im Job sein. Auch sind unnötige oder angemessene Sorgen um Mitmenschen sehr verlässliche Schlafstörer.

Was auch immer die Ursache sein mag, sie liegt letztendlich in uns – ebenso wie die Lösung.

Da wir nur einschlafen können, wenn wir innerlich loslassen, und uns das wiederum nur dann gut gelingt, wenn ein gewisses Maß an Ordnung in uns herrscht, ist der Schlaf ein verlässlicher Indikator für die Aufgeräumtheit unserer Seele. Befindet sich in ihr etwas Unerledigtes, gibt es für uns vor dem seelischen Ordnungsdrang kein Entkommen. Mich beeindruckt es immer wieder aufs Neue, mit welch einer Macht und Unerbittlichkeit die seelische Natur den Menschen verfolgt und ihre Bedürfnisse letztlich durchsetzt. Haben wir endlich begriffen, dass es keinen Fluchtweg gibt, ersparen wir uns viele aussichtslose Anstrengungen.

In der Ruhe wird deutlich, dass uns etwas innerlich bewegt. Es geschieht unsichtbar im Kopf, wenn wir grübeln oder sichtbar wie beim Restless-Legs-Syndrom. Hierbei haben die Betroffenen Missempfindungen in den Beinen und einen unbändigen und quälenden Bewegungsdrang, dem sie nicht widerstehen können. Der innere Seelenzustand kann sich sogar hörbar machen, wenn Menschen im Schlaf mit den Zähnen knirschen. Das kann mitunter eine beeindruckende Lautstärke annehmen. Eine Klientin berichtete mir, sie könne durch die Wand das nächtliche Zähneknirschen ihres Nachbarn hören.

ÜBER DAS NÄCHTLICHE GRÜBELN

Die Erklärung für dieses weit verbreitete Phänomen ist leicht zu verstehen, wenn wir uns in den Zustand unserer

Seele hineinversetzen. Im ersten Kapitel habe ich zum besseren Verständnis der seelischen Funktionsabläufe Parallelen zwischen der körperlichen Verdauung und den seelischen Verarbeitungsprozessen gezogen. Aus dem bisher Gesagten ist nicht nur die Unverzichtbarkeit des seelischen Verarbeitungsgeschehens klar geworden, sondern auch dessen Funktionsweise: Verarbeitung geschieht im wiederholten Kontakt mit dem Belastungsthema. Mit diesem Wissen im Hinterkopf sollten wir das Grübeln mit neuen Augen betrachten.

Der grübelnde Mensch sollte sich die Frage stellen, ob er der Seele tagsüber die nötige Zeit zur Verfügung gestellt hat, damit sie ihren Verarbeitungsbedürfnissen nachkommen konnte. Wann im Verlauf des Tages oder des Abends hatte die Seele genügend Zeit, die neuen Erfahrungen und Eindrücke zu verdauen? Wann hatte sie die Zeit, sich anschließend, befreit von ihrer jüngsten Vergangenheit, auf den kommenden Tag einzustimmen?

Bei einem mit Verpflichtungen überfüllten Tag findet sich dafür keine Gelegenheit. Schon gar nicht, wenn mögliche Ruhezeiten gewohnheitsmäßig aktiv vermieden werden. Selbst der Abend wird nicht in Ruhe, sondern vor dem Fernseher verbracht. Geht der müde Mensch zu Bett, so ergibt sich für die Seele erst jetzt die erste Gelegenheit, um den Tag innerlich durch- und abzuarbeiten. Das geschieht auf Kosten des Schlafes, wenn für die Verarbeitung von Eindrücken tagsüber keine Chance bestand.

Die unentbehrliche innere Arbeit, welche nun nachgeholt werden muss, wird als störend erlebt, weil sie den Schlafwunsch durchkreuzt. Gestört in seinem Ruhebedürfnis sucht der entnervte Mensch irgendwann ärztlichen Beistand für den Kampf gegen seine Schlafstörungen. Verordnete Schlaftabletten beheben nicht die Ursachen, sondern fügen dem Menschen unbemerkt weiteren Schaden zu.

Verbreitet, weil äußerst wirksam, ist die Selbstmedikation mit Alkohol am Abend. Ob die Behandlung der Schlafprobleme nun mit Tabletten oder Alkohol erfolgt, bleibt gleich. Beides betäubt lediglich den Geist und verschafft ihm nur eine zeitlich befristete Distanz zu den unfertigen Themen. Mehr geschieht nicht.

Weitere beliebte und bewährte Mittel, um die Gedanken zu vertreiben, sind das Fernsehen oder das Hören von Hörbüchern, Fantasiereisen und Entspannungs-CDs. Das Fernsehen ist der klare Favorit, weil es zwei Sinne gleichzeitig in Beschlag nimmt. Sind die Augen aus Müdigkeit nicht mehr offen zu halten, so hört der Mensch wenigstens noch die vertrauten Stimmen. Er fühlt sich nicht allein – und was noch wichtiger ist: Die Gedanken haben keine Chance durchzukommen.

Im Handel gibt es zu Genüge Entspannungs-CDs und andere Audiomedien, die zur Ruhe und zu schnellerem Einschlafen verhelfen wollen. Das funktioniert tatsächlich. Betrachtet man aber die zugrunde liegende Wirkungsweise dieser Einschlafhilfen, so muss man sich ehrlicherweise eingestehen, dass diese Methoden sich von den oben genannten »Hausmitteln« wie Medien und Alkohol nicht unterscheiden. Auch spezielle Einschlaf- und Entspannungs-CDs machen nichts weiter, als die innere Auseinandersetzung mit sich selbst zu blockieren. Auch sie lenken den Menschen nur ab, wenn auch auf eine angenehmere, »therapeutischere« Weise. Ob der Mensch einen Fernseher laufen lässt, Schäfchen zählt oder eine Entspannungs-CD hört, ist aus der Sicht der Seele und ihrer Bedürfnislage einerlei. Immer wird nur die unentbehrliche Stille vermieden.

Wird an diesen unsäglichen Bewältigungsstrategien festgehalten, wächst die Masse der unverdauten Themen in den Himmel. Immer schwerer fällt es, die eingetretene nächtliche Ruhe zu ertragen, und so manchen treibt schon der bloße Gedanke an das Bett fast in die Verzweiflung.

Grübeln kann zwei Aspekte haben. Das eben beschriebene Grübeln bezog sich auf eine Verarbeitungs- beziehungsweise Ordnungsaktivität der Seele. Das bezeichne ich als ein *Verarbeitungsgrübeln*. Es zeigt sich darin, dass, sobald Ruhe einkehrt, sich die wahren Problemthemen den Weg ins Bewusstsein bahnen und nach Verarbeitung verlangen. Eine solche Art des Grübelns kann ich nicht anders als zu unterstützen. Sie fördert den inneren Heilungsprozess.

> **WISSEN: Verarbeitungsgrübeln**
> Eine produktive Form des Nachsinnes mit reinigendem Effekt, weil es den Kontakt mit den Problemthemen fördert und diese zu verarbeiten hilft.

Der andere Aspekt bezieht sich auf das Grübeln, welches als Ablenkungsmanöver eingesetzt wird. Das bezeichne ich als ein *Ablenkungsgrübeln*. Sobald die Ruhe einkehrt, beginnen sich die wahren Themen in der Seele zu regen und sich auf den Weg nach oben zu begeben. Der Mensch errichtet dagegen seine gedankliche Abwehrmaßnahme. Er fängt an zu grübeln, um die Problemthemen beiseitezuschieben.

> **WISSEN: Ablenkungsgrübeln**
> Eine kontraproduktive Art des Nachdenkens mit dem belastenden Effekt der Problemverdrängung. Um sich nicht mit dem eigentlichen Problem zu beschäftigen, drehen sich die Gedanken nur um Nebensächlichkeiten.

Wodurch lassen sich die beiden Formen des Grübelns konkret auseinanderhalten?

Ablenkungsgrübeln ist daran zu erkennen, dass die eigentlichen Kernbereiche des Lebens in den Gedankenabläufen kaum vorkommen. Der grübelnde Mensch beißt sich eher an Belanglosigkeiten fest. In seinem Kopf dreht und wendet er überwiegend unbedeutende Details des Tages oder seines Lebens, oder er beschäftigt sich unablässig mit Dingen oder Personen, die weit außerhalb seiner Reichweite liegen und für sein Leben keine echte Bedeutsamkeit haben. Je größer die eigenen Probleme werden, desto tiefer versinkt er in den Grübeleien über die Nebenschauplätze seines Lebens. Stehen hingegen bedeutsamere Lebensthemen im Mittelpunkt des Grübelns, dann verbleibt der vermeidende Grübler an deren Oberfläche. Er dringt nicht zum Kern seiner Probleme vor.

Eine weitere Variante des Ablenkungsgrübelns ist die Beschäftigung mit der eigenen (unproblematischen) Gegenwart, um den Kontakt mit der (belasteten) Vergangenheit zu verhindern. Das geht auch andersherum und dient dem gleichen Zweck: Der Mensch kann sich von der Vergangenheit, von den »guten alten Zeiten«, nicht lösen und blendet dadurch die Schieflage seiner derzeitigen Lebensumstände aus.

Verständlicherweise tritt auch das Ablenkungsgrübeln nachts stärker auf, mit den gleichen Folgen für den Schlaf. Wodurch auch immer das Grübeln ausgelöst worden ist, so ist es doch immer der Ausdruck einer gewissen inneren Not, in die der Mensch hineingeraten ist und aus der er wieder herausmuss.

TRÄUME

Seelische Notlagen äußern sich rund um die Uhr, dabei jeweils auf andere Weise – in hektischer Betriebsamkeit, in dem Unvermögen, sich zu entspannen, oder in

Schlaflosigkeit. Ist der Mensch endlich eingeschlafen, dann rutscht er zuweilen auch in verstörende Angstträume. Im Schlaf durchleben Menschen wilde Verfolgungsjagden, gefährliche Kletterpartien, Abstürze ins Bodenlose, tragische Verluste oder ein verstörtes Umherirren in unbekannten Gebieten. Nicht selten schreckt der atemlose Mensch schweißgebadet aus dem Schlaf, als wäre er in allerletzter Sekunde dem sicheren Tod entkommen.

Die seelische Verfassung des Menschen zeigt sich erwartungsgemäß auch in seinen nächtlichen Träumen. Ist das Leben ausgeglichen und friedlich, dann sind es auch die Träume. Sind sie es nicht, zeigen sich in ihnen die herrschenden Lebensbelastungen in den ständig wiederkehrenden, sich thematisch nahestehenden Träumen.

Um den eigenen Seelengrund zu verstehen und sich von seinen Leiden zu befreien, bedient man sich zuweilen der Traumdeutung. Entsprechende Bücher gibt es reichlich. Sie bieten dem Menschen einen Leitfaden an und unterstützen ihn bei seinen Nachforschungen. Dem Menschen wird in Hoffnung gestellt, mithilfe einer präzisen Analyse seiner Träume könne er seine Seele verstehen lernen, zu einer schnelleren Selbsterkenntnis gelangen und wieder ins Gleichgewicht kommen.

Zum Zeitvertreib mag die Traumdeutung ganz nützlich sein, zu mehr allerdings eher nicht. Sparen Sie sich die Mühe und das Geld. Meiner Ansicht nach ist eine detaillierte Beschäftigung mit der Traumdeutung aus mehreren Gründen nicht nötig und für die seelische Entwicklung eher hinderlich als hilfreich. Zumindest wenn sie zum Zwecke der Selbsterkenntnis eingesetzt wird. Statt intensiv an seinen Träumen herumzudeuteln, ist es für jeden Menschen wesentlich sinnvoller und ergiebiger, sich mit seinem Leben im Wachzustand und seinen Tagträumen zu beschäftigen.

Natürlich ist es zutreffend, dass sich in den Träumen unsere Hoffnungen und Ängste zeigen. Sie zeigen darüber hinaus noch sehr viel mehr, zum Beispiel, welche Dinge uns nicht loslassen. Diese Lebensthemen zeigen sich aber ebenso, und das um ein Vielfaches klarer, im Wachzustand.

Wer in den nächtlichen Träumen die Belastungen oder Chancen seines Lebens ausfindig machen will, nimmt einen überflüssigen Umweg auf sich. Er wird dabei Hindernisse zu überwinden haben, die er beim Nachsinnen in ruhigen Momenten seines Wachzustandes nicht hat.

Ein Hindernis wäre zum Beispiel das Gedächtnis. Die große Schwierigkeit in der Traumdeutung besteht darin, dass die Erinnerungen an die Trauminhalte schnell verblassen.

Die nächste Hürde: Das Wenige, das schließlich doch erinnert wird, zeigt sich dem Menschen in einer ihm fremden Symbolik, die erst aufwendig entschlüsselt werden will. Das Ergebnis der detektivischen Bemühungen mag man dann glauben oder auch nicht.

Ist Traumdeutung also wirklich unnötig, oder ist es nicht vielmehr so, dass in Träumen unser Unterbewusstsein seine Geheimnisse preisgibt? Eröffnet sich nicht dadurch für uns die einzigartige Gelegenheit, an verborgene und verdrängte Inhalte unserer Seele zu gelangen? Nein! Kann ein ernsthaft an sich arbeitender Mensch auf die Deutung seiner Träume verzichten? Aber ja! Warum, ist einfach zu erklären. Da ist zunächst die allgemeine Vorstellung von den Eigenschaften unseres Unterbewusstseins, die ich für unzutreffend und nachteilig halte.

Immer wieder wird der Eindruck vermittelt, unser Unterbewusstsein sei eine seelische Geheimregion, die, verborgen im Untergrund der Seele, nicht *für* uns arbeitet, sondern *gegen* uns. Mit finsteren Absichten verbirgt das Unterbewusstsein vor uns wichtige und hilfreiche Informationen.

Wie hinterhältig! Wir wiederum müssen das Unterbewusstsein mit allerlei aufwendigen Kniffen austricksen, um ihm das wertvolle Wissen zu entreißen. Denn freiwillig, so meint man, gibt das Unterbewusstsein es nicht her.

In dieser verbreiteten Charakterisierung des Unterbewusstseins zeigt sich aufs Neue die völlig verdrehte Vorstellung von unserem seelischen Bereich und dessen Funktion. Ich sprach es bereits im Zusammenhang mit den Verarbeitungsprozessen und der Depression an. Die Aufgaben der natürlichen Systeme sind, neben der Erhaltung oder Wiederherstellung des inneren Gleichgewichts, sich zu entfalten und zu wachsen. Wir dagegen hegen die Überzeugung, in den unbekannten Tiefen unserer Seele sei alles Mögliche zu vermuten, nur eben nichts Gutes. Wir sollten unser Misstrauen gegenüber der Natur dringend ablegen und unsere Sichtweise korrigieren.

Unsere Seele ist nicht unser Feind, unser Unterbewusstsein ist nicht unser Gegner. Es werden daher keine Informationen vor uns versteckt, die wir erst mühsam an die Oberfläche holen und aufwendig entschlüsseln müssen. Es ist um ein Vielfaches fruchtbarer, sich mit den Erlebnissen des Tages zu beschäftigen als mit den der Nacht. Je mehr Aufmerksamkeit wir unserer Seele im Wachzustand schenken, umso schneller kommen wir ins Gleichgewicht und umso angenehmer träumen wir.

Wir verarbeiten im Schlaf auch keine Traumata. Treten Albträume auf, so kommen wir zwar mit Traumatisierungen in Kontakt. Die Kontaktaufnahme mit dem Thema hat aber keinen Effekt auf die Verarbeitungsprozesse, weil wir den Weg zum Kern des Themas auch im Schlaf nicht zu Ende gehen. Den schmerzhaftesten und dunkelsten Punkt vermeiden wir mit dem Aufwachen.

Wäre es möglich, seelische Verletzungen »im Schlaf« zu heilen, müsste niemand Jahre und Jahrzehnte seine

Belastungen tragen. Meiner Erfahrung und Überzeugung nach ist nichts so förderlich wie die direkte Beschäftigung mit den Seeleninhalten im Wachzustand.

BESSER SCHLAFEN – WORAUF WIR ACHTEN SOLLTEN

Ziehen wir auch in diesem Kapitel einen Vergleich mit unserem Körper heran: Allseits bekannt ist die Empfehlung, am späten Abend auf schwere Mahlzeiten zu verzichten. So hat der Verdauungstrakt Ruhe, und wir schlafen besser.

Gleichermaßen verhält es sich mit der Seele. Als wichtigste Sofortmaßnahme sollten wir aufhören, unser seelisches System bis zur letzten Minute des Tages mit Sinnesreizen vollzustopfen. Auch die klingen noch lange in uns nach, erst recht, wenn es sich um aufwühlende Inhalte handelt.

Verbringen wir die letzten Stunden des Tages in Ruhe, erreichen wir zweierlei. Zum einen bleibt uns Zeit für die Nachbetrachtung und Verarbeitung des Tages, zum anderen können wir uns auf den nächsten Tag einstimmen. Letzteres ist vor allem wichtig, wenn der kommende Tag anstrengend zu werden droht.

Verzichten wir auf die abendliche Dauerberieselung, beladen wir uns nicht mit zusätzlichem Ballast. Wer es gewohnt ist, abends fernzusehen, sollte testweise fernsehfreie Abende einlegen. In Gesprächen erntete ich für solche Vorschläge des Öfteren entgeisterte Blicke. »Was soll ich denn sonst machen?«, ist die häufigste Frage. Auch wenn es etwas dauert, so wird sich doch ganz sicher eine sinnvollere Beschäftigung finden. Eins ist jedoch klar: je mehr Ruhe die letzte Phase des Tages beinhaltet, umso besser.

Und was, wenn man dann in ein Grübeln verfällt und dann erst recht nicht einschlafen kann? *Gegen das Grübeln hilft nur das Grübeln.* Klingt spontan widersinnig, ist aber im Sinne der Natur, wenn es sich um ein Verarbeitungsgrübeln handelt.

Die wenigsten Menschen, die angeben, stundenlang grübeln zu müssen, tun es auch tatsächlich (mit Ausnahme des Ablenkungsgrübelns). Die Regel ist eher, dass sie vielmehr mit allen Mitteln versuchen, sich davon abzulenken. Bei genauer Nachfrage stellt sich immer heraus, dass die erschöpften Dauergrübler nicht, wie sie sagen, endlos grübeln, sondern dass sie endlos gegen den inneren Grübeldruck ankämpfen und vor den Verarbeitungsthemen flüchten. Damit kommen sie nicht voran, und das ist es, was sie in die Verzweiflung treibt. Wer beim Grübeln das Tor für seine größten Belastungen aufmacht, wird zu einem Abschluss mit den Themen kommen.

Gegen das Grübeln hilft auch das Sprechen. Beides, das produktive Verarbeitungsgrübeln und das Sprechen mit vertrauen Menschen, sind gute Wege bei der Wiederherstellung des seelischen Gleichgewichts. Beides bringt den Menschen in Kontakt mit seinen Themen, und allein dadurch stellt sich eine größere seelische Ordnung ein. Je mehr wir über unsere Belastungen sprechen und uns der *ehrlichen* Grübelei hingeben, umso weniger grübeln wir letztlich.

Also: Kauen Sie die Gedanken durch, so oft sie hochkommen und sich zeigen. Kauen Sie ihre Sorgen kurz und klein, erschöpfen Sie sich ruhig daran, gehen Sie bis an ihre Grenze und kommen sie dann, völlig erschöpft und des Ganzen bis zum Erbrechen überdrüssig, zu der erlösenden Erkenntnis: Es ist so, wie es ist, und so darf es sein. Oder vielleicht kommt die Erkenntnis: So geht es nicht mehr weiter, ich muss und werde es ändern.

Aber auch das ist möglich: Es kommt Ihnen kein rettender Gedanke, stattdessen löst sich das Thema in Luft auf. So etwas vollzieht sich meist nicht in einer Nacht. Die entscheidende Veränderung vollzieht sich immer am tiefsten Punkt des Auf-und-ab-Schreitens der Gedanken. Manchmal ist der Weg dorthin etwas länger.

Wird Ihnen bewusst, dass Sie sich mit belanglosen Grübeleien von Ihren Kernthemen ablenken, dann lassen Sie sich auf das Wagnis ein, ihre *wirklichen* Probleme in den Fokus Ihrer geistigen Aktivitäten zu stellen – allein für sich und in vertrauensvollem Austausch mit nahestehenden Menschen. Nur so kommen Sie von der Stelle.

Auch wenn die Nächte schlaflos sind, so sollte wenigstens das Wachliegen fruchtbar sein. Die wichtigen Erkenntnisse und Reifungsschritte des Lebens stehen immer am Ende eines anstrengenden Weges, nie an dessen Anfang und auch nie auf halbem Wege.

Anderslautende Empfehlungen gegen das Grübeln, denen Betroffene überall begegnen, klingen anders, irgendwie leichter. Sie bringen aber nicht die erhofften und versprochenen Ergebnisse. Probieren Sie aber getrost alles aus, was Sie anspricht und wovon Sie sich eine Lösung erhoffen.

Liegen den Schlafstörungen keine schwerwiegenden Probleme zugrunde, sodass es nur um ein »Runterkommen« geht, dann können Sie die folgende Übung ausprobieren, wenn Sie mal wieder wach im Bett liegen.

Machen Sie sich gezielt und ganz systematisch bewusst, wofür Sie in Ihrem Leben dankbar sind. Dazu gehen Sie in Gedanken das Abc durch. Zu jedem Buchstaben suchen Sie sich etwas, wofür Sie dankbar sind. Ihnen wird ganz sicher eine Menge einfallen. So gehen Sie gedanklich durch das ganze Alphabet. Fällt Ihnen zu einem Buchstaben nichts ein, dann gehen Sie eben einfach zum nächsten. Fällt Ihnen doch noch etwas ein, gehen Sie zurück – alles ganz ungezwungen. Es geht nicht darum, sich die Liste zu merken oder irgendwas anderes damit anzustellen, sondern einfach nur darum, den Kopf und mit ihm das ganze Körper-Seele-System mit Dankbarkeit zu beschäftigen.

Mit diesem Vorgehen versuchen Sie nicht, die gedanklichen Aktivitäten abzustellen, sondern geben dem Kopf eine beruhigendere Kost zum Durchkauen. Manchmal funktioniert es sehr gut und verhilft schon innerhalb kurzer Zeit zur Ruhe, manchmal passiert auch gar nichts. Sollte diese Übung mal nicht funktionieren, dann versuchen Sie es nicht weiter. In dem Fall ist das Grübeln sinnvoller und hat das innere Gleichgewicht zum Ziel. Sie sollten dann das Grübeln zulassen.

9. MIT DEM KOPF DURCH DIE WAND

VOM BEMÜHEN, MIT GEDANKEN SEINE GEFÜHLE ZU BEEINFLUSSEN

»Lass dich vom Verstande leiten,
aber verletze nie
die heilige Schranke des Gefühls.«
Otto Ludwig (1813–1865)

Vor vielen Jahren machte ich eine mehrtägige Fahrradtour den Main entlang. Am späten Nachmittag steuerte ich den Zielort meiner Tagesetappe an, suchte mir eine geeignete Unterkunft und verbrachte dort die Nacht.

Am frühen Morgen wurde ich aus dem Schlaf gerissen. Gegenüber dem Hotel hatte ein Bagger damit begonnen, dröhnend die Straße aufzureißen. Das war es wohl, dachte ich. Mit jeder Minute wuchs mein Ärger, denn schließlich hätte ich noch gut zwei Stunden schlafen können.

Dann die rettende Idee! Ich besann mich auf die kognitive Psychotherapie und ihre Kernaussage, nach der Gefühle die Folge entsprechender vorangegangener Gedanken und Bewertungen seien. *Kurz: Man fühlt, was man denkt. Man hat folglich Einfluss darauf, wie man sich fühlt.* Eine bewusste positive Umbewertung einer Situation führt demnach automatisch zu positiven Gefühlen.

Diesen Weg zur Veränderung negativer Gefühle hatte ich schon oft meinen Klienten empfohlen, es aber noch nie ernsthaft an mir selbst erprobt. Wenn nicht jetzt, wann dann, dachte ich zerknirscht und beschloss, es auszuprobieren. Eingewickelt in die Bettdecke betrachtete ich also meine momentanen Gedankengänge und den sich daraus ergebenden anwachsenden Ärger. Das Ergebnis der Analyse: Bei jedem erneuten Geräusch des Baggers hatte ich den Gedankengang, dass es ein ziemlich großer Mist sei mit der Baustelle vor dem Haus und dass unter den Umständen an Schlaf nicht zu denken wäre. Die emotionalen Folgen spürte ich deutlich: Ärger und Enttäuschung stiegen auf, verstärkten sich und machten ein Einschlafen natürlich immer unwahrscheinlicher.

Wie sollte ich aber diese absolut verständlichen Gedanken ändern, sodass am Ende ein positives Gefühl dabei herauskommt, ich mich wieder beruhige und trotz des Lärms wieder einschlafe?

Ich probierte es auf diese Weise: Ich machte mir bewusst, dass dort draußen vor dem Haus an diesem frühen Sommermorgen einige Menschen schwer arbeiten müssen. Ich hingegen darf hier behaglich im Bett liegen. Was habe ich es gut, war mein spontaner Gedanke. Dankbar wühlte ich mich noch tiefer in die Decke. Mit diesen Gedanken hatte ich meine Lösung gefunden. Bei jedem weiteren Geräusch dachte ich daran, wie gut ich es habe, und empfand Dankbarkeit statt Ärger. Mit jedem weiteren Geräusch wurde ich darauf hin immer zufriedener und ruhiger – und bereits nach kurzer Zeit schlief ich wieder.

Wir sind in der Tat dazu befähigt, in vielen Lebenssituationen einen negativen Gefühlszustand positiv zu verändern. Dazu genügt eine bewusste Umbewertung und Umdeutung der Situation. Positives Denken bringt positive Gefühle hervor.

Im Alltag tun wir das oft, ohne dass es uns bewusst wird. Hat uns ein Regenschauer überrascht und der Schirm steht zu Hause, so kann der Gedanke, dass die Natur den Regen zur Zeit dringend braucht, schnell unseren Ärger dämpfen. Hat uns ein Mitmensch enttäuscht, so können wir auch hier mit positiven Gedankenvarianten unsere aufgewühlte Gemütslage wohltuend verändern. Er ist halt so, sagen wir uns vielleicht, oder wir stellen fest, diesen Menschen erst jetzt richtig kennengelernt zu haben. Auch das hat ja durchaus etwas Positives.

Dieser Einfluss von Gedanken auf unsere Gefühle ist niemandem ganz neu. Jeder lebenserfahrene Mensch kennt diesen Zusammenhang. In den Alltagsweisheiten des Volksmundes finden sich seit Generationen viele Anregungen für einen hilfreichen Perspektivwechsel in belastenden Lebenssituationen. Wir alle kennen solche Sprüche:

- ◊ »Nichts wird so heiß gegessen, wie es gekocht wird.«
- ◊ »Was nicht tötet, härtet ab.«
- ◊ »Es ist noch kein Meister vom Himmel gefallen.«
- ◊ »Morgen ist auch noch ein Tag.«
- ◊ »Lass uns abwarten und Tee trinken.«

Gut gemeinte Ratschläge wie »Denk doch nicht mehr daran« oder »Versuch doch mal, das Ganze von einer anderen Seite zu betrachten« sind gewiss so alt wie die Menschheit selbst.

Der offensichtliche Zusammenhang zwischen Gedanken und Gefühlen lässt sich schnell und einfach in einem Selbstexperiment erfahren: Überlegen Sie einmal kurz, woran Sie denken müssten, um in sich negative Empfindungen auszulösen. Wenn Ihnen etwas Passendes eingefallen ist und Sie sich in diesen Gedankengang vertiefen, so wird sich Ihr vorheriger Gefühlszustand mit großer Sicherheit etwas verfinstern. Und nun die Gegenprobe: Woran müssten Sie denken, um in eine positive Stimmungslage zurückzukehren? Auch das funktioniert recht zuverlässig, wie Sie feststellen werden.

EINFLUSS DER KÖRPERHALTUNG AUF GEFÜHLE

Die Verbindung zwischen Gedanken und Gefühlen lässt sich zur Beeinflussung von Gefühlen gezielt nutzen. Ein ebenso enger Zusammenhang lässt sich zwischen unserem Körper und unseren Gefühlen feststellen. Auch über den Körper haben wir einen Zugang zur Beeinflussung unserer Gefühle.

Es ist zweifelsfrei nachgewiesen worden, dass der Mensch mit der gezielten Veränderung seiner Körperhaltung und über die bewusste Aktivierung bestimmter Muskelgruppen eine Einflussmöglichkeit auf sein Gefühlsleben hat. Richtet sich ein selbstunsicherer Mensch im Stand körperlich auf, so, als wäre er selbstbewusst, dann fühlt er sich auch selbstbewusster. Das funktioniert auch im Sitzen. Wer mit geradem Rücken sitzt, ist selbstsicherer und zuversichtlicher als jemand, der sich schlaff im Stuhl hängen lässt.

Auch eine bewusste Veränderung des Gesichtsausdrucks beeinflusst die Gemütslage. Setzt ein Mensch willentlich ein Lächeln auf, so fallen seine Bewertungen durchweg positiver aus. Schaut er sich beispielsweise ein Foto von einem fremden Menschen an, so wird er ihn als sympathischer und attraktiver einschätzen, wenn er bei der Betrachtung des Bildes künstlich lächelt. Betrachtet er das Foto nicht lächelnd, sondern mit einem grimmigen Gesichtsausdruck, dann fällt seine Bewertung negativer aus. Um den positiven Effekt hervorzurufen, müsste er noch nicht einmal so tun, als ob er lächeln würde. Es würde bereits ausreichen, sich einen Stift quer zwischen die Zähne zu klemmen. Dabei werden dieselben Muskelgruppen aktiviert wie bei einem echten Lächeln, und allein dadurch schon steigt die Laune. Die Stimmung hellt sich auf, und die Bewertungen fallen gefälliger und milder aus.

ZU SCHÖN, UM WAHR ZU SEIN

Immer sind es die negativen Gefühle, die uns das Leben verleiden. Ließe sich aus den beschriebenen Möglichkeiten der Beeinflussung unserer Gefühle nicht irgendein Weg zu einem besseren Leben ableiten? Leider nein. Es wäre auch zu schön, um wahr zu sein, wenn die bewusste Aktivierung positiverer Gedanken oder ein durchgestreckter Rücken einen nachhaltigen Effekt bei Depressionen, Ängsten oder sonstigen tiefer sitzenden seelischen Ausnahmezuständen hätten.

Warum es nicht funktionieren kann, können wir uns an einem Beispiel verdeutlichen. Stellen Sie sich vor, Sie treffen auf einen Ihrer Bekannten. Müde erzählt er Ihnen, dass er die letzten zwei Nächte nicht geschlafen habe. Sie glauben ihm sofort, denn seine ganze Erscheinung bestätigt eindeutig seine Aussage. Sowohl seiner Körperspannung und -haltung ist der Schlafmangel anzusehen wie auch seiner Körpermotorik. Auch seine Sprache und das Denken sind verlangsamt und träge, und er wirkt gleichgültiger als sonst.

Die Veränderungen seines Erscheinungsbildes überraschen nicht. Ist doch der Schlaf eines der zentralen Systembedürfnisse des Körper-Seele-Systems. Wird dieses oder ein anderes Systembedürfnis nicht ausreichend befriedigt, zeigt sich der Mangel auf der körperlichen wie auch der seelischen Ebene und dort jeweils auf allen Unterebenen.

Könnte der schlafbedürftige Mensch wohl seine Müdigkeit zurückdrängen, etwa mit einer kalten Dusche und körperlichen Aktivitäten an der frischen Luft? Ja, das würde ihm mit Sicherheit gelingen.

Jeder von uns hat schon ähnliche Erfahrungen auf langen Autofahrten gemacht. Wollen uns die Augen während der Fahrt immer wieder zufallen, fahren wir rechts ran, machen ein paar erfrischende Körperübungen – und weiter geht's. Wir haben ebenfalls die Erfahrung machen müssen, dass die bleierne Müdigkeit schon nach kurzer Zeit wieder die Oberhand gewinnt. Ein Systembedürfnis kommt meistens dann über uns, wenn wir zurück in die Entspannung kommen. Das Hüpfen am Straßenrand mag die Müdigkeit kurzfristig unterdrücken, ändert aber nichts an dem grundsätzlichen Systemzustand und seinen Bedürfnissen.

Ebenso wird ein Mensch mit einem Selbstwertmangel mit den oft empfohlenen Verhaltensänderungen (Kopf hoch, Brust raus, aufrecht stehen, Blickkontakt halten) kurzfristig durchaus eine Veränderung erleben. Jedoch wird die wahrgenommene Selbstwertsteigerung auch bei ihm nicht von Dauer sein. Die gleiche ernüchternde Erfahrung wird der depressive Mensch machen, der mit allerlei gezielten, positiv gefärbten Kunstgriffen versucht, seine Stimmungslage aufzuhellen.

In manchen Psychotherapieverfahren, in zahlreichen Selbsthilfebüchern und in unzähligen Internetbeiträgen wird aber genau diese Strategie den leidenden Menschen in einer unbekümmert oberflächlichen Form vermittelt und als *die* einfache Lösung ihrer Probleme dargestellt.

Es werden Empfehlungen verbreitet, wie der seelisch belastete Mensch seinem als öde, sinnlos oder bedrohlich empfundenem Leben neue Würze, eine frischere Farbe und sich selbst unerschütterlichen Mut einreden könne.

Die Argumentation wird unter anderem auch damit begründet, dass zufriedene Menschen positive Gedankengänge haben. Die Schlussfolgerung liege demnach auf der Hand: Der Denkstil der ausgeglichenen Menschen ist die Quelle ihrer positiven Lebenseinstellung. Den aufkommenden negativen Gedanken bewusst etwas Positives entgegenstellen oder wenigstens etwas Neutrales, das sei der Schlüssel zu mehr Ausgeglichenheit, Zufriedenheit, Lebensglück. Durch konsequentes Austauschen der schädigenden und einengenden inneren Glaubenssätze und Überzeugungen durch hilfreichere Gedanken und durch das beharrliche Einüben des neuen Denkstils, so die Argumentation, ließe sich das Gehirn wie ein Computer umprogrammieren und die seelische Verfassung auf diesem Wege nachhaltig verbessern. Damit verbunden ist selbstverständlich der Ratschlag, negative Gedanken erst gar nicht aufkommen zu lassen.

In meiner therapeutischen Arbeit lernte ich eine Patientin kennen, die gerade einen längeren Psychiatrieaufenthalt hinter sich hatte. Seit Jahren schon litt sie unter extremen Ängsten und hatte bereits einige ambulante und stationäre Psychotherapien hinter sich. Im Gespräch berichtete sie mir von ihren Therapieerfahrungen in der letzten Klinik. Schon zu Beginn ihrer Klinikzeit bekam sie in der Psychotherapie die Aufgabe, bis zur nächsten Sitzung eine Liste anzulegen mit ausschließlich positiven Lebensinhalten, Erinnerungen und Selbstbeschreibungen. Da ihr nur negative Dinge einfielen, schrieb sie diese auf und nahm ihren Zettel zum Gespräch mit. Die erschrockene Therapeutin empfahl ihr eindringlich, diese Liste um Himmels willen zu verbrennen und eine neue zu erstellen. Denn sie müsse doch dringend wieder lernen, die positiven Dinge wahrzunehmen.

Wäre ein derartig oberflächlich ausgerichtetes Therapievorgehen nur ein Einzelfall, hätte ich es hier nicht erwähnt. Leider bekomme ich Ähnliches oft zu hören. Zur Ehrenrettung meiner Zunft will ich noch einmal daran erinnern, dass ich früher die gleiche therapeutische Auffassung vertrat und den Betroffenen im guten Glauben, ihnen damit zu helfen, ähnliche Ratschläge erteilt habe.

SCHNELLE HILFE? »TIEFE« HILFE WÄRE BESSER!

Die aus der Gedanken-und-Körper-machen-Gefühle-Logik abgeleiteten Lösungen funktionieren bei den eher unbedeutenden Ärgernissen und Konflikten des Alltags tatsächlich recht gut. Sie reichen aber nicht in die tieferen Schichten der Seele hinab, aus denen das alles durchdringende Leid entspringt.

Das So-tun-als-ob ist etwas anderes als das So-sein. Körperliche Aktivität beseitigt nicht dauerhaft das Systembedürfnis Schlaf. So zu tun, als sei man selbstbewusst, zuversichtlich oder gut gelaunt, wenn man es nicht ist, hat, wenn überhaupt, nur einen kurzen Effekt.

Oberflächliche Maßnahmen können nicht den benötigten inneren Unterbau erschaffen. Der Systemzustand bleibt unverändert, weil eine Simulation eines inneren Zustandes keine neue innere Wirklichkeit erschafft. Es ist ein, wenn auch gut gemeinter, Selbstbetrug.

Ungeachtet dessen werden die einschlägigen Empfehlungen verbreitet, mit geradem Rücken zu gehen, sich im Spiegel anzulächeln und vieles mehr, unabhängig davon, ob es der inneren Verfassung gerade entspricht oder widerspricht. Es gibt eine Unzahl derartiger vielversprechender, aber nutzloser Tipps. Sie alle klingen einleuchtend und so erfreulich einfach: Ändere etwas an der Oberfläche, dann ändert sich dein Lebensgefühl. Ein wahrhaft leidender Mensch spürt die Nutzlosigkeit dieser Ratschläge deutlich.

Ein oberflächlich verankerter Mensch, dem seine tieferen Strukturen noch nicht bewusst geworden sind, kann von oberflächlichen Methoden aber durchaus profitieren. Zum Aufpolieren der Egofassade taugen solche Express-Tipps allemal.

WISSEN: Ehrliche Selbstreflexion

Die Art zu Denken und zu Fühlen sind Ausdruck unserer bisherigen Erfahrungen und unserer momentanen persönlichen Reife. Der Reifegrad und mit ihm die emotionalen Reaktionen lassen sich nicht verändern durch eine oberflächliche Änderung der Gedanken, wohl aber durch eine ehrliche Selbstreflexion.

DIE WURZELN DES ERLEBENS

In den tieferen Bereichen unserer menschlichen Seele sind die Grundhaltungen zu Hause. Sie haben jeweils ihre eigene Entstehungsgeschichte, die meist weit in die Vergangenheit zurückreicht. Hier sind auch die Ursprünge unseres Seelenleids zu finden.

Unsere Grundhaltungen lassen unser Leben in der jeweiligen Farbe erstrahlen und uns die Welt sehen, wie wir sie sehen – und sie lassen uns über das Wahrgenommene denken, wie wir denken. Intuitiv wissen wir von der untergeordneten Position unseres Verstandes und von der alles überragenden Vormachtstellung unserer Gefühle. Bezeichnenderweise zeigen wir mit dem Finger immer auf unser Herz, wenn wir »ich« sagen und nicht zum Kopf. Ich glaube, das machen Menschen auf der ganzen Welt so. Auch die rationalen »Kopf-Menschen«.

Wenn die Gedanken einen derart großen Einfluss auf unsere Gefühle hätten, müsste es etwa ein Leichtes sein, mit einem willentlichen Akt der Umbewertung ein bisher ungeliebtes Nahrungsmittel fortan zu unserer Lieblingsspeise zu machen.

Gleichermaßen müsste es möglich sein, eine gescheiterte Paarbeziehung zu retten, indem die erloschene Liebe mal eben per Gedankenarbeit neu entfacht wird.

Oder denken wir zurück an den Trauerprozess. Der trauernde Mensch bringt einfach seine Gedanken unter Kontrolle, und schon geht es ihm besser. Natürlich ist das nicht möglich. Daher käme niemand auf die absurde Idee, dem Trauernden eine derart oberflächliche Strategie zu empfehlen.

Das breite und sich unaufhörlich erneuernde Angebot solcher Empfehlungen in Lebensratgebern hat für mich eine gewisse Ähnlichkeit mit den ewig neuen, stets *noch* besseren Diät-Tipps mit ihren fröhlichen Versprechungen und schnellen Lösungen. Dabei wird weder bei den Blitz-Diäten noch bei den Psycho-Ratgebern eine Unwahrheit verbreitet. Der Mensch vermag tatsächlich in einer Woche fünf Kilogramm abzunehmen, aber was kommt danach? Ebenso kann ein Mensch seine trübsinnigen Gedanken zurückdrängen und durch hoffnungsvollere ersetzen, aber für wie lange?

Wir dürfen nicht außer Acht lassen, dass negative Gedanken ihre Berechtigung haben. Sie weisen uns auf Missstände in unserem Lebensgefüge hin. Unser Denken ist nicht der Anfang eines Missstandes, vielmehr geht es genau andersherum, von unten nach oben. Wenn wir merken, dass wir negativ denken, ist es nicht genug, die Gedanken durch positive auszutauschen. Wir müssen uns dem stellen, was in unserem Leben nicht in Ordnung ist und uns fragen, wie wir bessere Wege im Leben gehen können. Insofern sind negative Gedanken und Stimmungen eine Einladung an uns, sich im Leben neu zu orientieren.

WAS WIR TUN SOLLTEN

Wir sollten unangenehme Gefühlszustände nicht reflexartig ins Positive zu drehen versuchen, sondern uns vielmehr reflexartig bemühen, sie *zu verstehen*. Denn die negativen

Gefühle sind rein und unverfälscht, und sie bilden unseren inneren Zustand in dem Moment ihres Auftretens zutreffend ab. Sie sind ehrlicher als die mit allerlei Tricks willentlich erzeugten positiven Gefühle. Um sie besser zu verstehen, sollten wir sie bis zu ihrem Ursprung zurückverfolgen, auch wenn er vielleicht viele Jahrzehnte zurückliegt.

Der Effekt der Bemühungen ist äußerst wertvoll und umfassend. Es beginnt mit einem Blick in unsere inneren Vorgänge, die wir dadurch zu verstehen lernen. Was wir verstehen, dafür entwickeln wir Verständnis. Aus dem Verständnis entsteht Akzeptanz. Akzeptieren führt zum Loslassen. Denn haben wir etwas akzeptiert, dann trachten wir nicht mehr danach, es zu verändern oder zu bekämpfen oder zu unterdrücken.

Durch das Loslassen geschieht zweierlei: Zum einen wird der freie Fluss der inneren Kräfte begünstigt. Wie schon erwähnt ist dieser innere Zustand eine zwingende Voraussetzung für Heilung, Wachstum und Reifung unserer inneren Anlagen. Zum anderen wird mit dem Loslassen die zuvor im Festhalten gebundene Energie frei und steht anderen seelischen Bereichen wieder zur Verfügung. Den wenigsten ist bewusst, welche Menge an Energie durch das Verändern-, Bekämpfen- und Unterdrückenwollen gebunden wird. Erst, wenn wir etwas so sein lassen können, wie es ist, erleben wir Gelassenheit.

ECHTE GEFÜHLE UND UNECHTE GEFÜHLE

Bei der genaueren Betrachtung der Gefühle sollten wir auch hier zwischen echten und unechten Gefühlen unterscheiden.

Die echten Gefühle haben eine energetische Ladung, die unechten sind energetisch leer. Es sind die bereits beschriebenen Vakuum-Gefühle.

Negative Gefühle besitzen keine Energie aus sich heraus, sondern leben von der Abwesenheit der »echten« Gefühle. Hass ist zerstörerisch, ist aber nur die Abwesenheit von Liebe. Ängste sind die Abwesenheit von Vertrauen, Ärger und Wut sind die Abwesenheit von Verständnis. Bei anderen negativen Gefühlen verhält es sich entsprechend.

Was folgt daraus? Nehmen wir negative Gefühle in uns wahr, sollten wir uns nicht leichtfertig daran machen, sie zu verändern, sondern erkennen, auf welchen Mangel sie hinweisen. Wir haben uns um die Entwicklung des Fehlenden zu kümmern. Wenn wir etwa merken, dass der Auszug der eigenen Kinder eine (depressive) Leere in uns ausgelöst hat, hilft uns nicht der Gedanke, dass die Stille im Haus doch auch etwas Positives sei. Wir stehen vor der Aufgabe zu akzeptieren, dass die Kinder groß sind und uns nicht mehr so sehr brauchen wie bisher. Das geht bedeutend tiefer. Wir haben uns neu auszurichten und vielleicht auch Liegengebliebenes, für das jetzt erst die Zeit ist, zu verarbeiten. Nur ein solcher Umgang mit der neuen Situation führt zu einer inneren Reifung und zieht weitere Veränderungen nach sich. Die Leere füllt sich mit neuem Sinngehalt.

Sobald wir in die Tiefe gehen, werden hilfreiche Gedanken, Erkenntnisse und Einsichten im Bewusstsein auftauchen. Sie führen den Menschen auf seinem Entwicklungsweg ein paar weitere Schritte voran.

Auf dem Weg der Selbsterkenntnis und -entfaltung werden hilfreiche Einsichten aufkommen. Die natürliche Entwicklung geht immer einen harmonisierenden Weg. Dabei reifen die echten, zu innerem Frieden führenden Gefühle und füllen den Menschen immer mehr aus.

GROSSE GEFÜHLE UND TIEFE GEFÜHLE

Negative Gefühle sind nicht grundsätzlich schlecht und unnütz, positive Gefühle sind nicht grundsätzlich gut und erstrebenswert. Wir sollten eine weitere Eigenschaft der Gefühle bedenken: Sie können groß oder auch tief sein. Das mag auf den ersten Blick etwas verwirrend klingen, deckt sich aber mit der Erfahrung vieler Menschen.

Ist Ihnen schon einmal aufgefallen, dass sich eine große Freude anders anfühlt als eine tiefe Freude? Kennen Sie den Unterschied in der Empfindung einer großen Dankbarkeit und einer tiefen Dankbarkeit? Ebenso ist es bei der Trauer. Sie kann groß sein oder tief. Wir erkennen diese zusätzlichen Qualitäten auch bei der Enttäuschung, der Liebe und anderen Empfindungen.

Welche Eigenschaft zeichnet große Gefühle aus? Die großen Gefühle, positive wie negative, wachsen schnell an, und sie schäumen gerne über. Wie ein Blatt im Sturm wird der Menschen von ihnen fortgerissen. Unter Umständen gerät er in einen wahren Rausch der Gefühle, verliert seine Klarheit und die Fähigkeit zur nüchternen Betrachtung. Die positiven Gefühle machen den Menschen überschwänglich, die negativen versetzen ihn in einen inneren Aufruhr. Eine besonders lange Lebensdauer haben solche Gefühlsstürme nie, sie gehen meist ebenso schnell, wie sie kamen.

Die Macht der Gefühle über uns hängt also einerseits von ihrer Größe ab. In der Größe der Gefühle wiederum offenbart sich die Unfähigkeit des Menschen, in einer reifen Weise mit den Auslösern dieser Gefühle umzugehen. Menschen, die in bestimmten Bereichen noch unreif sind, werden in genau diesen Bereichen zu großen Gefühlen neigen. Je nach dem Grad der Unreife werden die Gefühle eine entsprechende Größe annehmen und sich im Erleben ausdrücken. Der Mensch kann vor Wut schäumen, vor Freude platzen, vor Seligkeit zerfließen, vor Angst sterben oder sich in schwärmerischer Liebe verlieren.

Wir sollten daher auf die großen Gefühle nicht allzu viel setzen, unabhängig davon, ob sie sich gut oder schlecht anfühlen. Wir sollten sie registrieren, sie betrachten, ihren lebensgeschichtlichen Ursprung ergründen – und an ihnen wachsen. Allein dafür taugen sie etwas. Gefühle sind nie entweder das eine oder das andere. In jedem Gefühl steckt zu unterschiedlichem Anteil Reife (Tiefe) und Unreife (Größe).

Um die Tiefendimension großer Gefühle wahrzunehmen, ist es hilfreich, einen kleinen Schritt aus dem gegenwärtigen Erleben herauszutreten. Aus der entstandenen Distanz lassen sich Gefühle und Gedanken mit einem größeren Überblick betrachten. Jetzt sind wir nicht mehr ausschließlich der Erlebende, sondern es überwiegt in uns der Beobachter, durch dessen Augen wir das Erleben, auch das übergroße, auf dessen Tiefe hin ausloten können.

Ziel beim Umgang mit den eigenen Gefühlen sollte nicht an erster Stelle die Steigerung des Wohlbefindens sein. Das führt nämlich zwangsläufig dazu, dass der Mensch sich reflexartig daran macht, die negativen Gefühle ändern zu wollen, während er die positiven Gefühle ungeprüft gewähren lässt. Dabei können gerade die negativen der Wahrheit näher sein. Daher sind die positiven großen Gefühle gleichermaßen auf den Prüfstein zu stellen. Statt sich um das Wohlbefinden zu bemühen, sollte sich das Bestreben darauf konzentrieren, die Reifung zu fördern. Denn sie ist die Basis des Wohlbefindens.

Die eigene Reifung fördern wir durch Selbsterkenntnis. Das erfordert Rückzug und Ruhe. Wir haben aber noch eine zusätzliche Möglichkeit, unseren Reifungsprozess zu fördern. Dazu genügt es schon, bei großen positiven und negativen Gefühlen sich selbst zu fragen, was wohl die reifere emotionale Reaktion wäre. Wie würde ein reifer Mensch diese Situation bewerten? Wie würde es wohl ein weiser Mensch machen? Geeignete Vorbilder liefert uns die Geschichte der Menschheit reichlich.

Reife lässt sich nicht mal eben »herstellen«, da sie ein natürliches Ergebnis ist, sie lässt sich aber fördern, indem der Mensch sich immer nur um den nächsten ihm möglichen – und sein Leben bereichernden – Schritt bemüht.

10. WEGE NACH INNEN

WAS HILFT UND WAS HILFT NICHT BEI DER VERARBEITUNG?

»Mensch, geh nur in dich selbst!
Denn nach dem Stein der Weisen
darf man nicht allererst in fremde Lande reisen.«
Angelus Silesius (1624–1677)

Verläuft das Leben in geordneten Bahnen und ist frei von außergewöhnlichen Herausforderungen, dann ist unsere Bereitschaft zur Innenschau eher gering. Wir sind mit der Lebensgestaltung und der Verwirklichung unserer Ziele beschäftigt. Es gibt wenig Anlass, nach innen zu schauen, denn schließlich läuft das Leben fast wie von selbst.

Wenn aber aufgrund äußerer Probleme, vielleicht sogar scheinbar grundlos, die Seele sich lautstark meldet und unser Lebensgefühl kippen lässt, wissen wir oft die neuen und unbekannten Empfindungen nicht zu deuten. In Lebensphasen, die vom durchschnittlichen Einerlei abweichen, kann mitunter deutlich werden, dass wir im Umgang mit seelischen Herausforderungen auf dem Niveau eines Analphabeten stehen geblieben sind. Was ist bloß los mit mir? So kenne ich mich gar nicht? Solche Sätze habe ich schon unzählige Male von belasteten Menschen gehört.

Wir wünschen uns den unbelasteten Zustand zurück, sehnen uns nach einer größeren inneren Ausgeglichenheit, finden nur nicht die Zugangswege. Erschwerend kommt hinzu, dass gerade dann, wenn wir am dringendsten Ruhe bräuchten, sie am schwersten zu finden ist.

Problematisch bei der Suche nach Ruhe und Entspannung ist die meist falsche Vorstellung von diesem Zustand. Die meisten verstehen darunter das Unterdrücken des Denkens. Denn sind die Gedanken blockiert, so ihre Alltagserfahrung, dann herrscht auch auf emotionaler Ebene Funkstille und die Entspannung tritt ein.

HEILUNG FINDEN IN DER ENTSPANNUNGSÜBUNG

Immer wieder begegne ich Menschen, die von sich behaupten, keine gezielten Entspannungsübungen zu benötigen. Begründet wird die Aussage in den meisten Fällen damit, dass sie doch vor dem Fernseher entspannen können – und das so gut, dass sie sogar regelmäßig dabei einschlafen. Andere berichten von ähnlichen Effekten beim Hören eines Hörbuchs oder bei anderen Beschäftigungen.

Sie alle sagen, sie könnten dabei so schön abschalten und meinen dabei ihren Kopf. Auch bei vielen Entspannungsmethoden wird einzig die Unterdrückung der Gedanken angestrebt und für *das* zentrale Ziel der Übung gehalten.

Das Missverständnis besteht darin, dass diese Art der Entspannung keine Tiefenwirkung hat. Für das seelische Gleichgewicht ist dieser Entspannungszustand nutzlos, weil er einer Betäubung gleichkommt. Fernsehen, Hörbuch und Co. in Verbindung mit Sofa ermöglichen dem Körper eine Regeneration, aber nicht der Seele.

Bei der Entspannung sollten wir also zwischen zwei unterschiedlichen Arten der Entspannung unterscheiden. Die eine ist die *gute* Entspannung im Sinne einer tiefen inneren Ruhe, bei der der Mensch ohne jede Ablenkung mit sich im Kontakt ist.

Die andere Art der Entspannung ist die *weniger gute*. Der Mensch betäubt sich durch Sinnesreize und entspannt rein körperlich. Das ist gut für den Körper, aber aus der Sicht der Seele ist das keine Entspannung, von der sie profitiert, sondern es ist eine emotionale Distanzierung durch eine gezielt eingesetzte Ablenkung. Das entlastet zwar den Menschen, aber nicht seine Seele.

Die wahre, die gute Entspannung, die der Mensch im ungestörten Kontakt mit sich erlebt, hat ein heilsames Potenzial, die Entspannung durch Ablenkung hat nichts dergleichen. Die seelische Regeneration findet nicht statt. Treffenderweise sollten wir das »gute Entspannungstraining« in »Stille-Training« umbenennen. Das würde dem Inhalt dessen, worum es eigentlich geht, eher gerecht werden und Missverständnissen vorbeugen.

DAS ÜBUNGSZIEL BEI DER ENTSPANNUNGSÜBUNG

Das Angebot an den unterschiedlichsten Entspannungsmethoden ist unüberschaubar groß. Das gemeinsame Ziel hingegen lässt sich sehr klar eingrenzen. Ob im Sitzen, Liegen oder im Fluss festgelegter Bewegungsabläufe, immer geschieht es in der Hoffnung, der Seele zu mehr Ruhe zu verhelfen.

Der Entspannungsmarkt weist eine gewisse Ähnlichkeit auf mit der Situation im psychotherapeutischen Bereich. Auch dort konzentriert sich eine Unzahl an teils sogar gegensätzlichen therapeutischen Methoden auf einen sehr eng eingegrenzten Zielbereich, nämlich die Verbesserung der seelischen Befindlichkeit. Zwangsläufig taucht da die Frage nach dem gemeinsamen Nenner der eingesetzten Methodik auf. Innerhalb der psychotherapeutischen Methoden ist der gemeinsame Nenner der Kontakt zum Belastungsthema, der zwangsläufig in den therapeutischen Gesprächen zustande kommt. Sehr verkürzt lässt sich das auf die Formel »Geteiltes Leid ist halbes Leid« herunterbrechen.

Was ist die Gemeinsamkeit der Masse an Entspannungsmethoden, der Meditationstechniken und all der anderen empfohlenen Wege? Was ist deren gemeinsamer Nenner, falls es ihn überhaupt gibt? Das in den früheren Kapiteln Vorweggenommene werde ich im Folgenden um einige Aspekte erweitern. Auf einzelne Entspannungs- oder Meditationsmethoden werde ich nicht näher eingehen, sondern mich auf ihre grundlegenden Gemeinsamkeiten und hilfreichen Effekte beziehen.

Vorneweg möchte ich die eine große Gemeinsamkeit der zahllosen Entspannungsmethoden und Meditationstechniken aufzeigen. Sie bezieht sich auf das Erlernen, das Antrainieren einer bestimmten Technik. Was genau eignet sich der Mensch an, wenn er regelmäßig die Techniken seiner Wahl zelebriert? Beim Tai-Chi, Qigong, Yoga und anderen bewegungsintensiven Verfahren mag die Antwort auf der Hand liegen. Es ist die präzise Reihenfolge und Ausführung der Bewegungen, die der Mensch einübt. Aber worin besteht der Trainingseffekt bei den ruhenden Verfahren, wie etwa bei dem weit verbreiteten autogenen Training und der gleichermaßen populären Progressiven Muskelentspannung?

Alle Verfahren zur Förderung der inneren Ruhe haben zwei Aspekte. Einerseits gibt es Effekte auf der geistig-seelischen Ebene, welche eine Entwicklung der seelischen Anlagen fördern. Daneben gibt es rein körperliche Effekte. Das sind Lernprozesse auf der Körperebene, die dem Menschen überhaupt den Einstieg in die tieferen Schichten ermöglichen.

Wir schauen zunächst auf den körperbezogenen Trainingseffekt. Welche Vorgänge in der Übungspraxis auf der körperlichen Ebene stattfinden, ist leicht zu verstehen. Es handelt sich um die sogenannte klassische Konditionierung.

Ein Beispiel aus dem Alltag, und Sie wissen sofort, was gemeint ist. Stellen Sie sich vor, Sie sind dabei, eine kleine Stadt zu erkunden. Sie schlendern durch die Gassen, genießen zwischendurch in einem Straßencafé ein Getränk und begeben sich irgendwann wieder zurück zu Ihrem Wagen. Der Rückweg führt Sie an einem Springbrunnen vorbei. Sie bleiben interessiert stehen, betrachten das Wasserspiel und ... Sie bekommen Harndrang. Jetzt wissen Sie, was es mit der klassischen Konditionierung auf sich hat.

Es ist eine spezielle Form des Lernens. Wenn ein körperlicher Vorgang häufig in zeitlicher Nähe mit einem bestimmten Reiz auftritt, dann werden beide Vorgänge in unserem Kopf fest miteinander verbunden. Der Reiz ist dann in der Lage, die mit ihm verbundene körperliche Reaktion auszulösen. Bezogen auf unser Beispiel bedeutet das: Immer wenn wir pinkeln, plätschert es. Seit unserer frühsten Kindheit hatte diese Reizverbindung Zeit, sich zu verfestigen, und funktioniert daher tadellos. Jetzt reicht das Plätschern des Wassers, und unser Körper stellt sich reflexartig und spürbar auf die Blasenentleerung ein. Dasselbe Lernprinzip steckt dahinter, wenn uns auf einem Spaziergang plötzlich leckere Küchendüfte um die Nase wehen und uns daraufhin das Wasser im Mund zusammenläuft.

Was hat das mit Entspannungstraining zu tun? Um das zu verstehen, müssen wir zunächst eine Besonderheit unseres Körper-Seele-Systems kennenlernen. Diese Besonderheit besteht darin, dass wir automatisch in einen entspannten Trance-Zustand übergehen, sobald wir unsere Aufmerksamkeit auf einen Punkt bündeln.

Ganz sicher haben Sie das schon am eigenen Leibe erlebt. Sie schauen irgendwohin, betrachten es konzentriert und werden ganz von selbst von inneren Betrachtungen davongetragen. Auf andere wirken Sie dann wahrscheinlich geistesabwesend, auch schon wegen Ihres veränderten Gesichtsausdrucks und des gedankenverlorenen Blicks. Bei anderen Menschen ist Ihnen so etwas sicherlich auch schon mal aufgefallen. Sie bemerken, dass jemand länger in Ihre Richtung schaut, fühlen sich zunächst beobachtet, stellen dann aber fest, dass er in seinen Gedanken offensichtlich ganz woanders ist und in Wirklichkeit durch sie hindurchschaut. Die trancefördernde Wirkung der gebündelten Aufmerksamkeit wird standardmäßig zur Tranceinduktion in der Hypnose eingesetzt. Der Hypnotiseur fordert sein Gegenüber auf, in die Flamme zu schauen oder tief in seine Augen zu blicken oder mit den Augen einem Pendel zu folgen, und schon steht der Proband mit einem Bein in der Trance.

Bei diesem Phänomen findet in dem Moment des Übergangs in die Trance innerhalb unseres autonomen Nervensystems eine Umschaltung statt. In der Regel schaltet das autonome Nervensystem vom aktiven in den passiven Modus. Das Ergebnis: Der Mensch entspannt sich. Das autonome Nervensystem ist deshalb »autonom«, weil wir es willentlich nicht steuern können. Der Trick, der uns dennoch eine Einflussmöglichkeit verschafft, ist die besagte klassische Konditionierung.

Das funktioniert so: Wir bringen unsere natürliche Tranceneigung mit einem beliebigen Reiz zusammen und stärken diese neue Verbindung durch ständige Wiederholung. Im konkreten Fall einer Entspannungsübung geschieht es dadurch, dass die Konzentration auf eine bestimmte Ruheformel oder auf ein Mantra, ein Gebet oder auf bestimmte Verhaltensabläufe gerichtet wird.

Da während der Übung nichts weiter existiert als die Übung selbst, entsteht zwangsläufig eine Verbindung zwischen der Umschaltung in den Passiv-Modus (die Trance) und der Übung.

Ist die Koppelung durch viele Übungseinheiten fest im Gehirn verankert, beeinflusst die bewusst eingesetzte Übung das autonome Nervensystem und löst zuverlässig einen Umschaltvorgang aus. Daher ist ein tägliches Üben über einen längeren Zeitraum erforderlich, wenn man seinem Nervensystem diesen Effekt antrainieren möchte. Üben heißt nichts weiter, als die Verbindung zwischen dem Entspannungsverfahren und der automatischen Umschaltung des Nervensystems immer weiter zu stärken.

Abschließend noch ein allseits bekanntes Phänomen, das wir uns ebenfalls ankonditioniert haben, wenn auch unabsichtlich. Unser Speichelfluss wird gleichermaßen autonom gesteuert, sodass wir auf direktem Wege keine Möglichkeit der Einflussnahme haben. Wir können nicht auf Befehl Speichel produzieren. Mit einem Trick gelingt das aber den meisten Menschen mit Leichtigkeit. Sie denken einfach intensiv daran, wie sie an einer Zitrone lutschen.

ENTSPANNUNG IST ANGEBOREN

Alles, was nach innen führt, ist heilsam. Die Selbstentfremdung nimmt ab, Selbstheilungsprozessen wird der Weg geebnet, Bewusstseinsinhalte können aufsteigen und verarbeitet werden.

Jeder Mensch kommt mit der natürlichen Fähigkeit in diese Welt, mit seinen Händen nach etwas zu greifen. Damit verknüpft ist ganz selbstverständlich die Fähigkeit, das Gegriffene wieder loszulassen. Im seelischen Bereich finden wir die gleiche Veranlagung, und auch sie besitzen wir seit unseren frühsten Tagen. Wir sind in der Lage, uns zu motivieren, zu konzentrieren, geistig zuzupacken und nicht eher locker zu lassen, bis es erledigt ist. Das ist die eine Seite der Medaille. Die andere Seite betrifft unsere Fähigkeit, seelisch den Griff wieder zu lösen. Entweder weil das Festhalten zu nichts führt, oder weil eine Pause nötig wäre.

Wer sich mit Entspannungsübungen beschäftigt, der versucht lediglich, eine Fähigkeit zu entfalten, mit der er bereits auf die Welt gekommen und mit der er aufs Engste verbunden ist. Es ist im Grunde nichts Neues, was der Mensch mitunter so mühsam einüben muss. Was einst ein Teil seiner Natur war, verkümmerte im Laufe der Jahre, weil er es nicht gepflegt hat. Möglicherweise geriet dieses unverzichtbare Wissen und Können rund ums Loslassen unter die Räder eines anstrengenden und überlasteten Lebens. Oder es wurde einfach vergessen, weil andere Dinge wichtiger zu sein schienen.

Wer Entspannung sucht, muss eigentlich nicht die Entspannung lernen, sondern das Loslassen. Auf das körperliche, das *äußere* Loslassen bezogen, ist eine solche Aussage ausgesprochen trivial. Bezogen auf den seelischen Bereich und das *innere* Loslassen gestaltet sich die Prozedur des Entspannens meist deutlich schwieriger. Denn im Zustand des Loslassens versucht sich der Übende freizumachen von jeglichem Wollen, Müssen und von jedem einzelnen seiner Wünsche.

Loszulassen bedeutet, für die Zeit der Übung nicht nur das Gegenwärtige abzulegen, sondern auch das Vergangene und ebenso das Zukünftige. Sein Inneres dermaßen restlos leer zu machen, dieser Zustand ist den meisten Menschen fremd. Die Ruhe, die daraufhin in die geschaffene Leere einzieht und sich darin ausbreitet, haben wir früher, als wir der inneren Natur näher waren, nicht aufwendig erschaffen müssen.

Es ist immer wieder das Gleiche: Wir schaffen lediglich die Voraussetzungen, den Rest erledigt die Natur der Seele. In diesem Zustand der Ruhe findet die Bewegung innerer Ordnungs- und Reifungsprozesse statt.

Bevor aber die Ruhe einziehen darf, ist zuvor ein Großreinemachen angesagt. Bei unserem Weg nach innen scheint das Motto der Seele zu lauten »Erst die Arbeit, dann das Vergnügen«. Denn wenn sich im Seelenraum noch unverarbeitete Altlasten befinden, werden zuerst die Verarbeitungsprozesse eingeleitet. Sie bestimmen zunächst das Erleben. Die unangenehmen Begleiterscheinungen der Verarbeitung sind es, die für manche Menschen eine große Hürde auf dem Weg in die Ruhe darstellen. Zu groß ist die Angst, von den emporkommenden Gefühlen überflutet und fortgerissen zu werden. Bevor überhaupt die Bewegungen der Heilung und des Wachstums einsetzen können, muss der Mensch zuvor die Belastungen der ordnenden Bewegung auf sich nehmen. Sind die Altlasten hinreichend verarbeitet, wird sich die Ruhe ausbreiten und den frei gewordenen Raum ausfüllen.

Aber auch ohne seelische Altlasten kann das Loslassen eine enorme Herausforderung darstellen. Ist der Mensch sich selbst entfremdet, bereitet ihm allein der schlichte, aber enge Kontakt mit sich selbst anfangs ein gewisses Unbehagen.

Perfektionistisch veranlagten Menschen fällt das Loslassen erfahrungsgemäß ebenfalls schwer. Sie haben am liebsten alles in der eigenen Hand. Das verschafft ihnen das Gefühl der Kontrolle und somit Sicherheit. Das Wesen der Entspannung ist aber das Loslassen, und das ist aufs Engste mit der Abgabe der Kontrolle verbunden. In der Entspannung gibt sich der Mensch den unbekannten inneren Kräften hin. Das ist neu und braucht Zeit, um Vertrauen aufzubauen.

Für den Weg nach innen werden Hilfsmittel in Form von Entspannungs-CDs oder -Apps mittlerweile überall angeboten. Geführte Übungen sind eine wunderbare Möglichkeit, um den Menschen sanft zu sich selbst zu führen und ihn mit seinen tieferen Schichten in Kontakt zu bringen. Wer kostenlos an eine Anleitung kommen möchte, findet nicht nur bei seiner Krankenkasse entsprechende Downloads, sondern erst recht im weltumspannenden Internet.

Eine Anleitung, in welcher Form auch immer, kann gerade am Anfang der Übungspraxis eine unverzichtbare Hilfe darstellen. Allerdings sollte man sich davon nicht abhängig machen. Wer bei den Anleitungen bleibt, der bleibt auf halbem Wege stehen. Da nützt es auch nicht, sich die nächste Version herunterzuladen, sobald die letzte ihren Reiz und ihre Wirkung verloren hat.

Allzu gerne wird mithilfe geführter Entspannungsmethoden oder beruhigender Fantasiereisen versucht, sich von aufkommender innerer Unruhe oder unliebsamen sorgenvollen Gedanken, also letztlich von ordnenden innerseelischen Vorgängen abzulenken. Hat die Wirksamkeit einer CD oder einer anderen Entspannungsmethode nachgelassen, so zeigt das nur auf, dass die Seele einen neuen Weg gefunden hat, um die noch anstehenden Verarbeitungsschritte einzuleiten. Was die Seele einfordert, das ist die bereits erwähnte *gute* Entspannung.

Geführte Entspannungsübungen sind in ihrem Nutzen vergleichbar mit den Stützrädern beim Kinderfahrrad. Für den Anfänger hilfreich, aber hinderlich für den, der ein Könner werden möchte.

Geführte Entspannungen sind daher lediglich als Starthilfe sinnvoll. Das endgültige Ziel sollte der Verzicht auf jede Einflussnahme von außen sein. Am Ende des Lernweges sollte nur noch die eigene Stille herrschen. Um in den denkbar engsten Kontakt mit den Schichten der Seele zu kommen, darf nichts dazwischen stehen.

Der Weg nach innen war uns einst sehr vertraut. Wie ein schmaler Pfad durch den dichten Dschungel führte er uns zuverlässig an den Ort der absoluten Ruhe. Im Laufe des Lebens, weil nur noch selten begangen, wurde er so dicht überwuchert, dass wir ihn in vielen beschwerlichen Durchgängen erst wieder begehbar machen müssen. Für die ersten Meter des Weges ist eine Begleitung hilfreich, den Rest der Strecke müssen wir allein gehen. Haben wir uns durch das Dickicht einen neuen Weg gebahnt und ihn schließlich breit und glatt ausgetreten, finden wir ihn auch ohne äußere Hilfe, sogar in tiefster Dunkelheit.

Tun wir dies regelmäßig und mit Ausdauer, kommen wir voran, legen wir lange Pausen ein, wächst der Weg wieder zu. Wir haben es in der Hand. Konkret bedeutet der Übungsfortschritt nichts weiter, als dass unser autonomes Nervensystem im Verlauf der zahlreichen Übungseinheiten den Umschaltvorgang erlernt hat und wir gelernt haben, wenigstens für die kurze Zeit der Übung gezielt loszulassen, um neue Kraft zu tanken. Es ist, als würden wir auf einer Wanderung unser Gepäck kurz absetzen, um zu verschnaufen.

ÜBUNGSZEITEN UND ÜBUNGSDAUER

Was dem Menschen zukünftig leicht von der Hand gehen soll, das muss zuvor gründlich gelernt werden. Optimal für den Fortschritt ist die tägliche Beschäftigung mit dem Lerngegenstand, ob es sich nun dabei um die Entspannung oder eine andere Fertigkeit handelt.

Daher sind am Anfang des Entspannungsweges tägliche, zeitlich ausgedehnte Übungseinheiten günstig. Eine halbe Stunde ist ein gutes Mindestmaß. In dieser Zeitspanne lässt sich die innere Drehzahl senken, und es bleibt noch ausreichend Zeit, um sich mit dem neu gewonnenen Zustand und dem, was er auslöst, vertraut zu machen. Falls die Zeit nicht ausreicht, sollte sie verlängert werden.

In die Ruhe und Stille zu gehen bedeutet, sich auf sich selbst zu besinnen. Dieses Bei-sich-Sein ist eine Rückbesinnung auf das Wesentliche im Leben – und das Wesentliche in Ihrem Leben, das sind Sie selbst. Es ist daher sehr schade, wenn der Gang in die Stille nicht die Regel, sondern eine Ausnahme im Leben darstellt.

Das Zu-sich-Kommen sollte nicht auf die Übungszeiten beschränkt bleiben. Vielmehr sollte der Mensch mehrmals täglich, wenigstens kurz, immer wieder mal seine Aufmerksamkeit auf sich zurücklenken und in die Stille gehen. Das lässt sich im Lebens- und Arbeitsalltag in unterschiedlicher Weise umsetzen. Jeder Mensch findet seinen eigenen Weg, was das Zu-sich-Kommen angeht.

WISSEN: Vom Gewinn der Entspannungsübung

Entspannungsverfahren sind nicht heilsam, wenn sie als Ablenkung eingesetzt werden, um gegen aufstrebende Verarbeitungsprozesse eine Mauer zu errichten. Viele Menschen, die gegen Verarbeitungsprozesse ankämpfen, werden früher oder später auf Entspannungsmethoden oder Meditation stoßen und eine Enttäuschung erleben. Um die wahren Vorzüge dieser Wege nach innen und ihren Zweck zu erleben, muss erst eine gewisse Grundordnung innerhalb der Seele herrschen. Es führt kein Weg am Zulassen der inneren Selbstheilungsprozesse vorbei.

Ein Klient erzählte mir, wie er seine Momente der Stille im Berufsalltag umsetzte. Sein Arbeitsplatz befand sich in der Nähe eines Kirchturms. Jedes Mal, wenn er die Stundenglocke hörte und die Gelegenheit günstig war, hielt er kurz inne, besann sich auf seinen Atem, spürte in sich hinein und machte ein paar bewusste Atemzüge. Innerhalb dieser wenigen Sekunden ließ er innerlich kurz los, um sich anschließend wieder auf seine Arbeit zu konzentrieren.

STILLE UND HEILUNG FINDEN IN DER NATUR

Der Aufenthalt in der Natur in Verbindung mit Stille und Einsamkeit regt intuitive Kräfte an, die uns zu einem tieferen Verständnis unserer Situation und unseres Lebens verhelfen. Sind wir in der Natur, dann erblicken wir, wohin wir auch schauen, das Leben selbst, in all seinen unzähligen Spielarten, Formen und Lebensstadien. Aus dem Boden keimt ein kleines Pflänzchen, direkt daneben verrottet ein Stück Holz, Insekten summen, Ameisen plagen sich ab, schleppen ihre Beute Schritt für Schritt nach Hause, der Wind rauscht und der Regen fällt. Dann bricht die Sonne wieder hervor. So geht es schon seit zig Jahrtausenden. Der Mensch sitzt mittendrin und weiß in seinem eigenen Leben gerade nicht weiter, verspürt aber inmitten des Geschehens eine tröstliche Gelassenheit in sich aufsteigen. Damit verbunden ist ein Gefühl der Ferne von den eigenen Sorgen. So eingebettet in die Natur wird er in eine andere Dimension des Lebens gehoben, schaut von oben mit größerem Verständnis auf sich und alles andere herab und erlebt eine innere Weite und Frieden.

Die sich offenbarenden Abläufe, auf die wir in der Natur bei stiller Betrachtung stoßen, besitzen einen großen Symbolgehalt. Vom Verstand unbemerkt werden davon die tieferen Schichten der Seele berührt und heilsame Impulse angeregt. Wir können Verbundenheit und Sinnhaftigkeit empfinden, eine umfassende zeitlose Ordnung, die in uns Vertrauen erschafft in die verzweigten Wege des Lebens. Zu allen Zeiten und in allen Kulturen erkannten die Menschen bis in unsere Zeit hinein die Heilsamkeit der Einsamkeit.

In der Einsamkeit sind wir aus unserem Beziehungsgeflecht herausgelöst und somit auch aus dem Netz der auf uns gerichteten mannigfaltigen Erwartungen. Unsere angelernten Denk- und Gefühlsmuster und automatisierten Reaktionen werden durch die Abwesenheit des sozialen Gefüges nicht wie gewohnt getriggert. Denken und Fühlen umgibt in der Einsamkeit ein freier Raum. Die Umstände sind günstig, um dem eigenen Kern näher zu kommen und ihn wahrzunehmen. Unterstützt wird dies durch die uns umgebende Natur, da nur sie der Inbegriff der Ordnung ist. Alles in der Natur ist so, wie es ist, und es ist perfekt. Das berührt das aufgewühlte Herz und beruhigt es.

In der Natur gibt es kein Festhalten, sondern nur ein ständiges Fließen. Auch dieses Prinzip übt einen positiven Einfluss auf die menschliche Natur aus. Die Natur ist bei jedem Wetter schön und heilsam. Wenn schönes Wetter uns guttut, genießen wir es, wenn trübes Wetter uns in dunkle Gefühle runterzieht, lassen wir auch das gerne zu. Denn wie sollten wir zu tieferen Einsichten kommen, wenn wir nur auf der Oberfläche verbleiben?

Die Natur ist unser Ursprung und unsere Heimatadresse innerhalb der äußeren Welt. Wohl deshalb ist die Natur für uns »Mutter Natur«.

NATUR WEITER GEFASST

Den Begriff »Natur« sollten wir weiter fassen. Heilsam ist nicht nur die Nähe zur Natur, sondern auch der respektvolle Umgang mit ihr. Gelegenheiten dazu gibt es mehr, als man gemeinhin denkt. Schließlich begegnet sie uns in jedem kleinen Tier und in jeder unscheinbaren Pflanze. Der wohlwollende Umgang mit Zimmerpflanzen, den Kräutern auf der Fensterbank oder die Arbeit im eigenen Garten sind Naturbegegnungen mit einem heilsamen Gehalt. Das Gleiche gilt für Kontakte mit der Tierwelt. Den Blick dafür zu entwickeln und über diesen Weg an die heilsamen Impulse der Natur zu gelangen ist für manche ähnlich ungewohnt und schwierig wie das Erlernen des Loslassens.

Aber wir können noch weiter gehen. Auch die Form der Nahrungszubereitung ist eine Art des Naturerlebnisses, zu der leider immer Menschen den Zugang verlieren. Der Umgang mit guten Rohstoffen, ihre Zubereitung, das Essen selbst als das Herzstück der Selbstfürsorge, bilden die Grundlage des Lebens und sind ein befriedigender, sinnstiftender naturnaher Akt. Geschieht es mit einer bewussten inneren Ausrichtung, werden auch dabei heilsame Kräfte aktiviert. Das Fünf-Gänge-Menü eines Sterne-Kochs mag einen einzigartigen Genuss bieten, es wird aber nicht das leisten können, was die eigene Zubereitung in der heimischen Küche, am Grill oder am Lagerfeuer vermag.

Je natürlicher etwas ist, umso heilsamer ist es. Das betrifft auch unsere Fortbewegung. Wenn Sie etwas beschäftigt, dann gehen Sie zu Fuß. Denn das Gehen ist die natürlichste Variante der Fortbewegung und fördert innere Prozesse. Im Gehen kommen wir den tieferen Schichten unserer Seele und unseres Geistes sehr viel näher als beim Radfahren oder Joggen.

Die Philosophen der Antike sind beim gemeinsamen Gedankenaustausch ganz sicher nicht nebeneinander gejoggt oder sind schnell durch die Landschaft marschiert. Ganz sicher sind sie umso langsamer gegangen, je tiefer sie nachdachten.

»Die beste Arznei für den Menschen ist der Mensch. Der höchste Grad dieser Arznei ist die Liebe.« Dieser Ausspruch geht auf Paracelsus zurück. Der Mensch ist zunächst und allem voran *sich selbst* die beste Medizin. Sobald er beginnt, liebevoll für sich selbst zu sorgen, werden heilsame Prozesse stimuliert.

Es gibt Studien, die belegen, dass seelische Beschwerden sich bereits innerhalb der Wartezeit auf einen Psychotherapieplatz zu bessern beginnen. Das ist nachvollziehbar, denn dem Entschluss, sich um eine Psychotherapie zu bemühen, sich helfen zu lassen, geht bereits die Entscheidung zur Selbstfürsorge voraus. Oft markiert dieser Moment die erwachte Aufbruchstimmung, den Wendepunkt im seelischen Geschehen und deutet auf eine neue Phase auf dem Weg in die innere Heilung. Der tiefste Punkt der Krise ist dann meist schon durchschritten worden und der Mensch auf dem Weg nach oben.

Der Mensch ist aber auch seinen Mitmenschen eine wertvolle Medizin. Der menschliche Kontakt und Austausch der Gedanken ist umso heilsamer, je mehr Zugewandtheit dem belasteten Menschen entgegengebracht wird. *Was von Herzen kommt, geht auch zu Herzen.* Es erreicht die tieferen Schichten der Seele, und gleichzeitig dient es dem leidenden Menschen als Vorbild, mit sich selbst gleichermaßen verständnisvoller und liebevoller umzugehen.

Sich um eine Psychotherapie zu bemühen, ist ein Schritt, der manchen Menschen ausgesprochen schwerfällt. Eng damit verbunden ist das Eingeständnis, das Problem allein nicht bewältigen zu können. So schwer es Ihnen auch fällt, gehen Sie diesen Weg. Suchen Sie sich jemanden, bei dem Sie sich gut aufgehoben fühlen.

Auch wenn ich in diesem Buch gelegentlich Kritik an meiner Zunft geäußert habe – dies jedoch stets in der Absicht, die Arbeitspraxis von uns Therapeuten zu verbessern –, bin ich überzeugt, dass die Gespräche mit einem geschulten Gegenüber den inneren Heilprozess fördern. Es ist eben wichtig, dass leidende und suchende Menschen vom Therapeuten auch wirklich *begleitet* und nicht *behandelt* werden. Wenn das geschieht, sind sie gut aufgehoben. Die therapeutischen Abwege, die ich kritisiere, werden leider vor allem bei chronischen Störungen angewandt: Durch das Etikett der Unheilbarkeit und durch die Beschränkung auf Ablenkungsmaßnahmen bei gleichzeitiger Vernachlässigung unverarbeiteter Altlasten wird den Betroffenen die Möglichkeit einer echten Heilung genommen.

Es ist also bei der Wahl eines Therapeuten wichtig darauf zu achten, dass dem therapeutischen Gespräch eine weit größere Bedeutung zukommt als der Medikation. Auch sollte das Durchdringen zum inneren Kern des Leidensdrucks wichtiger sein als die Behandlung der Symptomebene. Sie als Klient haben Einfluss auf die Wahl des richtigen Therapeuten oder der richtigen Therapeutin. Dieses Buch kann Ihnen hierbei eine Hilfe sein. Nutzen Sie das Gelesene gerne für gezielte Rückfragen in der Therapie.

Die Suche nach einem passenden professionellen Gesprächspartner kann dauern. Lassen Sie sich nicht von den Wartezeiten abschrecken, die Zeit vergeht ganz von allein. Aufgrund der langen Wartezeiten sollten Sie sich bei mehreren Therapeuten gleichzeitig auf eine Warteliste setzen lassen. Passt der erste Ansprechpartner nicht zu Ihnen, haben Sie innerhalb kurzer Zeit einen neuen Versuch mit jemand anderem.

Was macht einen guten Therapeuten aus? Das Wichtigste ist, dass Ihrem Gefühl nach die »Chemie« stimmt. Ausschlaggebend für eine erfolgreiche Therapie ist die Qualität der Beziehung. Fühlen Sie sich wohl im Gespräch, dann passt es. Die Therapeutensuche lässt sich mit der Suche nach einem Zahnarzt vergleichen. Nur wenn das Vertrauen da ist, macht man gerne den Mund auf.

In der Psychotherapie erfahren manche Menschen zum ersten Mal in ihrem Leben, wie es ist, den Blick nach innen zu wenden und ihre Belastungen gegenüber einem zunächst Fremden auszusprechen. Falls Sie jemand sind, der aus Gewohnheit alles mit sich selbst ausmacht, dann nehmen Sie ihren Mut zusammen und überwinden Sie sich. Sich jemand anderem anzuvertrauen verändert natürlich nicht sofort die *äußere* Lebenssituation, aber sobald der Mensch sein Herz öffnet, verändert sich augenblicklich die *innere* Situation. Schlagartig wird es innen drin deutlich leichter.

Haben Sie sich entschlossen, mit Ihren Belastungen aktiv umzugehen und nach Hilfe Ausschau zu halten, kann die Kontaktaufnahme zu einer Selbsthilfegruppe eine sinnvolle Ergänzung sein. Erst recht, wenn Sie wenig soziale Kontakte haben und sich mehr davon wünschen. Natürlich kann es für Sie eine große Herausforderung bedeuten, Ihre Themen gleich einer ganzen Gruppe anzuvertrauen. Aber das war für die anderen in der Gruppe auch nicht leicht am Anfang. Der große Vorteil einer Selbsthilfegruppe besteht darin, dass Sie dort auf Menschen treffen, die sehr genau wissen, was Sie innerlich durchmachen.

Aus dem regelmäßigen und innigen Kontakt können sich vielleicht sogar neue Freundschaften entwickeln. Ob und welche Selbsthilfegruppen es in Ihrer Nähe gibt, können Sie im Internet recherchieren, oder Sie erfragen es beim Gesundheitsamt oder bei einer psychologischen Beratungsstelle.

Womit wir bei der dritten Möglichkeit wären, um an Unterstützung zu kommen. Beratungsstellen bieten den

Vorteil, dass sie relativ kurze Wartezeiten haben. Darüber hinaus kennen Beratungsstellen die »Psycho-Szene« einschließlich der Therapeuten und Selbsthilfegruppen vor Ort sehr gut. Haben Sie eine lange Wartezeit zu der geplanten Psychotherapie zu überbrücken, kann eine Beratungsstelle mit stützenden Gesprächen oder Gruppenangeboten hilfreich sein.

Ich erwähnte zu Beginn des Buchs, dass ich von einer möglichen Überwindung aller seelischen Leiden auch ohne Psychotherapie überzeugt bin. Möglicherweise zählen auch Sie zu den Menschen, denen meine Erklärungen zur naturgeleiteten Psychologie ausreichen. Wer in seinem Alltag Ruhezeiten für psychische Verarbeitungsprozesse einbauen und tatsächlich *leben* kann, kommt auch ohne eine Therapie aus. Denn schließlich haben wir alles dafür Notwendige an Bord. Doch wenn Sie sich nicht trauen, den Verarbeitungsweg alleine zu gehen, möchte ich Sie dazu ermuntern, professionelle Unterstützung in Anspruch zu nehmen.

Wie auch immer Sie sich entscheiden: Haben Sie sich vorgenommen, etwas in Ihrem Leben zu verändern, setzen Sie sich nicht unter Druck. Stellen Sie sich auf Zeiten des Stillstands und auf Rückfälle in alte unerwünschte Verhaltensmuster ein. Beides ist völlig normal und gehört zu jeder natürlichen Entwicklung dazu. Hier bewahrheitet sich ein altes afrikanisches Sprichwort: »Gras wächst nicht schneller, wenn man daran zieht.«

Wir könnten auch sagen: Alles, was wächst, braucht Zeit. Geben Sie sich also die Zeit, die Sie brauchen!

ZU GUTER LETZT: SIE HABEN, WAS SIE BRAUCHEN, NUTZEN SIE ES!

»Nehmen Sie das Tempo der Natur an:
Ihr Geheimnis ist Geduld.«
Ralph Waldo Emerson (1803–1882)

Im Grunde gibt es innerhalb unseres seelischen Bereiches immer nur *die eine* Störung. Es ist die Störung des inneren Gleichgewichts. Die Störung kann sich auf die Oberfläche der Seele beschränken oder aber in die tieferen Ebenen ihrer drei Grundbedürfnisse (Sinn, Halt und Orientierung) hinabreichen. Je nach dem Ausmaß der inneren Unordnung äußern sich die Selbstheilungsaktivitäten in unterschiedlicher Form und Intensität. Im ersten Fall mit eher leichterer Verarbeitungssymptomatik, im zweiten Fall mit einer intensiveren – jedoch stets mit Symptomen einer Depression, einer Angststörung oder einer schizophrenen Verwirrung.

Die überwiegende Zahl der übrigen Störungsbilder spiegelt jeweils nur die persönlichen Abwehrreaktionen des Betroffenen wider – sowie seinen gewählten Fluchtweg vor der nach Ordnung strebenden Seele.

Unabhängig davon, wie die Betroffenen auf ihre Störung reagieren, teilen sie doch ein paar grundsätzliche Gemeinsamkeiten miteinander: den Widerstand gegen die Heilungsbestrebungen der Seele, die damit einhergehende Erschöpfung und die sich allmählich einstellende Resignation.

Auf dem Weg der Vermeidung durchdringt die Last alle Lebensbereiche, lässt irgendwann lebensmüde Gedanken auftreten und schließlich den Menschen zusammenbrechen. So verschieden die eingeschlagenen Wege auch sein mögen, am Endpunkt sind sie sich alle wieder gleich.

Falls Sie spüren, dass Ihr jetziger Weg im Leben nicht zu einem heilsamen Ende führt, sollten Sie über den eingeschlagenen Kurs nachdenken und ihn ändern. Wie es jetzt ist, muss es nicht bleiben. Wiederholen und vertiefen Sie die Erklärungen in diesem Buch, die für Sie wichtig sind, oder holen Sie professionelle Unterstützung bei einem Therapeuten ein, der den seelischen Heilprozessen Beachtung schenkt, also nicht bloß auf der Symptomebene arbeitet.

So wie der Weg in das seelische Elend einem immer gleichen Muster folgt, so erfolgt auch der Weg zurück in die seelische Ordnung immer den gleichen, schlichten Prinzipien. Die Seele verarbeitet, wie der Körper verdaut: in dem sie sich mit dem neuen Inhalt intensiv beschäftigt. Das vollzieht sich auf der Verhaltens-, der Verstandes- und der Gefühlsebene. Die Heilung und Harmonisierung der ins Ungleichgewicht geratenen inneren Kräfte findet nur im engsten Kontakt zum Thema statt. Diese allgemeine Grundregel gilt für alles, was das seelische Gleichgewicht gestört hat, für Negatives gleichermaßen wie für Positives.

Ungeachtet dessen, wie belastend ein Verarbeitungsprozess ist, ist er unbedingt zuzulassen. Denn sämtliche seelischen Aktivitäten dienen der Harmonisierung der inneren Kräfte. Das gilt gerade für jene, die sich katastrophal anfühlen. Ängste vor Schädigung sind unbegründet, da kein natürliches System sich selbst Schaden zufügt. Werden Verarbeitungsprozesse verhindert, findet keine Heilung statt. Das Leben des Unglücklichen verkümmert unter der Last, statt sich zu entfalten.

Liebe Leserin, lieber Leser, machen Sie sich bewusst: Ihre Seele verfügt über alle nötigen Mittel, um sämtliche Wechselfälle des Lebens zu verarbeiten und um alle Wunden zu heilen. Ihr kleiner, aber unverzichtbarer Beitrag auf dem Weg zur seelischen Heilung besteht einzig darin, die

Voraussetzungen zu schaffen, damit Ihre Seele das Notwendige erledigen kann. Sobald Sie Ihren Widerstand dagegen aufgeben werden, wird der Heilungsvorgang einsetzen.

Wenn Sie den Selbstheilungsprozess zulassen, bringen Sie bitte zudem Vertrauen und Geduld auf. Die Wiederherstellung der inneren Ordnung verläuft nach eigenen Gesetzen und Rhythmen und braucht ihre Zeit. Sie können nicht viel tun, um die Abläufe zu beschleunigen, aber sehr viel, um sie zu fördern (oder im schlimmsten Fall zu behindern). Jeden Widerstand loszulassen und dem, was in Ihnen aufsteigt, vertrauensvoll entgegenzugehen, ist das Beste, was Sie für sich machen können. Für diesen Weg alles Gute!

DANK

Am Ende dieses Buches möchte ich den vielen Menschen danken, die mir in unzähligen vertrauensvollen Gesprächen ihr Herz öffneten und mir Einblicke in ihr Leben und ihre Seele gewährten. Von ihnen habe ich das meiste gelernt, ohne sie wäre dieses Buch nicht entstanden.

REGISTER

S

T

U

V

ANMERKUNGEN

[1] Die Namen sowie alle biografischen Eckdaten der im Buch genannten Menschen wurden zum Schutz der Persönlichkeit geändert.

[2] Ich gebrauche die Begriffe »psychisch« und »seelisch« in diesem Buch als Synonyme. Gemeint sind stets Vorgänge des Denkens und Fühlens. Gelegentlich erscheint mir »seelisch« geeigneter zur Bezeichnung innerpsychischer Prozesse zu sein, um mich von der Vereinnahmung des Begriffs »psychisch« durch die Neurologie abzugrenzen. Ich kann nicht empfehlen, die Psyche auf hirnphysiologische Prozesse zu beschränken.

[3] Im Zusammenhang mit der Verarbeitung seelischer Belastungen hilft die Unterscheidung von Kernbeschwerden und Folgebeschwerden, den Leidensdruck der Klienten entscheidend zu reduzieren. Gerade die Folgebeschwerden, die aus Unwissenheit entstehen, mindern sich erheblich, sobald erkannt wird, dass man sich gerade in einem natürlichen Verarbeitungsprozess ist. Ein Großteil der Angst schwindet auf diese Weise und führt innerhalb kürzester Zeit zu einer deutlichen Entlastung.

[4] So wird Nietzsches Zitat jedenfalls häufig umformuliert. Der Originalwortlaut: »Hat man sein w a r u m? des Lebens, so verträgt man sich fast mit jedem w i e?« (Nietzsche, Friedrich: Götzendämmerung oder wie man mit dem Hammer philosophirt, Sprüche und Pfeile, Spruch 12, in: Ders.: Nietzsche Werke. Kritische Gesamtausgabe, hg. von Giorgio Colli und Mazzino Montinari, Dritte Abteilung, Bd.6, Berlin: de Gruyter 1969, S. 54f.)

[5] Originalzitat: »Es ist ganz wahr, was die Philosophie sagt, daß das Leben rückwärts verstanden werden muß. Aber darüber vergißt man den andern Satz, daß vorwärts gelebt werden muß.« (Kierkegaard, Søren: Die Tagebücher 1834–1855, Auswahl und Übertragung von Theodor Haecker, Bd. 1, Innsbruck: Brenner-Verlag 1923, S. 203)

[6] Siehe Weinmann, Stefan: Die Vermessung der Psychiatrie: Täuschung und Selbsttäuschung eines Fachgebiets. Köln: Psychiatrie-Verlag 2019.

[7] Online unter https://www.deutsche-depressionshilfe.de/depression-infos-und-hilfe/behandlung, zuletzt abgerufen am 5.4.2022.

[8] Ebd.

[9] Online unter https://www.deutsche-depressionshilfe.de/depression-infos-und-hilfe/behandlung/rueckfallprophylaxe, zuletzt abgerufen am 5.4.2022.

[10] Siehe Weinmann, Stefan: Die Vermessung der Psychiatrie: Täuschung und Selbsttäuschung eines Fachgebiets. Köln: Psychiatrie-Verlag 2019, siehe auch Gøtzsche, Peter C.: Tödliche Psychopharmaka und organisiertes Leugnen. Wie Ärzte und Pharmaindustrie die Gesundheit der Patienten vorsätzlich aufs Spiel setzen. München: Riva Verlag 2016.

[11] Zitiert nach Miersch, Michael: Philosophie der Krise: Max Frisch, in: Welt, online unter https://www.welt.de/welt_print/article2561201/Philosophie-der-Krise-Max-Frisch.html, zuletzt abgerufen am 26.4.2022.

[12] Dramatisierend sind die gängigen Erklärungen insofern, als Schizophrenie als kaum heilbar angesehen wird. Doch auf natürlichem Weg ist jede Unnatürlichkeit heilbar, mit dieser Prämisse ließen sich bei Weitem bessere Therapieerfolge erzielen. Beeindruckende Beispiele für Heilungsverläufe sowie für alternative Behandlungsansätze zeigen die zwei Dokumentarfilme (deutsch untertitelt) des Psychotherapeuten und Filmemachers Daniel Mackler: Open Dialogue (74 Minuten), Take These Broken Wings (74 Minuten). Die Filme gibt es kostenlos auf YouTube.

Printed in Poland
by Amazon Fulfillment
Poland Sp. z o.o., Wrocław
27 June 2024

0d2da4cf-530b-4a4c-bcc9-33db30aaa91eR01